产科疾病实践解析

方笑白 ◎著

安丘市人民医院

天津出版传媒集团

天津科学技术出版社

图书在版编目(CIP)数据

产科疾病实践解析 / 方笑白著. --天津：天津科
学技术出版社，2023.7
ISBN 978-7-5742-1310-4

Ⅰ.①产… Ⅱ.①方… Ⅲ.①产科病-诊疗 Ⅳ.
①R714

中国国家版本馆CIP数据核字(2023)第111424号

产科疾病实践解析
CHANKE JIBING SHIJIAN JIEXI
责任编辑：梁　旭

出版：天津出版传媒集团
　　　天津科学技术出版社
地址：天津市西康路35号
邮编：300051
电话：(022)23332400
网址：www.tjkjcbs.com.cn
发行：新华书店经销
印刷：山东道克图文快印有限公司

开本 787×1092　1/16　印张 15.25　字数 360 000
2023年7月第1次印刷
定价：79.00元

前　言

　　随着医学模式的转变和传统医学观念的更新,为产科学注入了许多新概念和新观点,诊疗技术也取得了长足的进步。产科学从理论到技术、方法和手段,都有了深刻的变化。为了提高产科领域的诊疗水平,规范医疗行为,提高治疗成功率和降低死亡率,我们组织编写了本书,以适应各级产科医师的需要。

　　为了更好的适应当代临床产科学的发展,特组织临床一线的产科工作者们编写了本书。本书从实用的角度出发,着重介绍了产科疾病的诊治进展,内容较丰富,涵盖了产科各种常见病的诊断,主要内容有正常妊娠、妊娠并发症、妊娠合并症、妊娠急腹症、异常分娩、分娩期并发症、产褥期及产褥期疾病、胎儿发育异常、胎盘及其附属物异常、难产等疾病的特征与诊疗手段,条理清晰,层次分明,语言平实易懂,集科学性、先进性、实用性于一体,希望可以为相关专业的工作者们提供一定的帮助。

　　本书在编写过程中,可能有考虑不周之处,缺点、疏漏在所难免,敬请广大读者批评指正。

编　者

目　　录

第一章　正常妊娠

第一节　妊娠生理

一、生殖细胞发生和成熟

(一)精子的发生与成熟

1.精子的来源

睾丸是男性生殖腺,除能分泌雄激素外,还能产生精子。睾丸实质由 250 个锥体小叶组成,每个小叶内有 1～4 条弯曲细长的生精小管,其管壁由支持细胞和生精细胞组成。生精细胞包括精原细胞、初级精母细胞、次级精母细胞、精子细胞和精子。

2.精子发生过程

从精原细胞发育为精子,人类需(64±4.5)天。由精原细胞经过一系列发育阶段发展为精子的过程称为精子发生。这个过程可分为 3 个阶段:第一阶段,精原细胞经过数次有丝分裂,增生分化为初级精母细胞。第二阶段,初级精母细胞进行 DNA 复制,经过两次成熟分裂,经短暂的次级精母细胞阶段,变为精子细胞。在此过程中,染色体数目减少一半,故又称减数分裂。第三阶段,精子细胞不再分裂,由圆形的精子细胞变态发育为蝌蚪状的精子,精子的形成标志着男性生殖细胞的成熟。

(二)卵子发生与排卵

1.卵子发生过程

卵巢是女性生殖腺,它既产生卵细胞,又分泌女性激素。人类的原始生殖细胞在受精后 5～6 周迁移至生殖嵴。胚胎第 6 周时,生殖嵴内有原始生殖细胞 1000～2000 个;胚胎第 5 个月末,卵巢中卵细胞数有 600 万～700 万个,其中约有 200 万个卵原细胞,500 万个初级卵母细胞;至新生儿,两侧卵巢 70 万～200 万个原始卵泡;7～9 岁时约有 30 万个;青春期约有 4 万个。在促性腺激素的作用下,每个月有 15～20 个卵泡生长发育,一般只有一个卵泡发育成熟并排出。女性一生中约排卵 400 余个,其余卵泡均在不同年龄先后退化为闭锁卵泡。卵泡的发育一般分为原始卵泡、初级卵泡、次级卵泡和成熟卵泡四个阶段。近年研究揭示,原始卵泡发育至成熟卵泡需跨几个周期才能完成。

2.排卵

成熟卵泡破裂,卵母细胞自卵巢排出的过程称排卵。一般每 28～35 天排卵一次,两个卵巢轮流排卵,多数人每次排一个卵,偶尔可排两个卵。

二、受精及受精卵发育、输送与着床

(一)受精

已获能的精子和成熟的卵子相结合的过程称受精。受精一般发生在排卵后的 12h 内,整

个受精过程大约需要 24h。

1.精子获能

精子经宫颈管进入宫腔与子宫内膜接触后,子宫内膜白细胞产生的 α、β 淀粉酶解除精子顶体酶上的"去获能因子",此时精子具有受精能力,称精子获能。获能的主要部位在子宫和输卵管。

2.受精过程

获能的精子与卵子在输卵管壶腹部与峡部连接处相遇,在 Ca^{2+} 的作用下,精子顶体前膜破裂释放出顶体酶,溶解卵子外围的放射冠和透明带,称顶体反应。虽有数个精子穿过透明带,但只能有一个精子进入卵细胞。已获能的精子穿过次级卵母细胞透明带为受精的开始,雄原核与雌原核融合为受精的完成。

(二)受精卵的输送与发育

输卵管蠕动和纤毛运动可将正在进行有丝分裂的受精卵向子宫腔方向移动,大约受精后3d 分裂成由 16 个细胞组成的实心细胞团,称桑椹胚。约在受精后第 4 日,桑椹胚进入子宫腔并继续分裂发育为 100 个细胞时,细胞间出现一些小的腔隙,随之融合为一个大腔,腔内充满液体,呈囊泡状,称胚泡。

(三)着床

胚泡逐渐侵入子宫内膜的过程称植入,又称着床。着床约于受精后第 5～6 天开始,第11～12天完成。

受精卵着床需经过定位,黏着和穿透三个阶段。着床必须具备以下条件:①胚胎必须发育至胚泡期;②透明带消失;③雌激素与孕激素分泌已达一定水平;①子宫内膜已进入分泌期,发生蜕膜反应,能允许胚泡着床。

受精卵着床后,黄体酮作用使子宫内膜腺体增大弯曲,腺上皮细胞内及腺腔中含有大量糖原、血管充血、结缔组织细胞肥大,此时子宫内膜称为蜕膜。根据囊胚与蜕膜的位置关系,蜕膜可分为三部分。①包蜕膜:覆盖于囊胚表面;②底蜕膜:位于囊胚植入处,以后发育成胎盘的母体部分;③真蜕膜:底蜕膜及包蜕膜以外的蜕膜部分。

三、胎儿附属物的形成及其功能

胎儿附属物是指胎儿以外的组织,包括胎盘、胎膜、脐带和羊水。

(一)胎盘

胎盘由胎儿与母体组织共同构成,是母体与胎儿之间进行物质交换、营养代谢、分泌激素和阻止外来微生物入侵、保证胎儿正常发育的重要器官。由羊膜、叶状绒毛膜和底蜕膜构成。

1.胎盘的形成与结构

(1)羊膜:胎盘最内层,构成胎盘的胎儿部分。是由胚胎羊膜囊壁发育而成。正常羊膜光滑半透明,厚 0.05mm,无血管、神经及淋巴,有一定弹性,有活跃的物质转运功能。

(2)叶状绒毛膜:构成胎盘的胎儿部分,是胎盘的主要部分。晚期囊胚着床后,滋养层迅速分裂增长,表面呈毛状突起,以后再分支形成绒毛。绒毛表面有两层细胞,内层为细胞滋养细胞,外层为合体滋养细胞,是执行功能的细胞。此时的绒毛为一级绒毛,又称初级绒毛;胚胎发育至第 2 周末或第 3 周初时,胚外中胚层逐渐深入绒毛膜于内,形成间质中心索,称二级绒毛,又称次级绒毛;约在第 3 周末,胚胎血管长入间质中心索,分化出毛细血管,形成三级绒毛,建立起胎儿胎盘循环。与底蜕膜相接触的绒毛营养丰富发育良好,称叶状绒毛膜。从绒毛膜板伸出很多绒毛干,逐渐分支形成初级绒毛干、次级绒毛干和三级绒毛干,每个绒毛干分出许多分支,一部分绒毛末端浮于绒毛间隙中称为游离绒毛,长入底蜕膜中的绒毛称固定绒毛。一个初级绒毛及其分支形成一个胎儿叶,一个次级绒毛及其分支形成一个胎儿小叶,一个胎儿叶包括几个胎儿小叶。绒毛干之间的间隙称绒毛间隙。在滋养层细胞的侵蚀过程中,子宫螺旋脉和子宫静脉破裂,直接开口于绒毛间隙,绒毛间隙充满母体的血液,母体血液以每分钟 500mL 流速进入绒毛间隙,每个绒毛干中均有脐动脉和脐静脉,最终成为毛细血管进入绒毛末端,胎儿血也以每分钟 500mL 的流速流经胎盘,但胎儿血与母血不直接相通。

(3)底蜕膜:构成胎盘的母体部分,占妊娠胎盘很小部分。固定绒毛的滋养层细胞与底蜕膜共同形成蜕膜板,相邻绒毛间隙之间残留下的楔形底蜕膜形成胎盘隔,不超过胎盘全层的 2/3,相邻绒毛间隙的血液相互沟通。胎盘隔把胎盘的母体面分隔成表面凹凸不平的肉眼可见的暗红色 15～20 个母体叶,也称胎盘小叶。每个母体叶包含数个胎儿叶,每个母体小叶均有其独自的螺旋动脉供应血液。

在正常情况下,绒毛可侵入到子宫内膜功能层深部。若底蜕膜发育不良时,滋养层细胞可能植入过深甚至进入子宫肌层,造成植入性胎盘。

2.妊娠足月胎盘的大体结构

足月胎儿的胎盘重约 500g,直径 15～20cm,中央厚,周边薄,平均 2.5cm。胎盘母体面凹凸不平,由不规则的浅沟将其分为 15～30 个胎盘小叶,胎盘胎儿面覆盖着一层光滑透明的羊膜,近中央处有脐带附着。

3.胎盘的生理功能

人胎盘生理功能极其复杂,具有物质交换及代谢,分泌激素和屏障功能,对保证胎儿的正常发育至关重要。

(1)物质交换:进行物质交换是胎盘的主要功能,胎儿通过胎盘从母血中获得营养和氧气,排出代谢废物和二氧化碳。

1)胎盘的物质交换方式:①简单扩散,指物质通过细胞膜从高浓度区扩散至低浓度区,不消耗细胞能量。脂溶性高,分子量<200,不带电荷物质(如 O_2、CO_2、水、钠钾电解质等),容易通过血管合体膜。②易化扩散,指在载体介导下物质通过细胞膜从高浓度区向低浓度区扩散,不消耗细胞能量,但速度远较简单扩散快得多,具有饱和现象,如葡萄糖等的转运。③主动转运,指物质通过细胞膜从低浓度区逆方向扩散至高浓度区,在此过程中需要消耗 ATP,如氨基酸、水溶性维生素及钙、铁等转运,在胎儿血中浓度均高于母血。④较大物质可通过血管合体膜裂隙,或通过细胞膜入胞和出胞等方式转运,如大分子蛋白质、免疫球蛋白等。

2)气体交换:氧和二氧化碳在胎盘中以简单扩散方式交换。胎儿红细胞中血红蛋白含量高于成人,同时,子宫动脉内氧分压(5.3～6.6kPa)远高于绒毛间隙内氧分压(2～4kPa),使母血中氧能迅速向胎儿方向扩散。此外,由于胎盘屏障对 CO_2 的扩散度是氧的 20 倍,故胎儿向母血排出二氧化碳较摄取氧容易得多。二氧化碳进入母血后引起的 pH 降低又可增加母血氧的释放。

3)水与电解质的交换:水的交换主要通过简单扩散方式进行,孕36周时交换率最高,妊娠末期,每小时约有3.6L水通过胎盘进入胎儿。钾、钠和镁大部分以简单扩散方式通过胎盘屏障,但当母体缺钾时,钾的交换方式则为主动运输,以保证胎儿体内正常钾浓度。钙、磷、碘、铁多以主动运输方式单向从母体向胎儿转运,保证胎儿正常生长发育,铁的主动运输不受母体贫血的影响。

4)营养物质的转运和废物排出:葡萄糖是胎儿能量的主要来源,以易化扩散方式通过胎盘;氨基酸多以主动运输方式通过胎盘,蛋白质通过胎盘的入胞和出胞作用从母体转运至胎儿;脂类必须先在胎盘中分解,进入胎儿体内再重新合成;甾体激素要在酶的作用下,结构发生变化后才能通过胎盘。

脂溶性维生素A、维生素D、维生素E、维生素K等主要以简单扩散方式通过胎盘屏障。维生素A以胡萝卜素的形式进入胚体,再转化成维生素A。胎儿血中的水溶性B族维生素和维生素C浓度高于母血,故多以主动运输方式通过胎盘屏障。胎儿代谢产生的废物如肌酐、尿素等亦经胎盘进入母血后排出。

(2)防御功能:由于胎盘的屏障作用,对胎儿具有一定的保护功能,但这种功能并不完善。母血中的免疫抗体IgG能通过胎盘,从而使胎儿获得被动免疫力,但IgG类抗体如抗A、抗B、抗Rh血型抗体亦可进入胎儿血中,致使胎儿及新生儿溶血。各种病毒(如风疹病毒、巨细胞病毒、流感病毒等)可直接通过胎盘进入胎儿体内,引起胎儿畸形、流产及死胎。一般细菌、弓形虫、衣原体、螺旋体等不能通过胎盘屏障,但可在胎盘部位形成病灶,破坏绒毛结构后进入胎儿体内引起感染。

(3)内分泌功能:胎盘能合成多种激素、酶及细胞因子,对维持正常妊娠有重要作用。

1)人绒毛膜促性腺激素:一种糖蛋白激素,由α、β两个不同亚基组成,α亚基的结构与垂体分泌的FSH、LH和TSH等基本相似,故相互间能发生交叉反应,而β亚基的结构具有特异性。β-HCG与β-LH结构较近似,但最后30个氨基酸各不相同,所以临床应用抗HCGβ亚基的来进行HCG的检测,以避免LH的干扰。HCG在受精后第6日开始分泌,受精后第19日就能在孕妇血清和尿中测出,至妊娠8~10周血清浓度达高峰,持续1~2周后迅速下降,中、晚期妊娠时血浓度仅为高峰时的10%,持续至分娩,一般于产后1~2周消失。

HCG的功能:HCG具有LH与FSH的功能,维持月经黄体的寿命,使月经黄体增大成为妊娠黄体;HCG能刺激雄激素芳香化转变为雌激素,同时也能刺激黄体酮的形成;HCG能抑制植物凝集素对淋巴细胞的刺激作用,HCG可吸附于滋养细胞表面,以免胚胎滋养层细胞被母体淋巴细胞攻击;HCG与尿促性素(HMG)合用能诱发排卵。

2)人胎盘生乳素:由191个氨基酸组成,是分子量为22000的一种蛋白类激素。妊娠6周时可在母血中测出,随妊娠进展,分泌量逐渐增加,至妊娠34~35周达高峰,母血值为5~7mg/L,羊水值为0.55mg/L,维持至分娩,分娩后7h内迅速消失。

HPL的功能:促进蛋白质合成,形成正氮平衡,促进胎儿生长;促进糖原合成,同时可刺激脂肪分解,使非酯化脂肪酸增加以供母体应用,从而使更多的葡萄糖供应胎儿;促进乳腺腺泡发育,刺激乳腺上皮细胞合成酪蛋白、乳清蛋白与乳珠蛋白,为产后泌乳做好准备;促进黄体形成;抑制母体对胎儿的排斥作用。

3)妊娠特异性蛋白:包括妊娠相关血浆蛋白 A(PAPP－A),妊娠相关血浆蛋白 B(PAPP－B)及妊娠相关血浆蛋白 C(PAPP－C),其中较重要的是 PAPP－C,也称 PSB,G 即 SP1,分子量为 90000,含糖量为 29.3%,半衰期为 30h。受精卵着床后,SP 进入母体血循环,其值逐渐上升,妊娠 34～38 周达高峰,至妊娠足月为 200mg/1。正常妊娠母血、羊水、脐血及乳汁亦能测出 SP,羊水值比母血值低 100 倍,脐血值比母血值低 1000 倍。测定 SP 值,可用于预测早孕,并能间接了解胎儿情况。

4)雌激素:为甾体类激素,妊娠早期主要由黄体产生,于妊娠 10 周后主要由胎儿胎盘单位合成。至妊娠末期雌三醇值为非孕妇女的 1000 倍,雌二醇及雌酮值为非孕妇女的 100 倍。雌激素合成过程:母体内胆固醇在胎盘内转变为孕烯醇酮后,经胎儿肾上腺胎儿带转化为硫酸脱氢表雄酮(DHAS),再经胎儿肝内 16α－羟化酶作用形成 16α 羟基硫酸脱氢表雄酮(16αOHDHAS),此种物质在胎盘合体滋养细胞硫酸酯酶作用下,去硫酸根成为 16αOH－DHA 后,再经胎盘芳香化酶作用成为 16α 羟基雄烯二酮,最后形成游离雌三醇。由于雌三醇由胎儿和胎盘共同作用形成,故测量血雌三醇的值,可反映胎儿胎盘单位的功能。

5)孕激素:为甾体类激素,妊娠早期由卵巢妊娠黄体产生,自妊娠 8～10 周后胎盘合体滋养细胞是产生孕激素的主要来源。随妊娠进展,母血中黄体酮值逐渐增高,至妊娠末期可达 180～300nmol/L,其代谢产物为孕二醇,24h 尿排出值为 35～45mg。

6)缩宫素酶:由合体滋养细胞产生的一种糖蛋白,分子量约为 30 万,随妊娠进展逐渐增加,主要作用是灭活缩宫素,维持妊娠。胎盘功能不良时,血中缩宫素酶活性降低。

7)耐热性碱性磷酸酶(HSAP):由合体滋养细胞分泌。于妊娠 16～20 周母血中可测出此酶。随妊娠进展分泌量增加,分娩后迅速下降,产后 3～6d 消失。多次动态测其数值,可做为胎盘功能检查的一项指标。

8)细胞因子与生长因子:如表皮生长因子(EGF)、神经生长因子、胰岛素样生长因子(IGFs)、转化生长因子－β(TGF－β)、肿瘤坏死因子－α(TNFα)、粒细胞巨噬细胞克隆刺激因子(Gm－CSF)、白细胞介素－1、2、6、8 等。这些因子对胚胎营养及免疫保护起一定作用。

(二)胎膜

胎膜是由绒毛膜和羊膜组成。胎膜外层为绒毛膜,在发育过程中由于缺乏营养供应而逐渐退化萎缩为平滑绒毛膜,至妊娠晚期与羊膜紧密相贴。胎膜内层为羊膜,羊膜为半透明无血管的薄膜,厚度 0.02～0.05cm,部分覆盖胎盘的胎儿面。随着胎儿生长羊膜腔的扩大,羊膜、平滑绒毛膜和包蜕膜进一步突向宫腔,最后与真蜕膜紧贴,羊膜腔占据整个子宫腔。胎膜含多量花生四烯酸的磷脂,且含有能催化磷脂生成游离花生四烯酸的溶酶体,故胎膜在分娩发动上有一定作用。

(三)脐带

脐带是连于胚胎脐部与胎盘间的条索状结构。脐带外被羊膜,内含卵黄囊、尿囊、两条脐动脉和一条脐静脉,中间填充华通胶有保护脐血管作用。妊娠足月胎儿脐带长 30～70cm,平均 50cm,直径 1.0～2.5cm。脐带是胎儿与母体进行物质交换的重要通道。若脐带受压致使血流受阻时,可因缺氧导致胎儿窘迫,甚至胎死宫内。

(四)羊水

充满在羊膜腔内的液体称羊水。妊娠不同时期的羊水来源、容量及组成均有明显改变。

1.羊水的来源

妊娠早期主要为母体血清经胎膜进入羊膜腔的透析液,此时羊水的成分除蛋白质含量及钠浓度偏低外,与母体血清及其他部位组织间液成分极相似。妊娠11~14周时,胎儿肾脏已有排泄功能,此时胎儿尿液是羊水的重要来源,使羊水中的渗透压逐渐降低,肌酐、尿素、尿酸值逐渐增高。胎儿通过吞咽羊水使羊水量趋于平衡。

2.羊水的吸收

羊水吸收的途径有:①胎膜吸收约占50%;②脐带吸收40~50mL/h;③胎儿皮肤角化前可吸收羊水;④胎儿吞咽羊水,每24小时可吞咽羊水500~700mL。

3.母体、胎儿、羊水三者间的液体平衡

羊水始终处于动态平衡,不断进行液体交换。母儿间液体交换主要通过胎盘,约3600mL/h;母体与羊水间交换主要通过胎膜,约400mL/h;羊水与胎儿的交换,主要通过胎儿消化道、呼吸道、泌尿道以及角化前的皮肤等,交换量较少。

4.羊水量、性状及成分

(1)羊水量,妊娠8周时5~10mL,妊娠10周时30mL,妊娠20周约400mL,妊娠38周约1000mL,此后羊水量逐渐减少至足月时约800mL。过期妊娠羊水量明显减少,可少至300mL以下。

(2)羊水性状及成分,妊娠早期羊水为无色澄清液体;妊娠足月羊水略混浊,不透明,内有脂肪、胎儿脱落上皮细胞、毳毛、毛发等。中性或弱碱性,pH7.20,内含98%~99%水分,1%~2%为无机盐及有机物质。羊水中含大量激素和酶。

5.羊水的功能

(1)保护胎儿,使胎儿在羊水中自由运动,防止胎儿自身及胚胎与羊膜粘连而发生畸形;羊水温度适宜,有一定活动空间,防止胎儿受外界机械损伤;临产时,羊水直接受宫缩压力能使压力均匀分布,避免胎儿直接受压致胎儿窘迫。

(2)保护母体,减少妊娠期因胎动所致的不适感;临产后前羊水囊可扩张子宫颈口及阴道;破膜后羊水可冲洗阴道,减少感染机会。

四、胎儿发育及其生理特点

(一)不同孕周胎儿发育的特征

描述胎儿发育的特征,以4周为一个孕龄单位。在受精后6周(即妊娠8周)称胚胎,是主要器官结构完成分化时期。从受精后第7周(即妊娠9周)称胎儿,是各器官进一步发育渐趋成熟时期。

1.妊娠4周末

可辨认胚盘和体蒂。

2.妊娠8周末

胚胎初具人形,可分辨出眼、耳、鼻、口、手指及足趾,心脏已形成,B超可见心脏形成与搏动。

3.妊娠 12 周末

胎儿身长 9cm,体重约 20g,外生殖器已发生,四肢可活动,肠管有蠕动,指甲形成。

4.妊娠 16 周末

胎儿身长 16cm,体重 100g,从外生殖器可辨认胎儿性别,头皮长出毛发,开始出现呼吸运动,形成成人血红蛋白,孕妇自觉有胎动。

5.妊娠 20 周末

胎儿身长 25cm,体重约 300g,全身有毳毛及胎脂,开始有吞咽及排尿功能,腹部听诊可闻及胎心音。

6.妊娠 24 周末

胎儿身长 30cm,体重 700g,皮下脂肪开始沉积,各脏器均已发育,但尚不完善,出现眉毛和眼毛,此时出生已能呼吸。

7.妊娠 28 周末

胎儿身长 35cm,体重 1000g,有呼吸及吞咽运动,出生后能啼哭,但易患呼吸窘迫综合征。

8.妊娠 32 周末

胎儿身长 40cm,体重 1700g,面部毳毛已脱落,存活力尚可,出生后注意护理可以存活。

9.妊娠 36 周末

胎儿身长 45cm,体重 2500g,出生后能啼哭及吸吮,皮下脂肪沉积较多,生活力良好,出生后基本可以存活。

10.妊娠 40 周末

胎儿身长 50cm,体重 3000g,已发育成熟,外观体形丰满,足底皮肤有纹理,指(趾)甲超过指(趾)端,男婴睾丸下降,女婴外阴发育良好,出生后哭声响亮。

胎儿身长的增长速度有其规律性,临床上常用新生儿身长作为判断胎儿月份的依据。妊娠前 20 周的胎儿身长(cm)=妊娠月数的平方。妊娠后 20 周=妊娠月数×5。

(二)胎儿的生理特点

1.循环系统

(1)胎儿循环不同于成人,营养供给和代谢产物排出均经过脐血管、胎盘、母体来完成。含氧量较高的血液自胎盘经脐静脉进入胎儿体内,分为三支:一支进入肝脏,一支与门静脉汇合再进入肝脏,这两支的血液经肝静脉进入下腔静脉,另一支经静脉导管直接进入下腔静脉。因此进入右心房的下腔静;脉血是混合血,有来自脐静脉含氧量高的血液,也有来自胎儿身体下半部含氧量低的血液。

(2)卵圆孔的开口正对下腔静脉入口,故下腔静脉入右心房的血流大部分经卵圆孔入左心室。

(3)由于肺循环阻力较大,肺动脉血大部分经动脉导管入主动脉,仅有 1/3 血经肺静脉入左心房,汇同卵圆孔进入左心室之血再进入升主动脉,供应心、头部及上肢。左心室小部分血液进入降主动脉,汇同动脉导管进入之血经腹下动脉进入两条脐动脉后再通过胎盘,与母血进行气体交换,因此胎体无纯动脉血,而是动静脉混合血。

(4)新生儿出生后出现自主呼吸,肺循环建立,胎盘循环停止,左心房压力增高,右心房压力降低,从而改变了胎儿右心压力高于左心的特点和血液流向,卵圆孔于生后数分钟开始关闭,多在生后 6～8 周完全闭锁。新生儿血流分布多集中于躯干及内脏,故肝、脾常可触及,四肢容易发冷出现发绀。

2.血液系统

(1)红细胞生成,孕 3 周内胎儿红细胞来自卵黄囊,孕 10 周肝脏是红细胞生成主要器官,以后骨髓、脾渐具造血功能。妊娠 32 周红细胞生成素大量产生,故妊娠 32 周以后早产儿及妊娠足月儿红细胞数均较多,约 6.0×10^{12}/L。妊娠足月时骨髓产生 90% 的红细胞。

(2)血红蛋白生成,妊娠前半期,血红蛋白为胎儿型,从妊娠 16 周开始,成人型血红蛋白逐渐形成,至临产时胎儿血红蛋白仅占 25%。

(3)白细胞生成,妊娠 8 周,胎儿血循环出现粒细胞,妊娠 12 周胸腺、脾产生淋巴细胞,成为胎儿体内抗体的主要来源。

3.呼吸系统

母儿血液在胎盘进行气体交换,胎儿出生前肺泡、肺循环及呼吸肌均已发育,孕 11 周可见胎儿胸壁运动,孕 16 周胎儿呼吸能使羊水进出呼吸道。当胎儿窘迫时,出现大喘息样呼吸运动。

4.消化系统

孕 12 周有肠管蠕动,孕 16 周时胃肠功能基本建立,胎儿可吞咽羊水,吸收大量水分。胎儿胃肠对脂肪吸收能力差。肝脏内缺乏许多酶,不能结合因红细胞破坏所产生的大量游离胆红素。

5.泌尿系统

妊娠 11～14 周胎儿肾已有排尿功能,妊娠 14 周胎儿膀胱内有尿液,并通过排尿参与羊水形成与交换。

6.内分泌系统

妊娠 6 周胎儿甲状腺开始发育;妊娠 12 周可合成甲状腺激素。肾上腺于妊娠 4 周时开始发育,妊娠 7 周时可合成肾上腺素,妊娠 20 周时肾上腺皮质增宽,主要由胎儿带组成,可产生大量甾体激素。

7.生殖系统

(1)男性胎儿睾丸于妊娠第 9 周开始分化发育,在妊娠 14～18 周形成。由细精管、激素和酶作用使中肾管发育,副中肾管退化,外生殖器向男性分化发育。男性胎儿睾丸于临产前才降至阴囊内,右侧高于左侧且下降稍迟。

(2)女性胎儿卵巢于妊娠 11～12 周开始分化发育,副中肾管发育形成阴道、子宫、输卵管,外生殖器向女性分化发育。

五、妊娠期母体变化

在妊娠期,为了适应胎儿生长发育的需要,孕妇受胎儿及胎盘所产生的激素的影响,在解剖、生理以及生化方面发生一系列变化。这些变化于分娩后和或停止哺乳后逐渐恢复。

(一)生殖系统的变化

1.子宫

(1)重量、容量和形状的改变:非孕期子宫重量约为 50g,足月妊娠时可增至 1000g 左右,约为非孕时重量的 20 倍。非孕时宫腔容量约为 10mL,足月孕时增至 5000mL 左右。随着子宫体积的改变,子宫形状由孕早期的倒梨形变化至孕 12 周时的球形,以及孕晚期的长椭圆形直至足月,孕早期子宫肥大可能与雌、孕激素作用有关,孕 12 周后子宫体增大,则与胎儿及其附属组织的扩展有关。

(2)子宫位置的改变:妊娠 12 周前子宫位于盆腔内,随着妊娠进展子宫长大,从盆腔上升入腹腔并轻度向右旋转。孕妇仰卧位时,子宫向后倒向脊柱,可压迫下腔静脉及主动脉出现仰卧位低血压综合征一系列表现,如脉快、心慌、血压下降等,改侧卧位后血压迅速恢复。

(3)子宫收缩:妊娠 12～14 周起,子宫出现无痛性不规则收缩,随着孕周增加,收缩频率及幅度相应增加,其特点为稀发、不对称,收缩时宫腔压力不超过 1.3～2.0kPa(10～15mmHg),持续时间约为 30s,称 Braxton Hicks 收缩。

(4)子宫胎盘的血流灌注:妊娠期胎盘的灌注主要由子宫动脉及卵巢动脉供应,子宫动脉非孕时屈曲,至妊娠足月渐变直,以适应妊娠期子宫血流量增加的需要。足月时子宫血流量为 500～700mL/min,较非孕时增加 4～6 倍,其中 5％供应肌层,10％～15％供应子宫蜕膜层,80％～85％供应胎盘。宫缩时,子宫血流量明显减少。

(5)子宫峡部:系指位于宫颈管内,子宫的解剖内口与组织学内口间的狭窄部位,长 0.8～1cm。妊娠后变软,妊娠 10 周时子宫峡部明显变软,妊娠 12 周以后,子宫峡部逐渐伸展拉长变薄,扩展成为宫腔的一部分,临产后可伸展至 7～10cm,成为产道的一部分,称子宫下段。

(6)宫颈:妊娠时宫颈充血水肿,外观肥大,呈紫蓝色,质软。宫颈管内腺体肥大,黏液增多,形成黏液栓,防止细菌进入宫腔。由于宫颈鳞柱状上皮交界部外移,宫颈表面出现糜烂面,称假性糜烂。

2.卵巢

妊娠期略增大,停止排卵。一侧卵巢可见妊娠黄体。妊娠 10 周后,胎盘取代妊娠黄体功能,卵巢黄体于妊娠 3～4 个月开始萎缩,

3.输卵管

妊娠期输卵管伸长,但肌层不增厚,黏膜可呈蜕膜样改变。

4.阴道

黏膜变软,充血水肿呈紫蓝色。皱襞增多,伸展性增加。阴道脱落细胞增加、分泌物增多呈白色糊状。阴道上皮细胞含糖原增加,乳酸含量增多,使阴道分泌物 pH 降低,可防止病原体感染。

5.外阴

妊娠期外阴充血,皮肤增厚,大小阴唇色素沉着,阴唇内血管增加,结缔组织变软,故伸展性增加,有利于分娩。

(二)乳房的变化

妊娠期由于受垂体催乳素、胎盘生乳素、雌激素、孕激素、生长激素及胰岛素影响,使乳腺管和腺泡增生,脂肪沉积;乳头增大变黑,易勃起;乳晕变黑,乳晕上的皮脂腺肥大形成散在结节状小隆起,称蒙氏结节。妊娠 32 周后挤压乳晕,可有数滴稀薄黄色乳汁溢出称初乳。

（三）循环系统的变化

1.心脏

妊娠后期因增大的子宫将横隔上推，使心脏向左、向上、向前移位，更贴近胸壁，心音界稍扩大。心脏移位使大血管轻度扭曲，加之血流量增加及血流速度加快，心尖区可闻及Ⅰ～Ⅱ级柔和吹风样收缩期杂音。妊娠晚期心脏容量增加10%，心率增加10～15次/分，心电图出现轴左偏，多有第一心音分裂或第三心音。

2.心排出量

心排出量的增加为孕期循环系统最重要的改变，对维持胎儿生长发育极其重要。自妊娠10周开始增加，至妊娠32周达高峰，左侧卧位测心排出量较非孕时增加30%，平均每次心排出量可达80mL，维持至足月。临产后，尤其第二产程时排出量显著增加。

3.血压

孕期由于胎盘形成动静脉短路、血液稀释、血管扩张等因素致孕早期及中期血压偏低，孕晚期血压轻度升高，脉压稍增大，孕妇体位影响血压，仰卧位时腹主动脉及下腔静脉受压，使回心血量减少，心排出量减少，迷走神经兴奋，血压下降，形成妊娠仰卧低血压综合征。

（四）血液系统改变

1.血容量

自孕6～8周开始增加，孕24～32周达高峰，增加30%～45%，平均增加约1500mL，其中血浆约增加1000mL，红细胞约增加500mL，血液相对稀释。

2.血液成分

（1）红细胞，由于血液稀释，红细胞计数约为3.6×10^{12}/L，血红蛋白值为110g/L，血细胞比容为31%～34%。

（2）白细胞，自妊娠7～8周开始增加，至妊娠30周达高峰，为$(10\sim12)\times10^9$/L，有时可达15×10^9/L，以中性粒细胞为主，淋巴细胞增加不多。

（3）凝血因子，处于高凝状态。凝血因子Ⅱ、Ⅴ、Ⅷ、Ⅸ、Ⅹ增加，仅凝血因子Ⅺ、Ⅻ降低。血小板无明显改变，血浆纤维蛋白原含量增加40%～50%，达4～5g/L。血沉加快，可达100mm/h。妊娠晚期凝血酶原时间及部分孕妇凝血活酶时间轻度缩短，凝血时间无明显改变。纤维蛋白溶酶原显著增加，优球蛋白溶解时间延长，致纤溶活性降低。

（4）血浆蛋白，由于血液稀释，血浆蛋白，尤其是清蛋白减少，约为35g/L加之孕期对铁的需要量增多，孕妇易发生缺铁性贫血。可给硫酸亚铁、维生素C、乳酸钙口服纠正贫血。

（五）呼吸系统改变

孕妇胸廓周径加大，妊娠中期有过度通气现象，妊娠晚期以胸式呼吸为主，呼吸较深。肺活量无明显改变，肺泡换气量和通气量增加，但呼吸道抵抗力降低容易感染。

（六）泌尿系统变化

1.肾脏

妊娠期由于代谢产物增多，肾脏负担过重，肾血浆流量较非孕时增加35%，肾小球滤过率增加50%，且两者均受体位影响，孕妇仰卧位尿量增加，故夜尿量多于日尿量。代谢产物尿素、尿酸、肌酸、肌酐等排泄增多。当肾小球滤过超过肾小管吸收能力时，可有少量糖排出，称为妊娠生理性糖尿。

2.输尿管

妊娠期在孕激素作用下,输尿管增粗且蠕动减弱,尿流缓慢,右侧输尿管受右旋妊娠子宫压迫,加之输尿管有尿液逆流现象,孕妇易患急性肾盂肾炎,以右侧多见。

(七)消化系统改变

妊娠期胃肠平滑肌张力降低,贲门括约肌松弛,胃内酸性内容物可产生反流,胃排空时间延长,易出现上腹饱满感。肠蠕动减弱,易出现便秘或痔疮。肝脏胆囊排空时间延长,胆道平滑肌松弛,胆汁黏稠使胆汁淤积,易诱发胆石症。故孕妇应养成定时排便的习惯,多食新鲜蔬菜和水果,少吃辛辣食物,纠正便秘。

(八)皮肤的变化

妊娠期垂体分泌促黑素细胞激素增加,导致孕妇乳头、乳晕、腹白线、外阴、腋窝等处出现色素沉着。面颊部呈蝶状褐色斑,称妊娠斑。随着妊娠子宫增大及肾上腺皮质激素分泌增多,孕妇腹部、大腿、臀部及乳房皮肤的皮内组织改变,皮肤过度扩张,使皮肤弹力纤维断裂,形成紫色或淡红色不规则平行裂纹,称妊娠纹。

(九)内分泌系统的改变

1.垂体

妊娠期腺垂体增生肥大,嗜酸细胞肥大增生形成妊娠细胞。此细胞可分泌催乳激素(PRL)。PRL 从孕 7 周开始增多,至妊娠足月分娩前达高峰约 $200\mu g/L$。PRL 有促进乳腺发育作用,为泌乳做准备。产后未哺乳者于产后 3 周内降至非孕水平,哺乳者产后 80~100d 降至非孕水平。

2.肾上腺皮质

妊娠期因雌激素大量增加,使中层束状带分泌的皮质醇增多 3 倍,但其中 90% 与蛋白结合,血中游离皮质醇不多,故孕妇无肾上腺皮质功能亢进表现;外层球状带分泌的醛固酮于妊娠期增加 4 倍,但大部分与蛋白结合,不致引起过多的不钠潴留;内层网状带分泌的睾酮稍有增加,表现为孕妇阴毛及腋毛增多增粗。

(十)新陈代谢的变化

1.基础代谢

率 BMR 于孕早期稍下降,孕中期渐增高,至孕晚期可增高 15%~20%。

2.体重

妊娠 13 周前无改变,13 周起体重平均每周增加 350g,至妊娠足月时体重平均增加 12.5kg。

3.糖类

妊娠期胰岛功能旺盛,分泌胰岛素增多,使血循环中的胰岛素增加,故孕妇空腹血糖稍低于非孕妇女。

4.脂肪代谢

妊娠期吸收脂肪能力增强,母体脂肪堆积增多,由于能量消耗增加,故糖原储备少。若孕期能量消耗过多时,如妊娠剧吐,可出现尿酮阳性。

5.蛋白质代谢

呈正氮平衡。孕妇体内储备的氮除供给胎儿、母体子宫、乳房发育需要外,尚为分娩期消耗做准备。

6.矿物质代谢

妊娠期母体需要大量钙、磷、铁。故应补充大量钙、维生素 D 和铁以满足需要。

(十一)骨骼、关节及韧带变化

妊娠期子宫圆韧带、主韧带及骨盆漏斗韧带增长,肥大变粗。骶髂关节及耻骨联合松弛,有轻度伸展性,严重时可发生耻骨联合分离。骶尾关节松弛有一定活动性,有利于分娩。

第二节　妊娠诊断

一、早期妊娠的诊断

(一)病史与症状

1.停经

已婚生育年龄妇女,平时月经周期规则,一旦月经过期 10d 或以上,应首先疑为妊娠,若停经已达 8 周,妊娠的可能性更大。但需与内分泌紊乱、哺乳期、口服避孕药引起的停经相鉴别。

2.早孕

反应约 50% 以上妇女于停经 6 周左右出现畏寒、头晕、乏力、嗜睡、食欲缺乏、偏食或厌油腻、恶心、晨起呕吐等症状,称早孕反应。与体内 HCG 增多,胃酸分泌减少以及胃排空时间延长可能有关。多于妊娠 12 周左右自行消失。

3.尿频

妊娠早期出现,系增大的前倾子宫在盆腔内压迫膀胱所致。妊娠 12 周子宫进入腹腔后,尿频症状消失。

(二)检查与体征

1.生殖器官的变化

妊娠 6~8 周行阴道检查,可见阴道壁及宫颈充血,呈紫蓝色。双合诊检查发现宫颈变软,子宫峡部极软,感觉宫颈与宫体似不相连,称黑加征。随妊娠进展,子宫增大变软,妊娠 8 周时宫体大小约为非孕时 2 倍,妊娠 12 周约为非孕时 3 倍。

2.乳房的变化

早孕时受雌孕激素影响,乳房增大,孕妇自觉乳房轻微胀痛,检查见乳头及其周围皮肤(乳晕)着色加深,乳晕周围出现蒙氏结节。

(三)辅助检查

1.妊娠试验

一般受精后 7d 即可在血浆中检测到 HCG,临床测定尿中 HCG 常用试纸法,测定血清 HCG 常用放射免疫法检测 HCG－β 亚型。

2.超声检查

(1)B超显像法,是检查早孕快速准确的方法。妊娠5周时在增大子宫内见到圆形光环—妊娠环,环内为液性暗区。若妊娠环内见到有节律的胎心搏动,可确认早孕,活胎。

(2)超声多普勒法,在增大的子宫内听到有节律的单一高调胎心音,最早可妊娠7周听到。

3.黄体酮试验

停经妇女每日肌内注射黄体酮20mg,连续3～5d,停药后2～7d出现阴道出血,可排除妊娠,若停药后7d仍未出现阴道流血,妊娠可能性大。

4.宫颈黏液检查

宫颈黏液量少质稠,涂片干燥后镜下可见到排列成行的椭圆体,无羊齿植物叶状结晶,则早孕可能性大。

5.基础体温测定

如呈双相且持续3周以上不下降,应考虑早孕。

二、中、晚期妊娠的诊断

妊娠中期以后,子宫明显增大,能扪及胎体,感到胎动,听到胎心音,容易确诊。

(一)病史与体征

1.子宫增大

子宫随妊娠进展逐渐增大,根据手测宫底高度及尺测宫高、腹围,B超检查监测胎儿双顶径大小以判断妊娠周数。

2.胎动

胎儿在子宫内冲击子宫壁的活动称胎动(FM),胎动正常是胎儿情况良好的表现。妊娠18～20周开始孕妇自觉胎动,正常胎动每小时3～5次。

3.胎儿心音

妊娠18～20周用听诊器经孕妇腹壁可听到胎儿心音。正常胎心率为120～160次/分。胎心音应与脐带杂音、子宫杂音、腹主动脉音相鉴别。

4.胎体

妊娠20周以后,经腹壁可触及子宫内的胎体。妊娠24周以后,能区别胎头、胎臀及胎儿肢体。

(二)辅助检查

1.超声检查

B超可显示胎儿数目、胎产式、胎先露、胎方位,有无胎心搏动及胎盘位置,且能测量胎头双顶径等多条径线,并可观察有无胎儿体表畸形。超声多普勒可探出胎心音、胎动音、脐带血流音及胎盘血流音。

2.胎儿心电图

常用间接法测得。妊娠12周以后即能显示较规律图形,妊娠20周后成功率更高。

3.X线诊断

X线检查主要用于骨盆测量,检查有无多胎,体表畸形和死胎等,由于X线对胎儿的潜在性损害,现已被超声检查所取代,极少应用。

三、胎产式、胎先露、胎方位

胎儿在宫腔内为适应宫体形状所取的姿势称胎势。妊娠 28 周以前,由于羊水多,胎儿小,胎儿位置和姿势容易改变。妊娠 32 周以后,胎儿生长速度较羊水增长速度快,羊水相对减少,胎儿位置和姿势较为恒定。胎儿位置正常与否与能否顺利分娩及母子安全密切相关。

(一)胎产式

胎产式是指胎儿纵轴与母体纵轴的关系。二者平行时为纵产式,两者垂直时为横产式。前者占足月妊娠分娩总数的 99.75%;后者仅占 0.25%。两纵轴交叉成锐角时为斜产式。纵产式大多数可从阴道分娩,而横产式则不能,斜产式是暂时的,在分娩过程中多数转为纵产式,偶有转成横产式,造成难产。

(二)胎先露

临产时最先进入骨盆入口的胎儿部位称胎先露。纵产式的先露部是头或臀,横产式的先露部为肩。头先露根据胎头俯屈或仰伸的程度分为枕先露、前囟先露、额先露、面先露。臀先露根据下肢的屈伸情况分为完全臀先露、单臀先露、膝先露、足先露。有时头先露或臀先露与胎手或胎足同时入盆,称复合先露。

(三)胎方位

胎儿先露部的指示点与母体骨盆的关系称胎方位,简称胎位。枕先露以枕骨、面先露以颏骨、臀先露以骶骨、肩先露以肩胛骨为指示点。每个指示点与母体骨盆入口处的左、右、前、后、横(侧)的关系可有 6 种方位(肩先露除外)。

第三节　孕期监护

孕期监护的目的是尽早发现高危妊娠,及时治疗妊娠并发症和合并症,保障孕产妇、胎儿及新生儿健康。监护内容包括孕妇定期产前检查、胎儿监护、胎儿成熟度及胎盘功能监测等。

一、产前检查

(一)产前检查的时间

产前检查于确诊早孕时开始。早孕检查一次后,未见异常者应于孕 20 周起进行产前系列检查,每 4 周一次,32 孕周后改为每 2 周一次,36 孕周后每周检查一次,高危孕妇应酌情增加检查次数。

(二)产前检查的内容和方法

1.病史

(1)孕妇首次就诊应详细询问年龄、职业、婚龄、孕产次、籍贯、住址等,注意年龄是否过小或超过 35 岁。

(2)既往有无肝炎、结核病史,有无心脏病、高血压、血液病、肾炎等疾病史,以及发病时间、治疗转归等。

(3)家族中有无传染病、高血压、糖尿病、双胎及遗传性疾病史。

(4)配偶有无遗传性疾病及传染性疾病史。

(5)月经史及既往孕产史：询问初潮年龄、月经周期，经产妇应了解有无难产史、死胎、死产史、分娩方式及产后出血史。

(6)本次妊娠经过：早期有无早孕反应及其开始出现时间；有无病毒感染及用药史；有无毒物及放射线接触史；有无胎动及胎动出现的时间；孕期有无阴道流血、头痛、心悸、气短、下肢水肿等症状。

(7)孕周计算：多依据末次月经起始日计算妊娠周数及预产期。推算预产期，取月份减3或加9，日数加7。若为农历末次月经第一日，应将其换算成公历，再推算预产期。若末次月经不清或哺乳期月经未来潮而受孕者。可根据早孕反应出现时间，胎动开始时间，尺测耻上子宫底高度及B超测胎头双顶径等来估计。

2.全身检查

观察孕妇发育、营养、精神状态、步态及身高。身高小于140cm者常伴有骨盆狭窄；注意心、肝、肺、肾有无病变；脊柱及下肢有无畸形；乳房发育情况，乳头有无凹陷；记录血压及体重，正常孕妇血压不应超过140/90mmHg；或与基础血压相比不超过30/15mmHg；正常单胎孕妇整个孕期体重增加12.5kg较为合适，孕晚期平均每周增加0.5kg若短时间内体重增加过快多有水肿或隐性水肿。

3.产科检查

(1)早孕期检查：早孕期除做一般体格检查外，必须常规做阴道检查。内容包括确定子宫大小与孕周是否相符；发现有无阴道纵隔或横隔、宫颈赘生物、子宫畸形、卵巢肿瘤等；对于阴道分泌物多者应做白带检查或细菌培养，及早发现滴虫、真菌、淋菌、病毒等的感染。

(2)中、晚孕期检查。①宫高、腹围测量目的：在于观察胎儿宫内生长情况，及时发现引起腹围过大、过小，宫底高度大于或小于相应妊娠月份的异常情况，如双胎妊娠、巨大胎儿、羊水过多和胎儿宫内发育迟缓等。测量时孕妇排空膀胱，仰卧位，用塑料软尺自耻骨联合上缘中点至子宫底测得宫高，软尺经脐绕腹1周测得腹围。后者大约每孕周平均增长0.8cm，16～42孕周平均腹围增加21cm。②腹部检查视诊：注意腹形大小、腹壁妊娠纹。腹部过大、宫底高度大于停经月份则有双胎、巨大胎儿、羊水过多可能；相反可能为胎儿宫内发育迟缓或孕周推算错误；腹部宽，宫底位置较低者，多为横位；若有尖腹或悬垂腹，可能伴有骨盆狭窄。

1)触诊：触诊可明确胎产式、胎方位、估计胎儿大小及头盆关系。一般采用四步触诊法进行检查。①第一步，用双手置于宫底部，估计胎儿大小与妊娠周数是否相符，判断宫底部的胎儿部分，胎头硬而圆且有浮球感，胎臀软而宽且形状略不规则。②第二步，双手分别置于腹部左右侧，一手固定另一手轻深按，两手交替进行，以判断胎儿背和肢体的方向，宽平一侧为胎背，另一侧高低不平为肢体，有时还能感到肢体活动。③第三步，检查者右手拇指与其余四指分开，于耻骨联合上方握住胎先露部，判定先露是头或臀，左右推动确定是否衔接，若胎先露浮动，表示尚未入盆。若固定则胎先露部已衔接。④第四步，检查者面向孕妇足端，两手分别置于胎先露部两侧，沿骨盆入口向下深按，进一步确定胎先露及其入盆程度。

2)听诊：妊娠18～20周时，在靠近胎背上方的孕妇腹壁上可听到胎心。枕先露时，胎心在脐右(左)下方；臀先露时，胎心在脐(右)左上方；肩先露时，胎心在靠近脐部下方听得最清楚。

当确定胎背位置有困难时,可借助胎心及胎先露判定胎位。

(三)骨盆测量

骨盆大小及形状是决定胎儿能否经阴道分娩的重要因素之一。故骨盆测量是产前检查必不可少的项目。分骨盆外测量和骨盆内测量。

1.骨盆外测量

(1)髂棘间径(IS):测量两髂前上棘外缘的距离,正常值为 23～26cm。

(2)髂嵴间径(IC):测量两髂嵴外缘的距离,正常值为 25～28cm。

(3)骶耻外径(EC):孕妇取左侧卧位,左腿屈曲,右腿伸直,测第五腰椎棘突下至耻骨上缘中点的距离,正常值为 18～20cm。此径线可以间接推测骨盆入口前后径。

(4)坐骨结节间径(出口横径)(TO):孕妇仰卧位、两腿弯曲,双手抱双膝,测量两坐骨结节内侧缘的距离,正常值为 8.5～9.5cm。

(5)出口后矢状径:坐骨结节间径<8cm 者,应测量出口后矢状径,以出口测量器置于两坐骨结节之间,其测量杆一端位于坐骨节结间径的中点,另一端放在骶骨尖,即可测出出口后矢状径的长度,正常值为 8～9cm,出口后矢状径与坐骨结节间径之和>15cm,表示出口无狭窄。

(6)耻骨弓角度:检查者左、右手拇指指尖斜着对拢,放置在耻骨联合下缘,左、右两拇指平放在耻骨降支上面,测量两拇指间角度,为耻骨弓角度,正常值为 90°,小于 80°为不正常。

2.骨盆内测量

(1)对角径:指耻骨联合下缘至骶岬前缘中点的距离。正常值为 12.5～13.5cm,此值减去 1.5～2.0cm 为骨盆入口前后径的长度,又称真结合径。测量方法为在孕 24～36 周时,检查者将一手的示、中指伸入阴道,用中指尖触到骶岬上缘中点,示指上缘紧贴耻骨联合下缘,另一手示指标记此接触点,抽出阴道内手指,测量中指尖到此接触点距离为对角径。

(2)坐骨棘间径:测量两坐骨棘间的距离,正常值为 10cm。方法为一手示、中指放入阴道内,触及两侧坐骨棘,估计其间的距离。

(3)坐骨切迹宽度:其宽度为坐骨棘与骶骨下部的距离,即骶棘韧带宽度。将阴道内的示指置于韧带上移动,若能容纳 3 横指(5.5～6cm)为正常,否则属中骨盆狭窄。

(四)绘制妊娠图

将每次检查结果,包括血压、体重、子宫长度、腹围、B 超测得胎头双顶径值,尿蛋白、尿雌激素/肌酐(E/C)比值、胎位、胎心率、水肿等项,填于妊娠图中,绘制成曲线,观察其动态变化,可以及早发现孕妇和胎儿的异常情况。

(五)辅助检查

常规检查血、尿常规,血型、肝功能;如有妊娠并发症者应根据具体情况做特殊相关检查;对胎位不清,胎心音听诊困难者,应行 B 超检查;对有死胎死产史、胎儿畸形史和遗传性疾病史,应进行孕妇血甲胎蛋白、羊水细胞培养行染色体核型分析等检查。

二、胎儿及其成熟度的监护

(一)胎儿宫内安危的监护

1.胎动计数

可以通过自测或 B 超下监测。若胎动计数≥10 次/12 小时为正常;<10 次/12 小时,提

示胎儿缺氧。

2.胎儿心电图及彩色超声多普勒测定脐血的血流速度

可以了解胎儿心脏及血供情况。

3.羊膜镜检查

正常羊水为淡青色或乳白色,若羊水混有胎粪,呈黄色、黄绿色甚至深绿色,说明胎儿宫内缺氧。

4.胎儿电子监测

可以观察并记录胎心率(FHR)的动态变化,了解胎动、宫缩时胎心的变化,估计和预测胎儿宫内安危情况。

(1)胎心率的监护。①胎心率基线:指无胎动及宫缩情况下记录 10min 的 FHR。正常在 120～160bpm,FHR>160bpm 或<120bpm,为心动过速或心动过缓,FHR 变异指 FHR 有小的周期性波动,即基线摆动,包括胎心率的变异振幅及变异频率,变异振幅为胎心率波动范围,一般 10～25bpm;变异频率为 1min 内胎心率波动的次数,正常≥6 次。②一过性胎心率变化:指与子宫收缩有关的 FHR 变化。加速是指子宫收缩时胎心率基线暂时增加 15bpm 以上,持续时间>15s,这是胎儿良好的表现,可能与胎儿躯干或脐静脉暂时受压有关。减速是指随宫缩出现的短暂胎心率减慢,分三种。早期减速(ED),FHR 减速几乎与宫缩同时开始,FHR 最低点在宫缩的高峰,下降幅度<50bpm,持续时间短,恢复快,一般认为与宫缩时胎头受压,脑血流量一时性减少有关。变异减速(VD),FHR 变异形态不规则,减速与宫缩无恒定关系,持续时间长短不一,下降幅度>70bpm,恢复迅速。一般认为宫缩时脐带受压所致。晚期减速(LD),FHR 减速多在宫缩高峰后开始出现,下降缓慢,幅度<50bpm,持续时间长,恢复亦慢。一般认为是胎盘功能不足,胎儿缺氧的表现。

(2)预测胎儿宫内储备能力。①无应激试验(NST):通过观察胎动时胎心率的变化情况了解胎儿的储备能力。用胎儿监护仪描记胎心率变化曲线,至少连续记录 20min。若有 3 次或以上的胎动伴胎心率加速>15bpm,持续>15s 为 NST 有反应型;若胎动时无胎心率加速、加速<15bpm,或持续时间<15s 为无反应型,应进一步做缩宫素激惹试验以明确胎儿的安危。②缩宫素激惹试验:又称宫缩应激试验,用缩宫素诱导出规律宫缩,并用胎儿监护仪记录宫缩时胎心率的变化。若多次宫缩后连续出现晚期减速,胎心率基线变异减少,胎动后胎心率无加速为 OCT 阳性,提示胎盘功能减退;若胎心率基线无晚期减速、胎动后有胎心率加速为 OCT 阴性,提示胎盘功能良好。

(二)胎儿成熟度的监测

(1)正确计算胎龄,可按末次月经、胎动日期及单次性交日期推算妊娠周数。

(2)测宫高、腹围计算胎儿体重。胎儿体重＝子宫高度(cm)×腹围(cm)＋200。

(3)B 超测胎儿双顶径>8.5cm,表示胎儿已成熟。

(4)羊水卵磷脂、鞘磷脂比值(L/S)≥2,表示胎儿肺成熟;肌酐浓度≥176.8pmol/L(2mg％),表示胎儿肾成熟;胆红素类物质,淀粉酶值,若以碘显色法测该值≥450U/L,表示胎儿涎腺成熟;若羊水中脂肪细胞出现率达 20％,表示胎儿皮肤成熟。

三、胎盘功能监测

监测胎盘功能的方法除了胎动计数,胎儿电子监护和 B 超对胎儿进行生物物理监测等间接方法外,还可通过测定孕妇血、尿中的一些特殊生化指标直接反应胎盘功能。

(一)测定孕妇尿中雌三醇值正常值

为 15mg/24h,10～15mg/24h 为警戒值,<10mg/24h 为危险值,亦可用孕妇随意尿测定雌激素/肌酐(E/C)比值,E/C 比值>15 为正常值,10～15 为警戒值,<10 为危险值。

(二)测定孕妇血清游离雌三醇值

妊娠足月该值若<40nmol/L,表示胎盘功能低下。

(三)测定孕妇血清胎盘生乳素(HPL)值

该值在妊娠足月若<4mg/L 或突然下降 50%,表示胎盘功能低下。

(四)测定孕妇血清妊娠特异性 β 糖蛋白

若该值于妊娠足月<170mg/L,提示胎盘功能低下。

第二章　妊娠并发症

第一节　妊娠剧吐

妊娠剧吐是发生于妊娠早期至妊娠 16 周之间,以恶心呕吐频繁为重要症状的一组症候群。Wernicke－Korsakoff 综合征:由于剧吐导致 B 族维生素缺乏而表现为中枢神经系统症状,眼球运动障碍、共济失调、精神和意识障碍。MRI 检查可见颅脑异常。如不及时治疗可有 50% 的病死率。

妊娠剧吐往往发生在妊娠早期,严重者不能进食,导致酸、碱平衡失调以及水、电解质代谢紊乱,甚至发生多脏器损害危及生命。其发病率在 0.1%～2%,多见于初产妇。

一、临床表现

(一)恶心、呕吐

多见于初产妇,停经 5 周左右出现早孕反应,逐渐加重直至频繁呕吐不能进食,呕吐物中有胆汁或咖啡样物质。

(二)水及电解质紊乱

严重呕吐和不能进食导致失水和电解质紊乱,体重减轻,神疲乏力,面色苍白,皮肤干燥,口唇干裂,脉搏细数,尿量减少,低钾血症。

(三)代谢性酸中毒

动用体内脂肪,其中间产物丙酮聚积,出现恶性酸中毒,也可出现碱中毒。

(四)脏器功能损伤

严重时血压下降,引起肾前性急性肾衰竭,也可引起肾衰竭,甚至死亡。

妊娠剧吐可致 B 族维生素缺乏,导致 Wernicke－Korsakoff 综合征,主要表现为中枢神经系统症状,如眼球震颤、视力障碍、共济失调、精神意识障碍,急性期言语增多,以后逐渐精神迟钝、嗜睡,个别可发生木僵或昏迷。若不及时治疗,病死率可达 50%。

呕吐剧烈还可致维生素 K 缺乏,常伴有血浆蛋白及纤维蛋白原减少,可致凝血功能障碍,出血倾向增加,发生鼻出血、骨膜下出血,甚至视网膜出血。

二、诊断及鉴别诊断

根据病史、临床表现及妇科检查,可以确诊。诊断至少应包括以下 3 项:每日呕吐≥3 次,尿酮体阳性,体重较妊娠前减轻≥5%。

对妊娠剧吐患者还应行辅助检查以帮助了解病情严重程度。

(一)尿液检查

测定 24 小时尿量、尿比重、尿酮体,注意有无蛋白尿及管型尿。

（二）血液检查

了解有无血液浓缩：测定红细胞计数、血红蛋白含量、血细胞比容、全血及血浆黏度。了解酸碱平衡情况：动脉血气分析测定血液 pH、二氧化碳结合力等。还应检测血钾、血钠、血氯水平，凝血功能，肝、肾及甲状腺功能。

（三）心电图检查

及时发现低钾血症引起的心肌损害。

（四）必要时行眼底检查了解有无视网膜出血，MRI 排除其他神经系统病变

妊娠剧吐要注意排除葡萄胎，并与可能引起呕吐的疾病如肝炎、胃肠炎、膜腺炎、胆道疾病、脑膜炎等相鉴别。

三、治疗方案及选择

1.禁食 2～3 天。

2.肌内注射维生素 B_1。

3.静脉补液。①补液止吐：每日补液量至少维持 3000mL，给予 5％～10％葡萄糖 2000mL，5％葡萄糖盐水、林格液 1000mL，或根据孕妇体质状况和液体丢失情况情加减。液体内可加 10％氯化钾 20mL、维生素 C 3g/维生素 B_6 200mg。②纠正酸中毒：根据血二氧化碳结合力水平，予以静脉补充 5％碳酸氢钠溶液。③疗效不佳者可用氢化可的松 200～300mg 加入 5％葡萄糖静脉注射。

4.适时终止妊娠：经过上述处理，病情无改善，体温在 38℃以上，心率超过 120 次/分，并出现持续黄疸，出现多发性神经炎及神经性体征，或眼底出血者，应考虑终止妊娠。

第二节　自然流产

妊娠不足 28 周、体重不足 1000g 而终止妊娠者称为流产。妊娠 12 周末前终止者称早期流产，妊娠 13 周至不足 28 周终止者称为晚期流产。

因自然因素导致的流产称为自然流产。自然流产率占全部妊娠的 10％～15％，其中 80％以上为早期流产。按流产发展的不同阶段又可分为四种临床类型，分别为先兆流产、难免流产、不全流产和完全流产。此外，尚有 3 种特殊情况包括：稽留流产，即指宫内胚胎或胎儿死亡后未及时排出者；习惯性流产指连续自然流产 3 次或 3 次以上者；以及流产合并感染。

一、病因

流产病因比较复杂，包括遗传因素、解剖因素、内分泌因素、免疫因素、感染因素、环境因素、孕妇全身性疾病等。不同病因导致的自然流产，其发生时限也不同。

（一）遗传因素

受精卵、胚胎或胎儿染色体异常是流产最常见的原因，在早期流产中占 50％～60％，中期妊娠流产中约占 35％，晚期妊娠死胎中占 5％。染色体异常包括数目异常和结构异常。其中数目异常以三体最多，13、16、18、21、和 22 三体常见，其次为 X 单体。三倍体和四倍体少见。

结构异常引起流产少见,主要有平衡易位、倒置、缺失、重叠及嵌合体等。此外,夫妇染色体异常可导致胎儿染色体异常引发自然流产。

(二)解剖因素

主要为子宫异常,若不纠正,流产可反复发生。常为晚期流产。

1.子宫先天性发育异常

子宫发育不良、双子宫、鞍形子宫、双角子宫、单角子宫、子宫纵隔等。

2.子宫体疾病

子宫肌瘤(黏膜下肌瘤及部分肌壁间肌瘤)、子宫腺肌瘤、宫腔粘连等,均可因宫腔形态改变影响胚胎着床、发育而导致流产。

3.子宫颈功能不全

子宫颈重度裂伤、子宫颈内口松弛、子宫颈部分或全部切除术后等,可引发胎膜早破而发生晚期自然流产。

(三)内分泌因素

正常妊娠的维持与内分泌激素的调节、平衡密切相关,依赖于发育完好的子宫内膜,相应的雌激素、孕激素水平等。黄体功能不全、高泌乳素血症、多囊卵巢综合征以及甲状腺功能低下、严重糖尿病血糖控制不良等,均可因内分泌异常导致自然流产。

(四)免疫因素

免疫功能异常包括自身免疫型和同种免疫型。自身免疫型与患者体内抗磷脂抗体有关,抗磷脂抗体阳性、抗 β_2 糖蛋白抗体阳性在系统性红斑狼疮及干燥综合征患者中多见;也可见于抗核抗体阳性、抗甲状腺抗体阳性的孕妇。同种免疫型是基于妊娠属于半同种异体移植的理论,母胎的免疫耐受使得胎儿不被排斥,在母体内得以生存。母胎免疫耐受有赖于孕妇血清中有足够的针对父系人白细胞抗原(HLA)的封闭性因子,能抑制免疫识别和免疫反应。如夫妇的 HLA 相容性过大,导致封闭性因子不足,或造成自然杀伤细胞的数量或活性异常,均可能导致不明原因复发性流产。

(五)全身性疾病

孕妇患全身性疾病,如严重感染、高热疾病可促进子宫收缩引起流产;严重贫血或心力衰竭、重度营养不良、血栓性疾病、慢性肝肾疾病或高血压等缺血缺氧性疾病亦可能导致流产;流感病毒、梅毒螺旋体、巨细胞病毒、弓形体、单纯疱疹病毒等的感染可引起胎儿畸形,导致流产。

(六)环境因素

过多接触放射线和化学物质如铅、砷、甲醛、苯、氯丁二烯、氧化乙烯等,以及噪声、震动,均可能引起流产。

(七)其他因素

流产还与许多因素相关,包括:强烈应激,如妊娠期严重的躯体不良刺激如手术、直接撞击腹部、性交过频等,或者过度紧张、忧伤、恐惧、焦虑等精神创伤,均可影响神经内分泌系统使机体内环境改变导致流产;不良习惯,如孕妇过量吸烟、酗酒,过量饮咖啡、吸食毒品、滥用药物,可引起胚胎染色体异常。此类因素的流产,多为空孕囊或已退化的胚胎,少数妊娠足月可娩出畸形儿,或新生儿有代谢及功能缺陷。

二、临床类型

(一)先兆流产

病史停经后阴道少量流血,伴或不伴下腹痛或腰骶部胀痛,体格检查阴道及宫颈口可见少量血液,宫颈口未开,无妊娠物排出,子宫大小与停经时间相符。辅助检查血、尿 HCG 升高,B 超显示宫内见妊娠囊。

(二)难免流产

在先兆流产基础上阴道流血增多,腹痛加剧,或阴道流液胎膜破裂。体格检查阴道内多量血液,有时宫颈口已扩张,见部分妊娠物堵塞宫口,子宫大小与停经时间相符或小。辅助检查血 HCG、孕激素不升或降低,B 超显示宫内可见妊娠囊,但无胚胎及心管搏动。

(三)不全流产

难免流产发生部分妊娠物排出宫腔或胚胎(胎儿)排出宫腔后嵌顿于宫颈口。影响子宫收缩而大量出血。因此,病史阴道大量流血,伴腹痛,甚至休克。体格检查阴道可见大量血液及宫颈管持续血液流出,宫颈口有妊娠物堵塞,子宫小于停经时间。

(四)完全流产

有流产症状,妊娠物已排出。病史阴道流血减少并逐渐停止,体格检查阴道及宫颈口可见少量血液,宫颈口闭合,子宫大小接近正常。辅助检查血、尿 HCG 明显降低,B 超显示宫内无妊娠物。

(五)稽留流产

先有早孕症状后减轻,有或无先兆流产的症状。体格检查子宫大小比停经时间小。辅助检查血 HCG、孕激素降低,B 超显示宫内可见妊娠囊,但无胚胎及心管搏动。

(六)习惯性流产

习惯性流产是指与同一性伴侣连续 3 次或 3 次以上自然流产。临床经过同一般流产。

(七)流产合并感染

病史常发生于不全流产或不洁流产时,有下腹痛、阴道恶臭分泌物,可有发热。体格检查阴道、宫颈口可有脓性分泌物,宫颈摇摆痛,子宫压痛。严重时引发盆腔腹膜炎、败血症及感染性休克。辅助检查:血常规显示白细胞增高,C 反应蛋白高等感染指标上升。

三、辅助检查

1.B 超:测定妊娠囊的大小、形态、胎心搏动,可辅助诊断流产类型及鉴别诊断。

2.血 HCG 水平:连续测定血 β-HCG 水平的动态变化,有助于妊娠的诊断和预后判断。

3.血常规、血凝等。

4.其他相关性检查:①孕激素的连续监测也有助于判断妊娠预后。②针对流产合并感染应行红细胞沉降率、CRP、宫腔分泌物培养等相关检查。③稽留流产患者应行凝血功能检测。④习惯性流产患者应行夫妇双方染色体核型、TORCH、甲状腺功能检测等相关检查。

四、治疗

确定流产后,应根据自然流产的不同类型进行相应处理,如果有明确的病因,需对因治疗。

(一)先兆流产

在排除异位妊娠后,可予安胎治疗。

1.一般治疗

卧床休息,禁止性生活,保持会阴部清洁卫生,进食新鲜有营养的食物,禁忌食用大补的药材(人参、花旗参、鹿茸、田七、当归、川芎等)、性寒凉的食物(薏苡仁、木耳、蟹等)及辛辣食物。

2.药物治疗

(1)安胎西药:①黄体酮注射液,20mg,肌内注射,1次/天,常规给药;②地屈黄体酮片,10mg,3次/天,首剂40mg,常规给药。

(2)安胎中药:①固肾安胎丸,6g,3次/天,可常规给药;②滋肾育胎丸,5g,3次/天,可常规给药。

(3)支持对症用药。①止血药:适用于较多阴道出血的患者。常用药物为卡巴克洛片,5mg,3次/天,可给药至阴道出血止;酚磺乙胺针,0.5g,肌内注射,临时用药1次;止血合剂静脉滴注,5%葡萄糖注射液或0.9%氯化钠注射液500mL加维生素C注射液3g加酚磺乙胺3g,静脉滴注,临时用药1次,主要用于阴道出血稍多但少于月经,或B超见宫腔积血超过3cm的患者。②缓解子宫收缩的药物。a.间苯三酚:40mg,肌内注射临时用药,用以缓解轻度下腹坠胀痛;80~120mg加入5%葡萄糖注射液中静脉滴注,用以维持疗效或抑制轻中度较为频繁的下腹坠胀痛。b.硫酸镁:适用于孕16周后出现子宫收缩的晚期先兆流产患者。用法:第一天用药,5%葡萄糖注射液或0.9%氯化钠注射液250mL加25%硫酸镁5g,静脉滴注,1小时滴完(先用冲击量);5%葡萄糖注射液或0.9%氯化钠注射液500mL加25%硫酸镁10g,静脉滴注6小时滴完(维持量)。第二天起,5%葡萄糖注射液或0.9%氯化钠注射液250mL加25%硫酸镁5g,静脉滴注,3小时滴完;5%葡萄糖注射液或0.9%氯化钠注射液500mL加25%硫酸镁10g,静脉滴注,6小时滴完。用药注意事项:用药期间应该监测血镁浓度,正常为0.75~1mmol/L,治疗有效浓度为2~3.5mmol/L,超过5mmol/L则为中毒浓度。用药期间必须定时检查膝反射,观察呼吸不少于16次/分,尿量每小时不少于25mL或24小时不少于600mL,备葡萄糖酸钙作为解毒剂(一旦出现中毒反应,立即静脉注射10%葡萄糖酸钙10mL)。c.安宝(盐酸利托君):适用于孕20周以后出现子宫收缩的晚期先兆流产患者。用法:5%葡萄糖注射液250mL加安宝针50mg,静脉滴注,从每分钟4滴开始调滴速,视患者临床症状的变化调整滴速,最大滴速不可超过每分钟38滴。用药注意事项:用药前心电图结果必须正常。当患者心率>140/min时,须停药或减量。用药超过5天须监测血糖。当宫缩被抑制后,继续用药12小时,停止静脉滴注之前30分钟开始口服安宝10mg,每2小时1次,之后再慢慢减量。d.催产素受体拮抗药:阿托西班。用法:以7.5mg/mL的浓度给予初次剂量,静脉注射6.75mg,然后在3小时内持续以300μg/min,继之以100μg/min小剂量滴注。治疗时间不超过48小时,总剂量不超过330mg。

(4)针对流产原因的治疗。①生殖道感染。a.阴道炎:细菌性阴道病患者可给予阴道抹洗治疗,念珠菌阴道炎者可阴道抹洗加凯妮汀0.5g塞阴道治疗。b.宫颈培养阳性:支原体、细菌培养阳性者,选择敏感抗生素口服或静脉滴注治疗;衣原体感染者,可用红霉素0.5g口服,4次/天,连服7天,或阿奇霉素1g顿服。②梅毒、HIV感染者。a.梅毒感染者,予苄星青霉素240万U,分两侧臀部肌内注射,1次/周,连用3次。青霉素过敏者则用红霉素片口服,0.5g,4次/天,连服30天。b.HIV感染:应转传染病专科医院治疗。c.甲状腺功能异常:甲状腺功能减退症、甲状腺功能亢进症患者,需请内科会诊后决定治疗方案,并根据会诊意见给予相应药物治疗。d.D—二聚体升高:给予低分子肝素 0.4mL 皮下注射,每日 2～4 次。复查正常后给予维持量治疗。

(二)难免流产

确诊后应尽早使胚胎或胎儿及胎盘组织完全排出。早期流产采用清宫术,对妊娠物应仔细检查,并送病理检查;如有可能争取做绒毛染色体核型分析,有助于明确流产原因。晚期流产时,子宫较大,为避免出血多,可用缩宫素 10～20U 加于 5％葡萄糖注射液 500mL 中静脉滴注,促进子宫收缩。胎儿及胎盘排出后,应检查是否完全,必要时刮宫清除子宫腔内残留的妊娠物。同时给予抗生素预防感染。

(三)不全流产

由于部分组织残留宫腔或堵塞宫口,极易引起大出血,一经确诊,应尽快行刮宫术或钳刮术,清除子宫腔内残留组织。大量阴道流血伴休克者,应同时输液,必要时输血,并给予抗生素预防感染。

(四)完全流产

流产症状消失,B 超检查证实子宫腔内无残留物,若无感染征象,不需特殊处理。

(五)稽留流产

稽留流产可能引起严重凝血功能障碍,导致弥散性血管内凝血(DIC),造成严重出血。故处理前应查血常规、血小板计数及凝血功能,并做好输血准备。若出现凝血功能障碍,应尽早使用肝素、纤维蛋白原及输新鲜血、新鲜冰冻血浆等,待凝血功能好转后,再行处理。稽留流产也可因死亡胚胎或胎儿在子宫腔稽留时间较久,胎盘组织机化,与子宫壁紧密粘连,致使刮宫困难。若无凝血功能障碍,可先口服炔雌醇 1mg,每日 2 次,连用 5 日,或苯甲酸雌二醇 2mg 肌内注射,每日 2 次,连用 3 日,提高子宫肌对缩宫素的敏感性。子宫＜12 孕周者,可行刮宫术,术中肌内注射缩宫素,手术中应特别小心,避免子宫穿孔,一次不能完全刮净,于 5～7 日后再次刮宫。子宫＞12 孕周者,可使用米非司酮加米索前列醇,或静脉滴注缩宫素,促使胎儿、胎盘排出。术中刮出物必须送病理检查,术后常规超声检查,确认子宫腔内容物是否全部排出,并加强抗感染治疗。

(六)复发性流产

(1)治疗内科疾病。

(2)治疗各种感染。

(3)因子宫病变(双角子宫、子宫纵隔、肌瘤、宫颈内口松弛等病变)而反复流产者可在非妊娠期行手术纠治;术后至少避孕 12 个月以上。

(4)妊娠期处理:拟诊妊娠即可开始安胎治疗,每日肌内注射黄体酮 20mg,确诊正常妊娠后治疗可持续至妊娠 12 周或超过以往发生流产的月份,同时嘱卧床休息、禁止性生活。妊娠期适当补充多种维生素,注意解除精神紧张。

(5)子宫颈内口松弛晚期流产:如因宫颈损伤所致,可于妊娠前做宫颈内口修补术。若已妊娠并经超声证实宫内正常妊娠,可在孕 14～16 周行宫颈内口环扎术。

(6)免疫功能的调整。

(7)对于免疫过渡型致抗磷脂抗体产生者,可使用低剂量阿司匹林或肝素拮抗磷脂抗体介导的血栓形成。

(8)医学助孕:对于由染色体病等遗传因素引起的习惯性流产,根据不同原因可进行胚胎植入前的遗传学诊断,必要时行辅助生殖技术。

(七)流产合并感染

多为不全流产合并感染。治疗原则为控制感染的同时尽快清除子宫腔内残留物。根据阴道流血量的多少采用不同的治疗方案。若阴道流血不多,先选用广谱抗生素治疗2~3日控制感染,然后再行刮宫。若阴道流血量多,静脉滴注抗生素的同时,用卵圆钳钳夹出子宫腔内残留的大块组织,使出血减少,禁止用刮匙全面搔刮子宫腔,以免造成感染扩散。术后继续应用广谱抗生素,待感染控制后再彻底刮宫。阴道流血多已导致贫血的需及时输液输血,纠正贫血;若已合并感染性休克,应积极进行抗休克治疗,待病情稳定后再彻底刮宫。若感染严重或已形成盆腔脓肿,应行手术引流,必要时切除子宫。

第三节 异位妊娠

受精卵种植发育在子宫体腔以外的地方,称为异位妊娠,习称宫外孕,但两者概念略有不同,异位妊娠中宫颈妊娠及子宫角部妊娠不包括在宫外孕范畴内。异位妊娠发生率在2%左右,是早孕阶段导致孕产妇死亡的首要因素之一,占孕产妇死亡总数的9%。近年来,随着人们的医疗意识增强及检查手段的提高,异位妊娠的早期诊断率有所上升,故病死率有所降低,但是其发病率仍不断升高。

一、诊断

(一)临床表现

1.症状

(1)停经后腹痛与不规则阴道出血:通常患者有停经史,注意少部分患者(20%~30%)误将不规则阴道出血认为是月经,不能提供停经史。

(2)昏厥与休克:见于输卵管妊娠破裂或流产型大量内出血的患者。

(3)腹部包块:输卵管妊娠流产型或破裂型时间较久者,所形成的血肿与周围组织器官发生粘连后形成包块。

2.体征

(1)一般情况:内出血多时,可有面色苍白、脉搏加快、血压下降。

(2)腹部检查:可有一侧下腹部压痛,伴有腹膜刺激征。腹腔内出血多时叩诊移动性浊音阳性。

(3)妇科检查:阴道后穹窿饱满、触痛,宫颈举痛,宫体稍大,有漂浮感,多数患者于子宫一侧可扪及包块,质地软,边界不清,触痛明显。

(二)辅助检查

1. 血 β－HCG、黄体酮测定

HCG 上升缓慢,黄体酮常低于 40nmol/L,有别于正常早孕的测定水平。

2. 超声诊断

宫内未见妊娠迹象,宫外见混合性包块;若宫外见胚芽或胎心搏动,可确诊异位妊娠。

3. 阴道穹穿刺

当怀疑有腹腔内出血时,应行后穹窿穿刺;若抽出暗红色不凝血,应考虑腹腔内出血,须立即行手术治疗。

4. 腹腔镜检查

直视下检查盆腔情况,可确诊并针对发现的病灶进行处理。

5. 子宫内膜病理检查

异位妊娠与宫内早孕有时未能明确鉴别,当患者决定即使为宫内妊娠也放弃本次妊娠时,可考虑行诊刮术。

二、鉴别诊断

异位妊娠的鉴别诊断如下。

(一)停经

输卵管妊娠:多有。

流产:有。

急性输卵管炎:无。

急性阑尾炎:无。

黄体破例:多无。

卵巢囊肿蒂扭转:无。

(二)腹痛

输卵管妊娠:突然撕裂样剧痛,自下腹一侧开始向全腹扩散。

流产:下腹中央阵发性坠痛。

急性输卵管炎:两下腹持续性疼痛。

急性阑尾炎:持续性疼痛,从上腹部开始经脐周转至右下腹。

黄体破例:下腹一侧突发性疼痛。

卵巢囊肿蒂扭转:下腹一侧突发性疼痛。

(三)阴道出血

输卵管妊娠:量少,暗红色,可有蜕膜组织或管型排出。

流产:先量少,后无增多,鲜红色,有小血块或绒毛排出。

急性输卵管炎:无。

急性阑尾炎:无。

黄体破例:无或有,如无月经量出血。

(四)休克

输卵管妊娠:多有。

流产:无。

急性输卵管炎:无。

急性阑尾炎:无。

黄体破例:无或有轻度休克。

卵巢囊肿蒂扭转:无。

(五)体温

输卵管妊娠:正常有时稍高。

流产:正常。

急性输卵管炎:升高。

急性阑尾炎:升高。

黄体破例:正常。

卵巢囊肿蒂扭转:稍高。

(六)盆腔检查

输卵管妊娠:举宫颈时一侧下腹疼痛,宫旁或子宫直肠陷凹有肿块。

流产:宫口稍开,子宫增大变软。

急性输卵管炎:举宫颈时两侧下腹疼痛,仅在输卵管积液时触及肿块。

急性阑尾炎:无肿块,直肠指检右侧高位压痛。

黄体破例:无肿块一侧附件压痛。

卵巢囊肿蒂扭转:宫颈举痛,卵巢肿块边缘清晰,蒂部触痛明显。

(七)白细胞计数

输卵管妊娠:正常或稍高。

流产:正常。

急性输卵管炎:增高。

急性阑尾炎:增高。

黄体破例:正常或稍高。

卵巢囊肿蒂扭转:稍高。

(八)血红蛋白

输卵管妊娠:下降。

流产:正常。

急性输卵管炎:正常。

急性阑尾炎:正常。

黄体破例:下降。

卵巢囊肿蒂扭转:正常。

(九)后穹窿穿刺

输卵管妊娠:可抽出不凝血液。

流产:阴性。

急性输卵管炎:可抽出渗出液或脓液。

急性阑尾炎:阴性。

黄体破例:可抽出血液。

卵巢囊肿蒂扭转:阴性。

(十)妊娠试验

输卵管妊娠:多为阳性。

流产:多为阳性。

急性输卵管炎:阴性。

急性阑尾炎:阴性。

黄体破例:阴性。

卵巢囊肿蒂扭转:阴性。

(十一)超声显像

输卵管妊娠:一侧附件低回声区,其内或有妊娠囊。

流产:宫内可见妊娠囊。

急性输卵管炎:两侧附件低回声区。

急性阑尾炎:子宫附件区无异常图像。

黄体破例:一侧附件低回声区。

卵巢囊肿蒂扭转:一侧附件低回声区,边缘清晰,有条索状蒂。

三、治疗

(一)期待疗法

期待疗法是指对部分低危输卵管妊娠患者不进行任何特殊医疗手段干预,只密切动态地观察症状、体征、血β－HCG和黄体酮水平、B超等变化,以等待其自然痊愈。这一概念最早由Mashiach等在1982年提出。

由于输卵管的内膜条件和肌壁血供远不如子宫,输卵管妊娠时胚胎着床部位不良,孕早期有更多的胚胎可因血供营养和激素支持不足而死亡,没有任何症状或症状轻微而自然吸收、消失。部分未破裂的输卵管妊娠也可能经历这一转归过程,不出现明显的临床表现而自行痊愈。基于这种设想,临床医生于是对部分低危输卵管妊娠患者就试用期待治疗。文献报道异位妊娠期待疗法的自然痊愈率为57%～67%,但观察期间有33%～43%的患者改行药物或手术治疗。由于期待疗法不同于其他处理,因此选择病例应严格。因此,凡同时具备下列条件的异位妊娠患者可先行期待治疗。

(1)无症状或仅有轻微症状,生命体征稳定,无输卵管妊娠破裂的征象。

(2)附件妊娠包块平均直径<4cm,无心管搏动。

(3)血HCG水平初值低于1000U/L,且有逐渐下降者(24～48小时下降>15%)。

(4)血黄体酮水平6.4μg/L。

(5)估计子宫直肠凹积液在100mL以内。

(5)估计子宫直肠凹积液在100mL以内。

(6)有较好随诊条件。

但需注意经期待治疗,如临床症状持续稳定,血HCG和黄体酮水平接近或恢复正常,

B超检查提示妊娠包块无增大或缩小甚至消失,为期待疗法成功的表现;若临床症状变得明显或又出现新的临床表现,腹痛加剧或发热,血HCG和黄体酮水平持续不降甚至上升,超声检查提示妊娠包块增大或出现心管搏动,腹腔内出血增加,为期待治疗失败的征象,应及时果断改行药物治疗或手术治疗。值得注意的是有些血HCG水平接近正常的患者,仍有发生病灶破裂内出血的可能,而且一旦破裂,往往病情严重。因此,对血HCG水平较低的患者仍不能放松警惕,告知她们应继续在门诊随访,直至月经恢复、包块消失或基本消失。

(二)药物疗法

1.药物保守治疗的选择条件

目前,输卵管妊娠的药物保守治疗仍处于临床探索发展阶段,临床医生对药物治疗所掌握的经验也深浅不一。因此,治疗成功的关键在于严格选择治疗对象,恰当掌握药物治疗适应证。由于治疗输卵管妊娠的药物较多,且每种药物使用的指征不尽相同,均有各自的适应范围,但就治疗原则来说,药物保守治疗的选择条件须具备以下几项。

(1)输卵管妊娠未破裂型或早期流产型,无明显腹痛和腹腔内出现征象,生命体征稳定。

(2)妊娠包块平均直径<5cm,最好无心血管搏动。

(3)血β－HCG水平<5000IU/L。

(4)子宫直肠凹积液深度<3cm。

(5)血常规及肝、肾功能正常。

上述条件需每项符合,否则为药物治疗禁忌证。

为了对异位妊娠的危险程度进行量化,Fernandez提出了以孕龄、血β－HCG水平和黄体酮水平、腹痛、输卵管血肿直径、腹腔内出血为指标的评分标准,每项定为1~3分,以确定药物保守治疗成败的可能性。

临床观察发现,评分≤12分者进行保守治疗的成功率>80%,故可行药物治疗;评分>12分者药物治疗的成功率仅50%左右,因而更适宜于腹腔镜保守性手术;有心血管搏动者不是药物治疗的绝对禁忌证,如评分<12分,仍有药物保守治疗成功的可能。

由于药物治疗可以避免手术治疗的麻醉和手术风险及术中、术后并发症,避免了因手术造成的输卵管壁的损伤、瘢痕及周围组织器官的粘连,故药物治疗具有安全、方便、无创、费用低廉和治疗后输卵管复通率及妊娠率高于经腹或腹腔镜保守性手术等优点;其治愈率达85%以上,在有生育要求的年轻妇女输卵管妊娠非手术治疗中占有重要地位。因此药物治疗已成为目前输卵管妊娠治疗中的主要手段之一。1982年Tanaka首次报道用MTX治疗输卵管间质部妊娠成功,此后,药物治疗异位妊娠的报道日益增多。目前世界各地采用治疗异位妊娠的药物有氟尿嘧啶(5－FU)、前列腺素、放线菌素D、顺铂、50%GS、氯化钾、米非司酮(RU－486)及天花粉等,但根据目前文献报道仍采用MTX效果最佳。

2.药物种类

(1)MTX:MTX是一种叶酸拮抗剂,它通过与细胞内二氢叶酸还原酶的结合,阻断二氢叶酸转化为具有生物活性的四氢叶酸,导致嘌呤和嘧啶的合成受抑制,从而干扰DNA、RNA及蛋白质合成和胚胎滋养细胞分裂,以致胚胎死亡。如在给予MTX后24小时再给予四氢叶酸解救,则可越过MTX所造成的酶阻断作用,减少MTX对正常细胞的细胞毒作用。MTX治疗的安全性已通过大剂量治疗妊娠滋养细胞肿瘤而得到证实,它不诱发其他肿瘤,也不致增加以后妊娠流产率和畸胎率,对娩出婴儿的智力和体力发育均无不良影响,故采用小剂量 MTX 治疗异位妊娠无明显不良反应,也无远期不良后果,因而是安全可靠的。

MTX 治疗异位妊娠的适应证为:a.患者血流动力学稳定;b.子宫附件包块直径<4cm,无明显破裂;c.肝肾功能正常、红细胞、白细胞、血小板计数在正常范围内;d.血 β－HCG<5000IU/L。对 B 超下有胎心搏动明显或内出血多、一般情况差、输卵管大范围已破坏、盆腔感染者,不宜行保守性药物治疗。

MTX 给药方法也在不断改进,早期的文献均为静脉注射全身给药法,以后发展了更多的给药方案:根据给药途径、给药剂量、给药次数等给药方法的不同,MTX 的给药途径可有全身药、放射介入经血管注药和经宫颈输卵管插管注药;MTX 的给药剂量和给药次数有小剂量多次给药和大剂量一次性冲击给药。

1)MTX 全身给药。①Bengtsson 报道 MTX 口服:0.4mg/(kg·d),5 天为一个疗程,一般用量为(20~25)mg/d。口服小剂量 MTX 可杀灭残留的滋养细胞,但由于毒性作用较大,胃肠道反应大,临床较少应用,仅用于输卵管妊娠保守性手术失败后的持续性异位妊娠的辅助治疗及保守性手术后的预防性治疗。②MTX－甲酰四氢叶酸(CF)方案:CF 可逆转 MTX 的毒性作用,从旁路越过 MTX 所阻断的代谢途径,起到解救作用,达到疗效好而毒性小的目的,为经典的给药方案。MTX1mg/kg,疗程的第 1、3、5、7 天即隔日一次肌内注射或静脉注射;CF 0.1mg/kg,疗程的第 2、4、6、8 天隔日一次肌内注射。CF 的剂量为 MTX 的 1/10,MTX 与 CF 二者给药间隔时间为 24 小时,8 天为一个疗程,疗程间隔一般为 2 周。也可以根据患者血 HCG 的水平用药,以血 HCG 及黄体酮水平下降情况决定给药次数,每日或隔日测定血 HCG 及黄体酮水平,当 HCG 水平下降≥15％及黄体酮<1~1.5μg/L 时停药,这样可以减少给药次数。338 例异位妊娠采用 MTX 多次给药方案进行治疗,治愈率为 93％。③小剂量多次给药方案:MTX0.4mg/(kg·d),肌内注射或静脉注射,一般用量为 20~25mg/d,5 天为一个疗程,疗程间隔一周,主要用于 β－HCG 水平较低的患者或持续性异位妊娠的二线治疗。Ichion 报道 23 例异位妊娠治疗后 22 例(95.7％)孕囊吸收,平均 29.7 天。④单次给药方案:MTX50mg/m2 或 1mg/kg,一次性肌内注射或静脉注射,根据 HCG 水平和体表面积或体重决定剂量,一般用量为 50~75mg,最大量不超过 100mg,若用药后 5~7 天,HCG 水平下降<15％,可重复给药一次。单次给药方案的疗效与 MTX－CF 方案相近,且不用 CF 解毒,疗程时间又短,是目前临床较常选择的方案之一,也可用作保守性手术和局部给药的预防性或补充性治疗,成功率为 86％~94％。

2)MTX 局部给药。①腹腔镜下孕囊注射给药方案:腹腔镜直视下,向孕囊穿刺注射溶于 2~4mL50％高渗葡萄液或生理盐水的 MTX25~50mg。优点是除了药物治疗作用外,对胚胎也有机械损伤作用,还可以在直视下进一步明确诊断;缺点是需经创伤性手术途径给药,已失去药物保守治疗的意义,若仅为局部给药目的,目前临床少用,只作为腹腔镜保守性手术的补充治疗。②宫腔镜下输卵管插管注射给药方案:为目前临床推荐的常用局部治疗手段之一。③B 超引导下注射给药方案:在腹部或阴道 B 超监视引导下,经腹壁或阴道后穹窿穿刺注射,先抽出胚囊内液体或其他内容物,再将溶于 2~4mL50％葡萄糖液或生理盐水的 25~

50mgMTX 注入胚囊内。该方法比较简单,但注射准确性较差,有可能误注其他部位而引起邻近组织损伤。④放射介入子宫动脉注射给药方案:输卵管血液供应主要来自子宫动脉。少量来自卵巢动脉分支。随着放射介入治疗技术的发展,利用数字减影血管造影(DSA)设备,超选择性向子宫动脉插管注药已为成熟的技术。⑤放射介入输卵管插管注药方案:在电视透视 X 线监视引导下,经同轴导管选择性向患侧输卵管插管,接近或插入病灶,注射 MTX40~50mg。文献报道成功率达 85.71%,优点在于有穿刺、液压及药物治疗的联合作用。⑥经宫颈输卵管盲插给药方案:用同轴导管系统的弯头记忆导管,向病灶侧宫角插管,注射 MTX25~50mg,该方法不需要特殊设备,但要有一定经验者才能完成操作。

3)注意事项。①反应性血 HCG 升高:部分患者用药后 1~3 天血 HCG 水平较治疗前升高,出现血 HCG 水平"反弹"现象,可能与滋养细胞死亡、细胞内大量 HCG 释放到血液有关,并非治疗失败的表现,4~7 天时会自然下降,无须急于干预。②反应性腹痛:用药后 1 周左右,约半数以上的患者出现一过性腹痛,多于 4~12 小时可自行缓解。可能与输卵管妊娠流产或胚胎死亡剥离有关,故也称"剥离痛",并不是非手术治疗失败的表现。更不要误认为治疗失败而行手术干预,但应注意与妊娠包块破裂致内出血进行鉴别。故非手术治疗观察期间,禁服止痛剂。MTX 治疗时,也不应服含叶酸的维生素。③妊娠包块增大:由于 MTX 的作用使滋养细胞变性、坏死,胚胎和绒毛组织脱落,可引起病灶出血形成血肿,致妊娠包块较治疗前增大。一般来说 4~5cm 的包块可在较短时间内自行吸收,但 6cm 以上的包块则需行手术清除,否则易引起盆腔感染粘连。⑤输卵管妊娠破裂:在 MTX 的作用下,妊娠病灶可发生变性、退化,甚至破裂、出血,若出血不止,引起内出血表现,出血多者应改行急症手术治疗。病灶破裂的严重程度与血 HCG 水平无明显相关性。⑥MTX 的药物毒性作用:虽然为 MTX 非肿瘤治疗剂量,但由于个体对 MTX 耐受性的差异,最常见的不良反应有胃炎,发生率为 24%,口炎为 35%,其次为血白细胞和血小板下降,肝功能损害,皮疹,脱发等药物毒性作用,虽然严重不良反应未见,但有个例发生完全和不可逆的秃发及肺炎,尤其是多次全身给药者反应会更甚,应给予相应治疗,对不能坚持继续用药的患者,应及时果断改行手术治疗。而 MTX 全身治疗不良反应的发生率(21%)大于局部治疗(2%)。⑦MTX 的溶解度极高。宜采用高浓度低容量给药,肌内注射和局部注射一般不超过 5mL,静脉注射一般为 20mL。

4)疗效评价。①成功率:随着 MTX 在临床上的普遍应用,已经改变了输卵管妊娠的治疗模式,由传统的以手术为主的治疗手段,转变为以药物为主的治疗方法。综合多篇文献报道,MTX 保守治疗输卵管妊娠的总体成功率在 76%~93%。其中,MTX 多次给药方案的平均成功率为 93%,单次给药方案的平均成功率为 86%~94%,局部给药方案的平均成功率为 76%。经过长期的临床实践证明,MTX 口服和静脉给药的药物毒性作用较重,不是常用的给药方法,而肌内注射和局部给药已成为临床普遍认同的主流方案。②生殖功能结局:据文献报道,MTX 治疗后的生殖功能结局基本与保守性手术相近。其中,全身给药方案的输卵管通畅率平均为 78%,宫内妊娠率平均为 59%,重复输卵管妊娠发生率平均为 7%;MTX 局部给药方案的输卵管通畅率平均为 80%,宫内妊娠率平均为 57%,重复输卵管妊娠发生率平均为 6%。

但尽管 MTX 保守治疗的应用较为广泛,疗效也比较肯定,但是 MTX 治疗仍有一定的失败率。国内报告的失败率约为 11.1%～19%。目前研究资料显示最初 HCG 水平、症状、TVUS 显示胚囊大小、血黄体酮及胎心活动对治疗成功的预测作用都不太明显。近年的研究表明,术前 48 小时 HCG 上升的速率与滋养细胞增生活性相关。Ki－67 为反映细胞增生的标志物,其增生率不依赖于 HCG 的绝对值,而与细胞内 HCG 水平和 48 小时血 HCG 水平增高的速率直接相关,由此可以解释为 HCG 绝对值不为 MTX 治疗成功的可靠预后指标。有资料表明,最能反映胚胎活力和药效的参数有血清 β－HCG 值、治疗 3 天后血 βHCG 值下降率和包块面积改变三项。当血清 β－HCG 值大于 10000IU/L 时,保守治疗应慎重;用药后 3 日,应根据血清 HCG 下降的速率和包块面积的改变进行评估,预见失败的可能性,从而采取针对性措施。

(2)氯化钾(KCL):20%KCL 对胚胎有较大毒性,但它无抗滋养细胞活性的作用。文献有用 20%KCL0.5mL 直接注入异位妊娠羊膜腔治疗成功的报道。最近在多胎妊娠(MP)或宫内外同时妊娠(HP)用 KCL 进行选择性减胎术或保守治疗异位妊娠成功的报道最多,主要是 KCL 局部应用较为安全,减少对 HP 的宫内妊娠的毒性作用。

(3)氟尿嘧啶(5－FU):氟尿嘧啶在输卵管妊娠的药物疗法开始应用阶段,与 MTX 一样,5－FU 也是临床经常选用的药物之一。随着 MTX 药物治疗主导方案的形成,5－FU 的使用开始减少。

1)作用机制:5－FU 为尿嘧啶环第 5 位的氢被氟取代后形成的氟化衍生物,是一种主要作用于 S 期的细胞周期特异性药物。经过机体代谢,产生两种生物活性物质,一是氟尿二磷酸,与 RNA 结合,干扰 RNA 的功能;另一种是通过尿苷激酶的作用,生成氟去氧一磷酸,能抑制胸苷酸合成酶活性,阻止鸟嘧啶脱氧核苷酸转变为胸腺嘧啶脱氧核苷酸,影响 DNA 的合成,最终抑制细胞增生、分裂。5－FU 是对滋养细胞高度敏感的细胞毒性药物,可迅速抑制滋养细胞的增生,致使胚胎细胞变性、死亡。妊娠时滋养细胞处于增生活跃状态,对 5－FU 更为敏感,因此,也可用于输卵管妊娠的治疗。与 MTX 一样,5－FU 在杀死胚胎的同时,对输卵管的正常组织无破坏作用,病灶吸收后仍可保持输卵管通畅。

2)适应证同 MTX。

3)给药方法为全身用药和局部用药。给药国内有用 5－FU10mg/(kg·d)静脉注射滴注 5～10 天进行保守治疗(成功率 65%)的报道;也有在宫腔镜下行输卵管插管并缓注 5－FU250mg 治疗(88%)或在 B 超监测下自后穹窿穿刺向孕囊注入 5－FU500mg 治疗(80%)的报道。

但不像 MTX 保守疗法有 CF 解救,药物的不良反应一般能够耐受,而 5－FU 药物保守疗法至今没有有效的解救药物,机体的不良反应较重,如骨髓抑制、伪膜性肠炎、口腔黏膜溃疡、变态反应以及肝肾功能损害等,应严密观察,及时采取对症治疗措施。故目前临床应用较少。

(4)放线菌素 D:放线菌素 D(KSM)在国外称放线菌素 D(Act－D),是抗肿瘤的抗生素类药物,作用机制为嵌入 DNA 双螺旋链中,抑制 RNA 多聚酶的功能。影响 mRNA 及蛋白质的合成,从而抑制滋养细胞的生长、繁殖。因此,也是对滋养细胞高度敏感的药物,可试用于输卵管妊娠的治疗。适应证基本同 MTX 和 5－FU。给药方案:KSM0.5mg 加入 5%葡萄糖液 500mL 中静脉滴注 2 小时,每天 1 次,连用 5 天为一个疗程,必要时间隔 1 周给予第二个疗程治疗。同样应注意治疗期间的骨髓抑制和消化道反应等药物的毒性作用。由于报道的例数不多,确切疗效难以评价。

（5）顺铂:用顺铂（DDP）30mg加生理盐水250mL静脉注射滴注,辅以甲氧氯普胺、利尿剂,根据HCG的变化酌情重复使用。同样由于报道的例数不多,确切疗效难以评价。

（6）米非司酮:1982年由法国Roussel－Uolaf公司首先合成,故又称RU486。利用其孕激素受体拮抗作用,最初仅用于抗早孕治疗。在20世纪90年代末,人们发现米非司酮对异位妊娠的治疗也有一定效果,于是就拓展到异位妊娠的治疗领域。经过对异位妊娠治疗近10年的临床实践,米非司酮已成为输卵管妊娠治疗中一种常用的药物。

1）作用机制:米非司酮是19去甲睾酮的衍生物,系孕激素受体拮抗药,与孕激素受体的亲和力为内源性黄体酮的5倍,其本身无黄体酮样作用,在分子水平,上与内源性黄体酮竞争结合受体,产生较强的抗黄体酮作用,使子宫内膜和输卵管内膜失去孕激素的支持作用,引起滋养细胞、绒毛组织及蜕膜变性。一方面出于滋养细胞变性、退化,使血HCG水平下降,妊娠黄体得不到支持而萎缩,另一方面使胚胎组织血供减少。在两者协同作用下,最终导致依赖于妊娠黄体发育的胚胎停止发育、死亡而流产,局限在输卵管内吸收。

米非司酮抗孕激素作用的靶组织主要是含有高密度黄体酮受体的蜕膜组织,故单用米非司酮,不加米索前列醇,不会引起输卵管平滑肌的强烈收缩而导致妊娠输卵管的破裂,因而米非司酮也是一种治疗输卵管妊娠安全、有效的药物。

2）适应证:①米非司酮单独用药主要适合于轻症输卵管妊娠患者,即输卵管妊娠未破裂型;无明显内出血,生命体征稳定,血HCG水平较低,一般<300U/L;妊娠包块<3cm,无肝、肾功能障碍,无肾上腺皮质功能减退的患者。②目前临床应用更多的是米非司酮作为其他药物保守治疗的辅助治疗,如最常见者为米非司酮与MTX联合用药,其次为米非司酮与5－FU联合用药,米非司酮与中医中药联合治疗等。

3）给药方法:由于输卵管部位的孕激素受体远少于子宫内膜,加之输卵管妊娠部位的血供也远不如宫内妊娠胚胎,输卵管妊娠病灶对米非司酮药物作用的敏感性较差。因此,米非司酮治疗输卵管妊娠的一般用药剂量应为抗早孕治疗剂量的4倍,即100mg,每12小时一次,上午9时和晚上9时各口服一次,连用3天,总量为600mg。

4）注意事项:用药期间一般无明显不良反应,偶有恶心、呕吐、头晕及肝功能受损等不良反应;因米非司酮对肾上腺糖皮质激素受体也有拮抗作用,部分患者可出现短暂的肾上腺皮质功能减退的表现,如怠倦乏力、食欲缺乏、表情淡漠、头晕、眼花、低血糖症状等,但随着药物作用的消失,这些症状会自然好转,仅为一过性,无须特殊处理。

5）疗效评价:综合文献报道,米非司酮单独用药治疗输卵管妊娠的成功率平均为90%;米非司酮联合其他药物治疗输卵管妊娠可显著提高疗效,有协同或相加的治疗作用,治疗成功率可提高47.31%。因此,在输卵管妊娠的药物治疗中,米非司酮联合其他药物的治疗方案值得临床选用,特别是米非司酮与MTX的联合用药方案,是目前妇产科临床对输卵管妊娠最常使用的首选治疗方法。

（7）高渗葡萄糖液:有作者对未破裂的输卵管妊娠60例在注入50%葡萄糖5～20mL至输卵管明显膨胀或液体自伞端流出为止,治疗成功22例,其中血清HCG≤2500IU/L的成功率为98％,而 HCG＞2500IU/L 的成功率为 60％。

(8)前列腺素:Lindblom 首次用 PGF$_{2\alpha}$0.5～1.5mg 成功治疗 9 例经腹腔镜证实的未破裂型输卵管妊娠。以后 Lindblom 又治疗23例未破裂型输卵管妊娠,血清 HCG＜1000mIU/mL,输卵管直径＜2cm,成功22例。在患部 PGF2a 注射 5～10mg,成功率在 60％～80％。由于卵巢的血供丰富,如局部用量增大会引起消化道、心律失常、高血压、肺水肿及其他危及生命的不良反应,临床较少使用。

(9)天花粉:天花粉为我国用于中期妊娠引产的传统中药,一般多从葫芦科植物枯萎的根茎中提取,用于输卵管妊娠的治疗,也已有近 10 年的时间。

1)作用机制:天花粉蛋白对绒毛合体滋养细胞有选择性破坏作用,能使绒毛组织广泛变性坏死,纤维素沉着,绒毛间歇闭塞,绒毛血供受阻,达到杀死胚胎、促进输卵管妊娠病灶吸收的目的。据文献报道,应用天花粉结晶蛋白后,能使输卵管妊娠的血清 HCG 和黄体酮水平几乎呈直线下降趋势,说明天花粉对绒毛滋养细胞有强烈的杀伤作用,也是治疗输卵管妊娠的有效药物。

2)适应证:同 MTX。

3)给药方案:由于天花粉蛋白为植物蛋白,对人体是一种具有较强抗原性的异体蛋白,易发生变态反应。因此,使用前必须先做皮肤过敏试验,即在前臂屈侧皮内注射天花粉结晶蛋白皮试液 0.05mL(含 0.025μg 有效成分);观察 20 分钟,对皮试阴性者给试探剂量 50μg,肌内注射,再观察 2 小时若无头痛、胸闷、呼吸困难、呕吐、出汗、高热、皮疹等不良反应者则给予治疗剂量天花粉结晶蛋白 2.4mg,肌内注射。

4)注意事项:①为了预防机体变态反应,在用天花粉前 30 分钟可肌内注射地塞米松 5mg,以后每天肌内注射 2 次,每次 5mg,共 2 天。②虽然综合多篇文献报道,天花粉治疗输卵管妊娠的成功率在 90.9％～97.75％,但天花粉除了易产生变态反应外,还易产生发热、头痛、关节痛和皮疹等药物不良反应,且 MTX 等药物的应用已较成熟,故现临床已较少使用。

(10)中药治疗:我国采用中药治疗输卵管妊娠已取得很好的成绩。中医认为本病与气滞血瘀有关,气血壅滞,堵塞胞水,致使胎孕胞外,久则破损胞脉。临床治疗则用活血化瘀、消症、杀胚药物如赤芍、丹参、桃仁、三棱、莪术、开花粉、紫草等以调节机体免疫能力,改善局部血运循环,并影响滋养细胞及胚胎生长,致胚胎死亡而逐渐被吸收。《中医妇科学·妊娠病》对宫外孕的保守治疗大多以活血化瘀为主要治法,但具体选方用药的经验,不同的单位都有相当大的差异。这些不同的方药,都有良好有疗效。如凤阳方Ⅰ号,宫外孕Ⅰ号;宫外孕Ⅱ号方加减等等。赵轩等采用中药异位妊娠方加味治疗,治疗有效率达 66.67％,而且临床上无不良反应。MTX 单次注射配合中药异位妊娠方加味治疗异位妊娠也取得良好的效果,有效率可达94.73％,输卵管通畅率可达 69.23％。在 MTX 药物已干扰滋养细胞 DNA 合成促使胚胎停止发育死亡情况下,中药的使用能改善局部血循环并通过杀胚药物作用,进一步继续阻止滋养及胚胎生长,并且在活血止淤作用下,有利包块吸收,明显提高治疗的成功率。

3.药物治疗的监测指标

在输卵管妊娠药物保守治疗过程中,既要严密观察药物的治疗效果,及时发现持续性输卵管妊娠和输卵管妊娠病灶破裂,也要注意药物的不良反应,以达到药物治疗安全、有效的目的。

因此，要严密监测临床征象、血 β-HCG 和黄体酮水平、B 超检查情况及药物不良反应等指标。

（1）临床征象：观察患者的腹痛、阴道出血等自觉症状，体温、脉搏、血压等生命体征，腹部压痛、反跳痛、移动性浊音等内出血征象。用药后最初几日内，由于药物作用使滋养细胞坏死、溶解，胚胎与输卵管壁剥离，妊娠物流产至腹腔内，刺激腹膜，或由于药物治疗引起输卵管炎症反应，部分患者可能出现腹痛或腹痛加重，为反应性腹痛，短期内能自行缓解，无须特殊处理，但应与病灶破裂引起的内出血进行鉴别。药物治疗起效后，原来无阴道出血的患者发生阴道出血，或少量阴道出血的患者出血量增加，是由于子宫蜕膜得不到雌、孕激素支持而引起的脱落、出血，为胚胎死亡或接近死亡的表现。出现发热者，除了药物作用因素外，还应排除继发感染，尤其是行穿刺、诊刮等有创操作或病灶局部注射给药的患者，更应注意感染征象，必要时应给抗感染治疗。出现脉搏加快，血压下降，腹部压痛、反跳痛，甚至有移动性浊音者，提示有内出血可能，应及时行腹腔穿刺或超声检查，内出血较多者，及时果断改行急症手术治疗，以免延误病情。

（2）血 β-HCG 及黄体酮水平：用药后应定期监测、动态观察血 β-HCG 及黄体酮水平。一般在疗程结束后第 3 天和第 7 天行第 1 次和第 2 次血 β-HCG 及黄体酮水平测定，以后每周一次测定血 β-HCG 及黄体酮水平，必要时增加测定次数。如血 β-HCG 水平每次测定下降≥15% 为治疗有效的表现，应定期测定至正常或接近正常为止。用药后第 2 次测定血 β-HCG 水平比第 1 次下，降＜15%，全身给药治疗者则应给予第二个疗程，局部注射治疗者则行全身用药补充治疗。部分患者在用药后数天内血 β-HCG 水平较用药前有上升趋势，为 β-HCG 的反应性升高，并非治疗无效，不要急于干预，可短期观察。血 β-HCG 水平降至正常所需时间与治疗前 β-HCG 水平有关，β-HCG 水平越高，恢复正常所需时间越长。值得一提的是病灶破裂的概率与血 β-HCG 水平并非完全成正比，当血 β-HCG 水平较低时，仍有发生输卵管妊娠病灶破裂的可能，而且一旦破裂，往往病情较重。定期测定血黄体酮水平至＜1～1.5ng/mL 时，为治疗成功的指标之一，可停止黄体酮测定。需要注意的是，血 HCG 的半衰期为 37 小时，测得的血 β-HCG 结果反映的并不是取血当日的滋养细胞活性；而血黄体酮的半衰期仅为 10 分钟，测得的血黄体酮水平基本上反，映了取血当时的妊娠黄体或绒毛组织的功能状态。因此，血黄体酮水平是一个更加敏感的指标，对疗效监测可能更有价值。

（3）B 超检查：一般在疗程结束后一周行治疗后第 1 次 B 超检查，以后每 1～2 周检查一次，必要时增加检查次数，甚至行急症 B 超检查，以观察妊娠包块的消长情况和测量子宫直肠凹或腹腔积液深度，估计内出血量。妊娠包块消失所需的时间往往与初始包块的直径大小成正比，有些患者在 β-HCG 转阴后包块仍继续存在，短时间内包块的存在不能定义为治疗失败，但应定期 B 超复查至包块消失为止。

（4）药物不良反应：用于输卵管妊娠保守治疗的大多数药物均会引起不同程度的不良反应，尤其是目前较为常用的 MTX 等细胞毒药物更是如此。主要表现为消化道反应如恶心、呕吐、腹泻，骨髓抑制如血白细胞和血小板下降，肝、肾功能损害，口腔溃疡，疲劳，脱发，皮疹等，必须严密观察。不良反应的发生率为 20%～30%，多数为轻度一过性，停药后可自行恢复，不需特殊处理；少数为中度甚至严重不良反应，应及时停药，改行其他方法治疗。一般而言，局部用药的给药剂量较小，不良反应发生率和严重程度均低于全身用药。降低药物不良反应损害程度的关键在于详细了解每种药物的作用机制及其代谢过程,可能出现的不良反应及其相应处理措施,以确保用药安全、有效。

4.药物治疗患者出院的标准

药物治疗后是否可以出院的标准,可因各个医院的习惯和患者的随访条件不同而略有差异。一般来说,具体标准为:输卵管妊娠本身和药物不良反应的症状及体征消失;血 $\beta-HCG$ 水平接近正常;血黄体酮水平<1～1.5ng/mL;妊娠包块消失、缩小或稳定不变。出院后仍应每1～2周一次测定血 $\beta-HCG$ 水平和B超检查,只有到血 $\beta-HCG$ 转阴和正常月经恢复,才算真正治愈。

5.药物治疗失败的原因

在输卵管妊娠的药物治疗中,尽管适应证掌握正确,病例选择恰当,仍有 5%～20% 的患者治疗失败,可能与下列因素有关。

(1)滋养细胞活力过强,血 $\beta-HCG$ 水平正处于快速上升阶段,虽然在用药前符合选择条件,但药物不能有效杀灭活力过强的滋养细胞,用药后血 $\beta-HCG$ 水平下降缓慢,甚至进行性升高,有的出现心管搏动,应及时改行手术治疗。

(2)血黄体酮水平>10ng/mL 者,说明妊娠黄体功能较好,能提供足够水平的雌、孕激素来维持妊娠,对药物治疗也是不利因素。

(3)孕龄>60天,胎盘雏形形成,雌、孕激素水平进一步升高,胚胎活力增强,药物杀胚难以奏效。

(4)妊娠包块>5cm,说明病灶局部出血形成较大血肿,需行手术治疗。

(5)患者个体对细胞毒药物的耐受性差,药物不良反应严重,不得不停止用药,放弃药物保守疗法。

6.局部用药与全身用药的比较

选择局部治疗还是全身用药有不同意见。一般认为,全身给药虽然简单方便,但病灶局部药物浓度低,疗效较差,疗程时间长,用药剂量大,药物不良反应发生率高;局部用药与全身用药相比,病灶局部药物浓度高,疗效较确切,疗程时间短,用药剂量小,药物不良反应轻。因此,药物局部注射疗法有可能改变今后输卵管妊娠的治疗模式,使输卵管妊娠从以手术为主进行治疗的疾病变为以药物注射为主进行治疗的疾病。

但也有学者认为,经过药代动力学实验证实,两种给药途径的最大血浆浓度近似,局部给药的成功率并不比全身给药者高,且局部给药须在内镜、B超、放射等介入条件下完成,需要一定的设备和技术,优越性并不突出。

(三)保守性手术

1913年 Prochownik 首先开展了保留输卵管的保守性手术,而近20年来,随着腹腔镜治疗技术的飞速发展,使异位妊娠在腹腔镜下行保守性手术治疗成为现实。保守性手术方式有剖腹手术和腹腔镜下手术。

1.剖腹手术

(1)输卵管线切开取胚术:适宜输卵管腹部妊娠。在胚囊种植的输卵管系膜,沿输卵管长轴切开输卵管的各层组织,长度为2cm,取净妊娠物,仔细止血,输卵管切口可缝合或不缝合。

(2)输卵管伞端妊娠囊挤出术:适宜胚囊位于或近于输卵管伞端。沿输卵管走行轻轻挤压输卵管,将妊娠囊从伞端挤出。

(3)部分输卵管切除＋端端吻合术:分离输卵管系膜,将胚囊种植处的部分输卵管切除,用显微技术行端端吻合术。

由于其手术创伤较大,术中易引起盆腹腔粘连,且随着腹腔镜技术提高,目前已较少使用。

2.腹腔镜下手术

适应证如下:

(1)凡临床怀疑输卵管妊娠者均可以通过腹腔镜检查明确或排除诊断,并可在诊断的同时进行恰当的手术治疗。

(2)经临床检查、血 HCG 测定、B 超检查或后穹窿穿刺等基本明确输卵管妊娠诊断,应立即进行腹腔镜检查和手术治疗。

(3)腹腔镜手术治疗输卵管妊娠的具体术式应根据患者的生育要求、血流动力学状况、血HCG 数值的高低、妊娠部位,输卵管是否破裂及其破裂的程度、对侧输卵管状况等具体情况而定。

1)输卵管切开取胚术在胚囊种植的对侧输卵管系膜,与输卵管长轴平行作"内凝"形成一约 2～3cm 长的"内凝带",用微型剪剪开输卵管管腔,妊娠物,用高压的冲洗头冲洗切开的输卵管管腔,让妊娠物自动剥离管壁,放入取物袋取出腹腔。仔细止血,输卵管切口可缝合或不缝合,放置腹腔引流管。尽量不要用冲洗头吸引,减少对输卵管的损伤,同时也可减少出血。另外在剪开的输卵管系膜处注射少许垂体后叶素可明显减少出血。

2)输卵管妊娠孕产物吸出术适宜胚囊位于或近于输卵管伞端。暴露患侧输卵管,用负压吸管自伞端口吸出近于伞端的妊娠物,仔细止血,放置腹腔引流管。

3)腹腔镜下孕囊注射。

4)腹腔镜下输卵管部分切除后行端端吻合术,当输卵管妊娠发生在峡部时,腹腔镜下切除受累部位的输卵管直接端端吻合和输卵管切开术一样,可供治疗选择。由于该术式切除了病灶种植部位,致使不再发生持续性异位妊娠;另一个目的是重建一个较正常的输卵管结构。但需注意的是这个解剖上的重建是一个需要有专业技术和费时的过程,并需要具有丰富的显微外科经验的医师进行,临床应用较少。

5)宫角切开取胚胎加缝扎术主要用于间质部妊娠且孕囊直径<3cm 者,先用 30％垂体后叶素约 10mL 注入孕囊周围组织,用微乔一号线 8 字缝扎于孕囊周围宫角组织。用电凝切开孕囊表面,尽量钳去胚胎组织,用生理盐水冲洗创面,如有出血可用单极或双极电凝止血,再拉紧结扎缝线止血,注意不要把输卵管腔封闭。局部注射 MTX50mg。

近 20 年来,输卵管妊娠保守性手术日益增多,特别是应用腹腔镜治疗输卵管妊娠的广泛开展,出现一种新的手术并发症即持续性异位妊娠(PEP)。已经陆续有报道在输卵管妊娠行腹腔镜保守性手术治疗后,在腹壁穿孔处、腹膜、大网腹出现滋养细胞种植,文献报道持续性输卵管妊娠的发病率占输卵管妊娠保守性手术的 5％～8％。输卵管妊娠保守性手术治疗后是否会发生 PEP,与下列因素有关:即孕龄、盆腔粘连、术前 HCG、黄体酮水平、滋养细胞活性及手术方式。早期异位妊娠滋养细胞植入处分界不清,手术清除时很容易残留部分滋养细胞。

对术前检查 HCG、黄体酮水平异常增高,或术中怀疑残留有滋养细胞组织者,术后应给 MTX 化疗。另外文献报道可用术后 1 天血 HCG 浓度作为持续性输卵管妊娠的预测指标,若术后第 1 天 β－HCG 比术前下降<50%。可以预测将会发生持续性输卵管妊娠。每隔 3 天测一次 β－HCG 水平,若 β－HCG 下降<15%或不降,甚至再上升,则应警惕持续性输卵管妊娠的发生,若手术后 12 天 βHCG 未降至术前的 10%则应怀疑有妊娠物残留。需要进一步治疗 PEP 应根据患者的临床症状、HCG 变化来选择具体的方法,包括化疗、手术和期待疗法。对保守性手术后血 β－HCG 水平仍较高且有继续上升趋势头,应给予 MTX 化疗。化疗途径多采用全身给药,用量为 MTX20mg,肌内注射或静脉滴注,连用 5 天。也可一次给 MTX50mg/m²,肌内注射,一般均可获得较好的治疗效果。另米非司酮是受体水平的抗孕激素药物,能直接抑制滋养细胞增生,诱导和促进其凋亡发生,对侵入输卵管深肌层、浆肌层及进入腹腔或术中散落入腹腔的滋养组织细胞有杀死作用,其半衰期为 18～30 小时,而输卵管局部血运因手术受到影响,其剂量与宫外孕保守治疗相同,以维持较高的血药浓度。

异位妊娠的手术治疗发展至今已有 100 多年的历史,随着对异位妊娠认识的深化,各种治疗方法的不断发展和完善和对新型药物、治疗的技术的开拓,不但使异位妊娠的治疗成为一种更为简便、安全、经济而有效的方法,而且能减少或防止异位妊娠和与异位妊娠治疗相关的并发症的发生,造福于人类。

根据受精卵种植部位的不同,异位妊娠分为:输卵管妊娠、宫颈妊娠、卵巢妊娠、子宫残角妊娠、宫角妊娠、腹腔妊娠。其中最常见的为输卵管妊娠,占异位妊娠的 90%以上,其次为腹腔、宫颈及卵巢异位妊娠。

四、输卵管妊娠

输卵管妊娠是指精子在输卵管壶腹部受精后形成的受精卵因某些原因在输卵管被阻,不能正常在子宫腔内着床,而在输卵管的某一腹部妊娠又最多见,占输卵管妊娠的 50%～70%,其次为输卵管峡部妊娠,占 25%～30%。其高危因素包括:前次异位妊娠史,性传播疾病史,盆腔炎史(PID),吸烟,宫内节育器(IUD)的应用等。

(一)病因

可能与下列因素有关。

1.输卵管异常

输卵管黏膜炎和输卵管周围炎均为输卵管妊娠的常见病因。输卵管黏膜炎严重者可引起管腔完全堵塞而致不孕,轻者管腔未全堵塞,但黏膜皱褶发生粘连使管腔变窄,或纤毛缺损影响受精卵在输卵管内正常运行,中途受阻而在该处着床。输卵管周围炎病变主要在输卵管的浆膜层或浆肌层,常造成输卵管周围粘连,输卵管扭曲,管腔狭窄,管壁肌蠕动减弱,影响受精卵的运行。淋菌及沙眼衣原体所致的输卵管炎常累及黏膜,而流产或分娩后感染往往引起输卵管周围炎。结核性输卵管炎病变重,治愈后多造成不孕,偶尔妊娠,约 1/3 为输卵管妊娠。结节性输卵管峡部炎是一种特殊类型的输卵管炎。该病变系由于输卵管黏膜上皮呈憩室样向峡部肌壁内伸展,肌壁发生结节性增生,使输卵管近端肌层肥厚,影响其蠕动功能,导致受精卵运行受阻,容易发生输卵管妊娠。另外,输卵管发育不良,表现为输卵管过长、肌层发育差、黏膜纤毛缺乏,其他还有双输卵管、憩室或有副伞等,均可成为输卵管妊娠的原因。输卵管功能

(包括蠕动、纤毛活动以及上皮细胞的分泌)受雌、孕激素的调节。若调节失败,影响受精卵的正常运行。此外,精神因素可引起输卵管痉挛和蠕动异常,干扰受精卵的运送。曾患过输卵管妊娠的妇女,再次发生输卵管妊娠的可能性较大。由于原有的输卵管病变或手术操作的影响,不论何种手术后再次输卵管妊娠的发生率为 10%～25%。输卵管绝育术后若形成输卵管瘘管或再通,均有导致输卵管妊娠的可能。因不孕经接受过输卵管分离粘连术,输卵管成形术(如输卵管吻合术、输卵管开口术等)使不孕患者有机会获得妊娠,同时也有发生输卵管妊娠的可能。

2.放置宫内节育器(IUD)与异位妊娠发生的关系

随着 IUD 的广泛应用,异位妊娠发生率增高,其原因可能是由于使用 IUD 后的输卵管炎所致。其实 1UD 本身并不增加异位妊娠的发生率,但若避孕失败而受孕时,则发生异位妊娠的机会较大,约为 3%～4%。传统观点认为含铜或含孕激素的宫内节育器均与异位妊娠发生有关,然而事实上仅含孕激素的宫内节育器与异位妊娠发生有关。

3.受精卵游走

卵子在一侧输卵管受精,受精卵经宫腔或腹腔进入对侧输卵管称受精卵游走。移行时间过长,受精卵发育增大,即可在对侧输卵管内着床形成输卵管妊娠。此病因,可以解释为何 IVF－ET 后,也能导致宫外孕发病率增加。

4.其他

输卵管因周围肿瘤如子宫肌瘤或卵巢肿瘤的压迫,有时影响输卵管管腔通畅,使受精卵运行受阻。子宫内膜异位症可增加受精卵着床于输卵管的可能性。

(二)病理

1.受精卵着床在输卵管内的发育特点

受精卵着床后,输卵管壁出现蜕膜反应,但由于输卵管腔狭小,管壁较薄,缺乏黏膜下层,蜕膜形成较差,不利于胚胎发育,往往较早发生输卵管妊娠流产;输卵管血管分布不利于受精卵着床发育,胚胎滋养细胞往往迅速穿过输卵管上皮组织,穿破输卵管小动脉,小动脉压力较绒毛血管高,故血液自破口流入绒毛间;同时,输卵管肌层不如子宫肌层厚而坚韧,滋养细胞容易侵入,甚至穿透输卵管壁而引起输卵管破裂。

2.输卵管妊娠的变化与结局

(1)输卵管妊娠流产:发生概率取决于胚胎种植部位,多发生在 8～12 周内的输卵管壶腹部妊娠。囊胚向管腔内生长,出血时可导致囊胚与管腔分离;若整个囊胚剥离落入管腔并经输卵管逆蠕动排出到腹腔,即形成输卵管妊娠完全流产,出血一般不多;若囊胚剥离不完整,则为输卵管妊娠不全流产,部分组织滞留管腔,滋养细胞可继续侵蚀输卵管导致反复出血,形成输卵管血肿或输卵管周围血肿,血液积聚在直肠子宫陷凹而形成盆腔积血,血量多时可流向腹腔。

(2)输卵管妊娠破裂:多见于输卵管峡部妊娠,破裂常发生在妊娠 6 周左右。囊胚生长时绒毛向管壁方向侵蚀肌层及浆膜引起输卵管妊娠破裂,妊娠物流入腹腔,也可破入阔韧带形成阔韧带妊娠。破裂所致的出血远较输卵管妊娠流产剧烈,短期内即可发生大量腹腔内出血使患者休克;亦可反复出血,在盆腔内与腹腔内形成血肿。输卵管间质部妊娠很少,一旦发生后果严重,几乎全为输卵管妊娠破裂。输卵管间质部为通入子宫角的肌壁部分,管腔周围子宫肌层较厚,因此可维持妊娠到 3~4 个月左右发生破裂,短时间内导致失血性休克。

(3)继发性腹腔妊娠:输卵管妊娠流产或破裂后,囊胚从输卵管排出到腹腔或阔韧带内多已死亡,偶有存活者,若其绒毛组织排至腹腔后重新种植而获得营养,可继续生长发育形成继发性腹腔妊娠。输卵管妊娠流产或破裂后,出血逐渐停止,胚胎死亡后被血块包裹形成盆腔血肿,血肿不消散,随后机化并与周围组织粘连,临床上称陈旧性宫外孕。

(4)持续性异位妊娠(PEP):随着临床医生对异位妊娠的早期诊断的重视,早期未破裂的异位妊娠患者要求保留患侧输卵管比例逐渐增多,保守性手术机会增加,若术中未完全清除胚囊或残留有存活的滋养细胞而继续生长,导致术后血 β-HCG 不降或反而上升,称为持续性异位妊娠。所以,实施了输卵管保守手术的患者,术后仍需严密随访 β-HCG,必要时可联合应用 MTX 化疗,如术后随访期间出现腹腔内出血征象,应仔细分析临床指征,必要时需再次手术探查。

3.子宫及内膜的变化

异位妊娠的子宫常增大变软,月经停止来潮,这是因为滋养细胞产生的 HCG 维持黄体生长,使甾体激素分泌增加,血供增加所致,子宫内膜出现蜕膜反应,但蜕膜下的海绵层及血管系统发育较差。若胚胎受损或死亡,滋养细胞活力下降或消失,蜕膜自宫壁剥离而发生阴道流血。内膜除呈蜕膜改变外,也可因为胚胎死亡、绒毛及黄体分泌的激素下降、新的卵泡发育,而呈增生期或分泌期变化改变。而有时可见 Arias-Stell(A-S)反应,为子宫内膜过度增生和分泌的反应,是因甾体激素过度刺激引起,对诊断有一定价值。

(三)临床表现及体征

1.临床表现

(1)停经:一般有 6~8 周的停经史,但是有些患者因为发病时停经时间短,或出现少量阴道流血,误以为是月经来潮,故有 20%~30% 的患者无明显停经史。

(2)腹痛:为输卵管异位妊娠的主要症状,常为患者就诊原因。如输卵管妊娠未流产或破裂时,因增大的胚胎膨胀输卵管,多为一侧下腹隐痛或酸胀感;流产或破裂时,突发一侧下腹部撕裂样痛,伴恶心、呕吐;血液积聚于子宫直肠陷凹时,出现肛门坠胀感;如出血后局限,则表现为一侧下腹痛;如出血增多,可扩散至全腹,引起全腹疼痛,当刺激膈肌时甚至可引起肩胛部放射性痛及胸部疼痛。

(3)阴道流血:胚胎受损或死亡后常有不规则阴道流血,表现为短暂停经后的阴道流血,一般量少,点滴状,色暗红或深褐色,可伴蜕膜管型或碎片。而约有 5% 的患者表现为大量阴道流血,似月经量。通常阴道流血量与昏厥、休克程度不成正比。

(4)昏厥与休克:由于输卵管妊娠破裂造成腹腔内急性出血及剧烈腹痛引起,特别是输卵管间质部妊娠破裂,其破裂犹如子宫破裂,常因大出血而发生严重休克。

2.体征

(1)一般情况:腹腔内出血多时,患者呈贫血貌,脉快而细弱,血压下降,心动过速,昏厥甚至休克。体温一般不高,出血时间长,因腹腔内血液吸收可发热,但不超过 38℃。

(2)腹部检查:输卵管妊娠未破裂时一侧下腹可有压痛和反跳痛,腹肌紧张不明显,有时可在相应部位触及压痛性包块；当输卵管妊娠破裂时，出血多时可有移动性浊音（叩诊）；当输卵管妊娠流产或破裂后血肿形成较久，与周围组织器官粘连时形成质实、触痛包块。

（3）盆腔检查：子宫稍大而软，内出血多时子宫有漂浮感；输卵管妊娠未流产或破裂时，在子宫侧方可触及小包块及轻压痛，流产或破裂后，因内出血，有后穹窿饱满及触痛；宫颈举痛，为宫颈活动时引起腹膜的拉扯痛；因一侧出血，形成血性包块，包块较大时可将子宫推向对侧。

二、宫颈妊娠

宫颈妊娠是指受精卵种植发育在宫颈管内，是异位妊娠中发病率很低但危险性较高的妊娠类型，占妊娠数的 1:12422～1:2500，在异位妊娠中发生率占 1‰～2‰，多见于经产妇及多次人工流产史者。由于宫颈主要由结缔组织组成，胚胎着床后易导致出血，容易误诊为流产，如误诊后行刮宫，宫颈收缩不良，血管开放，易导致大出血而危及孕产妇生命。

（一）病因

宫颈妊娠的病因尚不明确，目前认为主要有以下原因：①受精卵运行过快或发育过缓，子宫内膜成熟延迟，或子宫平滑肌异常收缩；②人工流产、剖宫产或引产导致子宫内膜病变、缺损、瘢痕形成或粘连，或宫内节育器的使用，都可干扰受精卵在子宫内的着床；③体外受精-胚胎移植（IVF-ET）等助孕技术的宫颈管内操作；④子宫发育不良、内分泌失调、子宫畸形或子宫肌瘤致宫腔变形。

（二）病理生理

子宫颈组织为富含纤维的胶原间质组织，妊娠后的脱膜反应远不如子宫腔内膜，因而，胚胎组织与宫颈组织紧密附着，胎盘植入较深，绒毛的滋养细胞及合体细胞深入宫颈壁层及肌层，形成胎盘植入，而宫颈壁仅含 15% 肌肉组织，其他为无收缩功能的纤维结缔组织，当宫颈妊娠发生自然流产、误诊刮宫时，因子宫颈收缩力弱，不能迅速排出妊娠产物，开放的血管不闭锁，容易导致大出血。

（三）临床表现及体征

1.临床表现

（1）停经：为最早的表现，多停经 5～12 周，多见于 6～8 周。

（2）阴道流血：初为无痛性血性分泌物或少量出血（孕 5 周左右），继而可出现大量阴道出血（孕 7～10 周）。

（3）腹痛：可有轻微下腹坠痛。

2.体征

（1）宫颈：①宫颈显著膨大，呈圆锥体样并变软，外观充血呈紫蓝色，无触痛，有时可扪及子宫动脉搏动。②宫颈管及宫颈外口明显扩张，形状不规则，伴有新生血管，宫颈内口关闭，呈内陷小孔状。③孕卵组织可在宫颈外口显露或隐藏于宫颈管内：宫颈阴道段向颈管胎盘着床部位的对侧方向移位，颈管内可触到一如面粉团感的半球形肿物，常有黏稠的暗红色分泌物流出。

（2）子宫：子宫体可因内膜蜕膜样改变而稍大或正常，变软或硬度正常，故与宫颈形成葫芦状。若在阴道子宫颈段发生破裂，则可出现盆腔血肿。颈管内胚胎和绒毛等组织因局部张力高常被挤压，供血不良，易引起变性、坏死，加上难于获得早期诊断，常易并发感染，此时阴道分泌物多,呈脓血样、有恶臭,严重者伴发冷、发热。由于孕妇的宫颈口较松,感染可向内扩散,引起盆腔脓肿(大多为局限性),甚至败血症。

三、卵巢妊娠

卵巢妊娠指受精卵在卵巢内着床和发育,极少见。由于卵巢妊娠临床表现与输卵管妊娠极相似,均为停经、腹痛、阴道出血、早孕反应、血 HCG 升高、破裂后出血性休克等。因此,术前诊断较困难,往往均诊断为输卵管妊娠,多数是通过术中探查发现。有时单凭术中探查而被误诊为卵巢黄体破裂,因此,必须常规进行病理检查。卵巢妊娠的诊断标准为:①双侧输卵管,必须正常。②囊胚种植于卵巢。③卵巢及囊胚必须以卵巢固有韧带与子宫相连。④囊胚壁上有卵巢组织。由于卵巢组织血供丰富,含肌性组织极少,组织脆弱,一旦破裂,出血凶猛,故卵巢妊娠一经诊断需尽快手术。手术方式宜楔形切除病灶,尽量保留正常卵巢组织以维持卵巢功能,并避免损伤输卵管及其血管。由于胚胎组织向卵巢实质浸润,卵巢楔形切除或修补后仍有滋养细胞少量残留,为避免行卵巢切除术,又可防止异位妊娠的发生,可在腹腔镜病灶清除的基础上,创面局部注射 MTX25mg,术后 β-HCG 下降快,预后良好。有学者认为这种方法是治疗卵巢妊娠最有效的方法。

第四节　胎膜早破

在发生胎膜早破的孕妇中,只有 7.7％～9.7％的胎膜破口能够自然愈合,而那些持续阴道流液的孕妇,60％会在 7 天内启动分娩。胎膜破裂后,母儿易发生一系列相关的并发症。其中,母亲面临的危险有绒毛膜羊膜炎、脐带脱垂、胎盘早剥、难产和产后出血等;而胎儿则可能发生早产、胎儿窘迫、宫内感染、四肢变形、胎位变化、胎儿肺发育不良及肺动脉高压等,这些均增加了孕产妇和围生儿的感染率、患病率和病死率,且保胎治疗时间越长,出现并发症的风险越大。由此可见,产科工作者应高度重视胎膜早破,有效地预防胎膜早破的发生,并对已发生胎膜早破的孕妇在临床上进行恰当的处理,从而提高新生儿的存活率,减少母儿的并发症。

一、病因

1.生殖道病原微生物的,上行感染。

2.宫内压增加。

3.胎膜受力不均。

4.营养因素,体重指数过低。

5.宫颈过短或宫颈功能不全。

6.羊膜穿刺术。

7.既往早产史或胎膜早破病史。

8.孕妇年龄<18 岁或>35 岁。

二、诊断

(一)症状

90%患者突感较多液体从阴道流出,无腹痛等其他产兆。突发的阴道流液量时多时少,破口大且位置低则阴道流液多,腹压增加时(咳嗽、负重等)羊水即流出。若破口较小或高位破膜,则临床表现不典型,可能表现为仅有少量、间断阴道流液,有时可能误诊为阴道分泌物过多。

(二)体征

(1)腹压增加后出现的阴道流液病史。

(2)肛查推算胎儿先露部时,见液体从阴道流出。

(3)并发感染可能出现发热、心率快、子宫压痛。

(4)早产的胎膜早破可伴随宫口扩张及胎头下降。

(三)辅助检查

(1)阴道窥查:液体从宫颈流出或阴道穹较多的积液中见胎脂样物质。

(2)宫颈流出液 pH 试纸变色。

(3)阴道分泌物涂片:显微镜下见到羊齿状结晶。

(4)微生物检测:发现细菌感染的阳性证据。

羊膜腔感染的诊断依据:①孕妇体温升高到 37.8℃ 或 38℃ 以上,FHR 快,≥160/min;②实验室检查,血 WBC≥15×10⁹/L,中性粒细胞≥90%;③产妇 CRP≥20μg/L;④B 超检查,羊水暗区<1cm 者,感染机会明显增加;⑤子宫有压痛,羊水有臭味,提示感染严重;⑥产妇宫腔分泌物培养阳性;⑦新生儿脐血培养阳性或新生儿外耳道、咽及胃液细菌培养阳性。

(5)阴道 B 超测定宫颈长度<25mm。

(6)羊膜镜检查未见前羊膜囊。

(7)胎儿纤维结合蛋白测定>0.05mg/L。

三、治疗

(一)处理原则

pPROM 的处理包括期待疗法和终止妊娠,选择何种处理方法不仅与妊娠周数、胎儿成熟度、羊膜腔感染以及破膜后引起的母婴并发症有关,亦与本地区新生儿科的治疗水平密切相关。国外将 pPROM 划分为无生机的 pPROM(<23 孕周)、远离足月的 pPROM(23~31 孕周)及接近足月的 pPROM(32~36 孕周),并根据这一分类制订出不同的处理策略。

1.<23 周

多数学者认为,目前治疗条件仍不成熟,需要的救治时间长,费用高,且母儿感染率大,故不主张继续妊娠,以引产为宜。

2.23~31 周

主张卧床休息,预防脐带脱垂;持续监测孕妇及胎儿的一般情况,并同时联合应用抗生素、宫缩抑制药和糖皮质激素。条件允许者,还可并用羊膜腔封闭、羊膜腔灌注等期待疗法,以达到延长孕周的目的。但如果一旦出现羊膜腔感染、临产、胎儿窘迫、羊水过少超过 2 周、胎盘早剥或宫缩不能抑制时,则应立即终止妊娠。对于保胎至孕 28~31 周者,胎肺尚未完全成熟,此期的处理实为两难,也是产科医生在处理 pPROM 时攻克的主要难题。终止妊娠时,一方面由于胎儿较小,经阴道分娩容易;但另一方面,阴道分娩也给胎儿带来了很大的不利,即由于胎膜破裂后,羊水流尽,不能缓解宫缩对胎儿的压迫,脐带容易受压,易出现胎儿窘迫;此外,由于胎儿各个器官发育尚不成熟,对宫缩压力的耐受性较差,易发生宫内缺氧和颅内出血等并发症。因此,在此孕期终止妊娠时,应充分考虑当地医疗条件来选择分娩方式。如果新生儿救治条件良好,可适当放宽剖宫产指征。但对于医疗条件相对较差者,应慎重选择剖宫产。因为此孕期剖宫产术后,有发生新生儿不存活、新生儿重度窒息的可能,且由于瘢痕子宫的存在,再次妊娠间隔期较长。因此,强烈建议在终止妊娠前,就病情与孕妇及家属进行充分的沟通,在孕妇及家属知情的情况下,与医生共同选择分娩方式,以避免不必要的医疗纠纷。

3.32~34 周

此孕期因肺表面活性物质的急剧增加,胎肺此时已接近成熟。可通过测定阴道流出液的 L/S 值来判断胎肺的成熟度。若结果表明胎肺已成熟,且其他监测情况提示不宜继续妊娠者,则可选择终止妊娠。此时,整个胎儿的发育已达到较好的成熟度,对阴道分娩的挤压有相当的耐受性,因此宜选择阴道分娩。

4.≥34 周

此期胎儿的成熟度和新生儿并发症已基本与足月儿相似,应该选择终止妊娠,终止妊娠的方式可依据足月妊娠的选择原则。对于孕 34~35 周者,是给予期待治疗还是立即引产,目前观点尚未统一。美国 ACOG 指南推荐此期应立即引产。但荷兰等国家更倾向于期待至孕 35 周再终止妊娠。对于孕 35 周以上者,胎儿基本成熟,处理可同足月胎膜早破。

(二)期待疗法

主要包括传统的预防感染、抑制宫缩、促进胎肺成熟等 3 大联合治疗措施,在未足月胎膜早破的治疗中占主导地位。对于羊水过少者,可行羊膜腔灌注术以及新兴起的使胎膜破口重新封闭的羊膜腔封闭疗法等。这些期待疗法在不同程度上可有效地延长孕周,降低母儿感染病率,为胎肺成熟提供时机,从而达到改善围生儿预后的目的。

1.抗生素的应用

pPROM 的发生是多因素作用的结果,目前公认感染是其发生的首要原因。对 pPROM 者预防及治疗性地应用抗生素,其临床价值是值得肯定的。抗生素的应用在期待治疗中起着非常重要的作用,不但可以预防下生殖道感染的扩散,还可以有效地延长孕周,降低母婴感染率,为期待治疗提供安全保障。抗生素的应用应注意以下问题:①何时开始应用抗生素。绝大多数学者认为,破膜后 12 小时未分娩者需应用抗生素预防感染,但也有学者建议,破膜后 6 小时内未分娩者就应该立即使用抗生素。②抗生素应用时间的长短。目前国际上对抗生素应用时间的长短尚无定论。但值得一提的是,在预防性应用广谱抗生素时应保持谨慎的原则,时间不宜超过 7 天,建议采用静脉和口服相结合的方式。③抗生素的选择。引起 pPROM 发生感染的微生物种类很多,临床上应该重视病原学检查。在条件允许的情况下,应尽可能根据宫颈、阴道分泌物细菌培养及药敏试验结果来选择抗生素的种类。对于感染微生物不明确或培养结果还未知晓的患者,应预防性应用广谱抗生素,首选青霉素类抗生素,对青霉素过敏者可选用红霉素或克林霉素。也有文献报道,在妊娠中期应用大环内酯类或克林霉素则更为安全。

美国 ACOG 指南推荐方案为氨苄西林＋红霉素联合治疗 48 小时后,改用阿莫西林＋红霉素口服 5 天。④PROM 孕妇且胎儿存活者,无论是否存在生殖道感染,或以前是否曾抗感染治疗过,产时均需应有抗生素,以防止感染的垂直传播。

2.子宫收缩抑制药的应用

pPROM 发生后,常因发动宫缩而不可避免地引起早产。因此,在无感染证据的情况下,可在有宫缩且宫颈有改变时使用宫缩抑制药。如何恰当地使用宫缩抑制药,当前的共识是:对<34 孕周的 pPROM 者,宫缩抑制药可明显延长从破膜至分娩的潜伏期,为促进胎肺成熟的治疗提供机会,有利于新生儿各脏器趋于成熟,最大程度地减少新生儿呼吸窘迫综合征的发生。但值得注意的是,长期应用宫缩抑制药反而会增加感染的概率,不利于新生儿的结局。因此,应用宫缩抑制药时,一定要权衡感染与保胎之间的关系。否则由于长时间的保胎治疗所造成的胎儿感染,反而会抵消由于延长孕周而给胎儿带来的益处。

3.促胎肺成熟药物的应用

目前,应用的促胎肺成熟药物主要有糖皮质激素、肺表面活性物质(PS)和盐酸氨溴索 3 类。此类药物应用目的是促进胎肺成熟,减少新生儿呼吸窘迫综合征及其他并发症(脑室内出血、坏死性小肠结肠炎等)的发生。大量资料表明,糖皮质激素在改善早产儿的预后中起着至关重要的作用,且其应用并不增加感染机会。其主要作用机制是糖皮质激素能以活性形式透过胎盘,刺激胎儿肺结构发育(包括细胞分化、肺泡间质变窄),促进肺 II 型细胞成熟,使肺表面活性物质产生增加,从而增加肺的依从性和增大肺活量,同时还能提高肺对肺表面活性物质治疗的敏感性,降低肺内毛细血管渗透压,减少肺水肿,从而降低新生儿呼吸窘迫综合征的发生。此外,糖皮质激素还可促进胎儿肝、肠、皮肤、肾上腺、肾脏和心脏的发育。美国 ACOG 指南推荐,孕 32 周前的 pPROM 者应使用促胎肺成熟药物;孕 32～33 周 pPROM 者,如能确认胎肺已经成熟,就不推荐使用,否则建议使用。目前最常用的糖皮质激素为地塞米松和倍他米松。

4.羊膜腔内灌注术和羊膜腔封闭疗法

羊膜腔灌注术在治疗未足月胎膜早破上有较好的效果,但因其属于介入性操作,有导致羊膜腔感染的风险,临床应用甚少。新兴起的羊膜腔封闭疗法是用特殊材料经腹或宫颈封闭胎膜,是治疗未足月胎膜早破的根本方法。该法可使羊膜腔重新处于封闭状态,降低母婴感染病率,减少由于羊水过少而导致的胎儿畸形与发育迟缓,具有较好的研究潜能,有望成为其他方法的替代疗法。但羊膜腔封闭疗法目前尚不成熟,对封闭途径及封闭材料的选择尚无统一定论。

第五节　早产

早产是围生医学中的一个重要、复杂而又常见的妊娠并发症。因其围生儿的发病率、病死率和后遗症较足月者显著升高而成为一个世界性的卫生问题。妊娠在孕 28～37 周分娩者称为早产,其发生率为 5%～15%。随着感染和助孕技术的增加,早产发生率呈上升趋势。目前,有关早产的诊断和治疗也在不断地进步,早产儿的存活率已得到明显的改善,但其严重的远、近期后遗症给社会和家庭造成了极大的负担,同时还增加了残疾儿的比例。因此,早产一直是产科的难点和热点问题,有效地控制和降低早产率,提高新生儿的生存质量,也是产科医生努力研究的方向。早产的预测是预防早产、改善新生儿预后的关键。同时,对先兆早产的孕妇进行早期治疗,也可以有效地降低早产发生率。

一、病因

(一)常见诱因

①宫内感染,常伴发胎膜早破,绒毛膜羊膜炎,30%～40%的早产与此有关;②下生殖道及泌尿道感染,如 B 族链球菌、沙眼衣原体、支原体的下生殖道感染,细菌性阴道病及无症状性菌尿、急性肾盂肾炎等;③妊娠并发症及合并症,如妊娠期高血压疾病、妊娠肝内胆汁淤积症、妊娠合并心脏病、慢性肾炎等;④子宫膨胀过度或者子宫畸形,如双胎妊娠、羊水过多、纵隔子宫、双角子宫等;⑤胎盘因素,如前置胎盘、胎盘早剥;⑥宫颈内口松弛。

(二)高危因素

①早产史;②晚期流产史;③年龄<18 岁或>40 岁;④患有躯体疾病和妊娠并发症;⑤体重过轻(体重指数≤18);⑥无产前保健,经济状况差;⑦吸毒或酗酒者;⑧孕期长期站立,特别是每周站立超过 40 小时;⑨有生殖道感染或性传播感染高危史,或合并性传播疾病,如梅毒等;⑩多胎妊娠;⑪助孕技术后妊娠;⑫生殖系统发育畸形。

二、诊断

(一)临床表现(首先核实孕周)

1.症状

(1)主诉:阵发性腹痛,腹胀,少许阴道出血或流液。

(2)既往史:既往有早产史或晚期流产、产伤史等病史,存在引起早产的高危因素及诱因。

2.体检

早产临产可扪及较规律宫缩,肛查或阴检发现宫颈管缩短或宫口扩张;即妊娠晚期出现规律宫缩(每 20 分钟 4 次或每 60 分钟 8 次),同时伴有宫颈的进行性改变(宫颈容受性≥80%,伴宫口扩张 2.0cm 以上)。

(二)辅助诊断

1.胎心监护

了解宫缩有无及强弱,胎心音有无异常,是否存在减速,了解早产儿对宫缩的耐受情况。

2.超声检测宫颈长度及宫颈内口有无开大

利用宫颈长度预测早产应首选经阴道测量,但在可疑前置胎盘、胎膜早破及生殖道感染时,应选择经会阴测量或经腹测量。妊娠期宫颈长度的正常值:经腹测量为 3.2～5.3cm、经阴道测量为 3.2～4.8cm、经会阴测量为 2.9～3.5cm。对先兆早产孕妇或具有早产高危因素孕妇的早产预测认为,宫颈长度>3.0cm 是排除早产发生的较可靠指标。对有先兆早产症状者应动态监测宫颈长度。漏斗状宫颈内口可能是暂时的,伴有宫颈长度的缩短才有临床预测意义。但如测得宫颈内口漏斗长度大于宫颈总长度的 25%或功能性宫颈管长度<3cm,提示早产的

可能性大,应给予治疗。

3.阴道穹分泌物中胎儿纤维连接蛋白(fFN)的测定

fFN 为糖蛋白,由羊膜、蜕膜和绒毛膜合成分泌,对胎膜起到黏附作用。正常妊娠 20 周前阴道穹分泌物中可以呈阳性改变,但妊娠 22～35 周阴道穹分泌物中应为阴性,孕 36 周后可以为阳性。孕 24～35 周有先兆早产症状者如果 fFN 阳性,预测早产的敏感度为 50% 左右,特异度为 80%～90%。1 周内分娩的敏感度为 71%,特异度为 89%。孕 24～35 周有先兆早产症状,但 fFN 阴性,1 周内不分娩的阴性预测值为 98%,2 周内不分娩为 95%。其重要意义在于它的阴性预测值和近期预测的意义,对多胎妊娠同样适用。

4.宫颈长度和 fFN 检测的联合应用

有先兆早产症状、胎膜早破、宫颈长度<3.0cm 者可进一步检测 fFN,如果 fFN 阳性,则早产风险增加。注意事项:fFN 标本易受污染造成假阳性,检测前不能行阴道检查及阴道超声检测,24 小时内禁止性交,避免阴道出血和子宫收缩。

5.确诊早产后,进一步进行病因分析,对正确选择治疗方法十分重要

通常采用的方法有,①B 超检查:排除胎儿畸形、确定胎儿数目及多胎妊娠类型、明确胎儿先露部、了解胎儿生长状况及宫内安危、排除死胎、估计羊水量,排除前置胎盘及胎盘早剥等。②阴道窥器检查及阴道流液涂片:了解有无胎膜早破。③宫颈及阴道分泌物培养:排除 B 族链球菌感染及沙眼衣原体感染。④羊水检查:胎膜早破者可抽取羊水送细菌培养,排除绒毛膜羊膜炎,检测卵磷脂、鞘磷脂比值或磷脂酰甘油等,了解胎肺成熟度。

三、治疗

(一)抑制宫缩

目前,应用于临床的宫缩抑制药分为 6 大类,包括 β 受体激动药(利托君、特布他林和沙丁胺醇)、硫酸镁、缩宫素受体拮抗药(代表药物为阿托西班)以及钙离子通道阻滞药(代表药物硝苯地平)、前列腺合成酶抑制药(代表药物吲哚美辛)以及一氧化氮供体(代表药物硝酸甘油)。硝苯地平、吲哚美辛以及硝酸甘油等在抑制宫缩方面临床应用较少。目前国内使用硫酸镁(<20 孕周)和利托君(>20 妊娠周)较多。硫酸镁负荷剂量是 5g/30min,然后 1.5～2.0g/h 维持,直至宫缩被抑制后再维持 10～24 小时,当血镁浓度达到 2.0～3.5mmol/L 时,可有效抑制宫缩。缩宫素受体拮抗药,能与缩宫素竞争受体而抑制宫缩,疗效较好且不良反应小,因其高效性和特异性是目前被认为最理想、最有前途的药物,在欧洲已用于临床,代表药物是阿托西班,商品名为依保,为合成多肽,是子宫内蜕膜及胎膜受体的环状肽缩宫素竞争性拮抗药,目前在国内,上市不久,有恶心、呕吐、头痛等不良反应,但与 β 受体激动药相比,其不良反应明显减少。宫缩抑制药虽然种类较多,但依据循证医学的原则评价认为,所有的宫缩抑制药均有不同程度的不良反应,不宜长期应用,只能暂时抑制宫缩 48 小时至 10 天,以便给促胎儿肺成熟提供机会。

目前国内最常用的宫缩抑制药为利托君,又称羟氨苄羟麻黄碱,商品名有安宝和柔托扒,属 β2-肾上腺素能受体兴奋药,是唯一被美国食品与药品管理局(FDA)批准用于抑制宫缩、预防早产的药物,在欧洲许多国家广泛应用。但加拿大的早产研究表明,与安慰剂相比,并不能明显改善围生儿病死率和延迟分娩,不良反应多,心血管患者尤应慎用,其最严重的并发症

是肺水肿。利托君的作用机制:一种高选择性 β_2 受体激动药,作用于子宫平滑肌细胞膜受体,激活腺苷酸环化酶,抑制钙释放,从而抑制宫缩,改善胎盘灌流。研究结果表明,该药较硫酸镁抑制宫缩作用强,显效快,能有效延长孕周,减少宫缩复发,使胎儿有较长的时间生长发育,以赢得促胎肺成熟的时间,从而减少新生儿的患病率及病死率。由于硫酸镁抑制子宫肌活动作用温和,显效慢,不能立即有效地抑制宫缩,故用药后 24 小时内的早产发生率明显高于安宝组。而且硫酸镁治疗的有效浓度非常接近其中毒浓度,治疗时较难掌握和调控。但安宝的安全阈值较宽,宫缩抑制与心血管反应可平衡调节,少量 β 受体激动作用常导致孕妇心率增快,但 β 受体衰减效应会使母胎心率趋于平稳,一般患者在静脉应用后 1~2 小时后可耐受,真正因此不良反应而需要停药的孕妇仅占安宝治疗的 3.3%,当心率为 100~120/min 时宫缩会得到很好的抑制。因此,学者认为安宝是治疗先兆早产非常有效的药物之一,但应严格掌握适应证及禁忌证,从低剂量开始,应用过程应加强监测。

(二)抗生素

感染是早产的主要原因。前瞻性研究表明,对于胎膜完整的先兆早产者常规应用抗生素并不能降低早产发生率。因此,目前并不主张对胎膜完整的先兆早产孕妇常规应用抗生素。

(三)预防新生儿呼吸窘迫综合征(NRDS)

早产是新生儿病死率和发病率最重要的因素,其发生率为 5%~15%,占围生儿病死率(除外胎儿畸形)的 3/4。存活的早产儿,由于各器官发育不成熟,并发症极多。其中新生儿呼吸窘迫综合征(NRDS)是早产儿最常见的并发症之一,其病因主要是肺表面活性物质(PS)缺乏。许多研究表明,产前应用糖皮质激素能有效地预防 NRDS 的发生和降低早产儿的病死率,近年来已被广泛用于早产的治疗中,但其用法和剂量目前尚不统一。肺表面活性物质在孕 22~24 周由肺Ⅱ型细胞产生,孕 26~32 周肺表面活性物质仍分泌不足,但在孕 34~35 周,肺表面活性物质合成、分泌及肺泡内含量迅速增加,此时胎肺大多已成熟。目前认为孕周≥34 周,胎肺基本成熟,早产儿极少出现 NRDS,因此,建议此孕期产前不用糖皮质激素治疗,除非有胎肺不成熟的证据者才给予使用。有研究证实,孕周≥34 周、使用地塞米松者,其早产儿窒息率与未使用地塞米松者比较无统计学差异。但对于孕周<34 周、有早产风险者,临床无感染证据时,产前均可应用糖皮质激素。

第六节　前置胎盘

前置胎盘是妊娠晚期严重威胁母婴安全的并发症之一,也是导致妊娠晚期阴道出血的最常见原因。1683 年 Portal 首次描述了前置胎盘,1709 年 Schacher 通过尸体解剖首次演示了胎盘和子宫准确的关系。其发生率国外资料报道为 3%~5%,美国 2003 年出生统计数据表明前置胎盘的发生率是 1/300;Crane 等 1999 年对 93000 例分娩患者进行统计发现前置胎盘的发生率约为 1/300。美国 Parkland 医院 1998~2006 年分娩量为 280000 例,前置胎盘的发生率约为 1/390。国内资料报道为 0.24%~1.57%,且随着剖宫产率的升高而上升。

一、高危因素

(一)既往剖宫产史

剖宫产史是前置胎盘发生的独立风险因子,但具体原因不详。Miller 等对 150000 例分娩病例进行研究发现,有剖宫产史的妇女发生前置胎盘的风险增加了 3 倍,且风险随着产次和剖宫产的次数增加。有学者报道一次剖宫产后的发生率为 2%,2 次剖宫产后的发生率为 4.1%,3 次剖宫产后的发生率则为 22%。同时,瘢痕子宫合并前置胎盘还增加了子宫切除的风险,Frederiksen 等报道多次剖宫产合并前置胎盘的子宫切除率高达 25%,而单次剖宫产史合并前置胎盘的子宫切除率仅为 6%。

(二)人工流产史

有报道显示人工流产后即妊娠者前置胎盘发生率为 4.6%。人工流产、刮匙清宫、吸宫、宫颈扩张均可损伤子宫内膜,引起内膜瘢痕形成,再受孕时蜕膜发育不良,使孕卵种植下移;或因子宫内膜血供不足,为获得更多血供及营养,胎盘面积增大而导致前置胎盘。流产次数愈多,前置胎盘发生率愈高。

(三)年龄与孕产次

孕妇年龄与前置胎盘的发生密切相关。小于 20 岁前置胎盘的发生率是 1/1500,年龄超过 35 岁前置胎盘的发生率是 1:100。原因可能与子宫血管系统老化有关。经产妇、多产妇与前置胎盘的发生也有关。Babinszki 等发现妊娠次数≥5 次者前置胎盘的发生率为 2.2%。Ananth 等也报道多胎妊娠前置胎盘的发生率较单胎妊娠高 40%。

(四)两次妊娠相隔

妊娠的间隔时间也与前置胎盘的发生有关。研究发现分娩间隔超过 4 年与前置胎盘的发生有关。可能由于年龄的增加引起了子宫瘢痕形成或血管循环较差。

(五)不良生育史

有前置胎盘病史的妇女下次妊娠复发的风险增加 10 倍。这可能与蜕膜血管化缺陷有关。胎盘早剥与前置胎盘也有一定关系,有胎盘早剥病史的妇女发生前置胎盘的风险增加了两倍。

(六)胎盘面积过大和胎盘异常

胎盘形态异常是前置胎盘发生的高危因素。在双胎或多胎妊娠时,胎盘面积较单胎大常侵入子宫下段。胎盘形态异常主要指副胎盘、膜状胎盘等,副胎盘的主胎盘虽在宫体部,而副胎盘则可位于子宫下段近宫颈内口处;膜状胎盘大而薄,直径可达 30cm,能扩展到子宫下段,其原因与胚囊在子宫内膜种植过深,使包蜕膜绒毛持续存在有关。

(七)吸烟

Williams 等发现吸烟女性前置胎盘风险增加了 2 倍。可能是一氧化碳导致胎盘代偿性肥大,或者蜕膜的血管化作用缺陷导致子宫内膜炎症,或者萎缩性改变参与前置胎盘的形成。

(八)辅助生育技术

与自然受孕相比人工助孕前置胎盘发生风险增加 6 倍,曾自然受孕再次人工辅助生育者,则前置胎盘风险增加 3 倍。

(九)其他

前置胎盘还与男性胎儿有关,前置胎盘在男性胎儿的早产中较多见,原因可能与母体激素或者早熟有关。

二、分类

(一)中央性前置胎盘胎盘

组织完全覆盖宫颈内口。

(二)部分性前置胎盘胎盘

组织部分覆盖宫颈内口。

(三)边缘性前置胎盘胎盘

边缘到达宫颈内口,但未覆盖宫颈内口。

(四)低置胎盘

胎盘附着于子宫下段,其边缘非常接近但未达到宫颈内口。

三、诊断

(一)临床表现

1.症状

(1)无痛性阴道出血:前置胎盘的典型症状是妊娠晚期或临产时,发生无诱因、无痛性反复阴道出血。临产后的规律宫缩时子宫颈管消失成为子宫下段的一部分,子宫颈外口逐渐扩张。由于附着在子宫下段、子宫颈口的胎盘前置部分不能相应地伸展,以致与其附着处的子宫壁发生错位而剥离,血窦破裂出血。前置胎盘出血前无明显诱因,初次出血量一般不多,剥离处血液凝固后,出血自然停止;有时,初次出血发生在睡梦中,待苏醒时,惊觉已卧于血泊之中。也有初次即发生致命性大出血而导致休克。由于子宫下段不断伸展,前置胎盘出血常反复发生,出血量也越来越多。阴道出血发生的迟早、反复发生的次数、出血量的多少与前置胎盘类型有关。完全性前置胎盘初次出血时间早,多在 28 周左右,称为"警戒性出血"。边缘性前置胎盘出血多发生在妊娠晚期或临产后,出血量较少。部分性前置胎盘的初次出血时间、出血量及反复出血次数,介于前两者之间。边缘性或部分性前置胎盘患者,若胎盘自破而胎先露能迅速下降压迫胎盘,阴道出血可就此停止。

(2)贫血:出血量多或反复出血可致贫血,程度与阴道出血量成正比。有时,一次大量出血即可使孕妇陷入休克状态而致胎儿发生窘迫,甚至死亡。

(3)产后出血:由于子宫下段的蜕膜发育不良,前置胎盘可合并植入性胎盘,因而,在子宫下段形成过程中及临产后不发生子宫出血,却在胎盘娩出后导致产后出血。

2.体征

(1)患者一般情况:与出血量有关,大量出血呈现面色苍白、脉搏增快稍弱、血压下降等休克表现。

(2)腹部检查:子宫软、轮廓清楚、无阵发性或强直性宫缩,其大小与长度符合妊娠周数。胎位清楚,胎先露高浮或有骑跨现象(后壁胎盘)或前方似有膨胀的膀胱(前壁胎盘)。胎心音清楚,一般胎儿无窘迫现象,除非孕妇已陷入休克状态。于耻骨联合上方有时可闻及胎盘杂音(胎盘附着在子宫下段前壁时)。临产时检查见宫缩为阵发性,间歇性子宫完全松弛。

(3)阴道检查:近年来大多采用 B 超检查确定胎盘位置,如诊断肯定,不必再做阴道检查,除非必须通过阴道检查明确诊断或为终止妊娠决定分娩方式,则可在输液、备血或输血及可立即手术的条件下进行。一般只做阴道窥诊及阴道穹部扣诊,不应行颈管内指诊。

(4)产后检查胎盘及胎膜:注意胎盘形状,常见马蹄形、舌形、长圆形或不规则形,并应注意是否有副胎盘。若胎盘边缘或部分胎盘有紫黑色陈旧凝血块附着,表明为胎盘的前置部分,诊断可以确立。如胎膜破口距该处胎盘边缘 7cm 内,为部分性、边缘性前置胎盘或低置胎盘的佐证。若行剖宫产结束妊娠,则术中即可直接了解胎盘位置,胎膜破口失去诊断意义。

综上所述,在孕 28 周后,经 B 超检查、阴道检查、剖宫产或阴道分娩后确定胎盘附着部位异常者,方可诊断为前置胎盘。孕 28 周前属流产范围。

(二)辅助检查

1.B 超

B 超可清楚显示宫壁、胎盘、胎先露部及宫颈的位置,并根据胎盘下缘与宫颈内口的关系,确定前置胎盘类型。阴道 B 超能准确地确定胎盘边缘和宫颈内口的关系。B 超诊断前置胎盘时必须注意妊娠周数,妊娠中期胎盘占据宫壁面积的 1/2,因此,胎盘贴近或覆盖宫颈内口机会较多;妊娠晚期胎盘占据宫壁面积减少至 1/3～1/4。子宫下段形成及伸展增加宫颈内口与胎盘边缘间的距离,原似在子宫下段的胎盘可随宫体上移而改变成正常位置胎盘。所以,许多学者认为,妊娠中期 B 超检查风险胎盘前置者,不宜诊断为前置胎盘,而应称为胎盘前置状态。

2.磁共振成像(MRI)

MRI 检查除了可以判断胎盘的位置外,还可以帮助了解胎盘是否有植入,尤其对是瘢痕妊娠患者更具有诊断价值。

四、鉴别诊断

(一)Ⅰ型胎盘早剥

结合病史,通过 B 超、MRI 检查及分娩后检查胎盘,一般不难鉴别。

(二)脐带帆状附着

B 超及分娩后检查胎盘,查看脐带附着部位即可鉴别。

(三)前置血管剥离

B 超可见宫颈内口附近的前置血管,产后检查胎膜上的血管。

(四)胎盘边缘血窦破裂

B 超检查胎盘位置及胎盘血窦情况。

(五)宫颈病变

窥器扩开阴道可以直接观察宫颈病变,即可判断。

五、治疗

(一)前置胎盘阴道分娩的适应证

我国指南推荐胎儿为枕先露的边缘性前置胎盘、低置胎盘,出血少,无头盆不称;或部分性前置胎盘,宫颈口已扩张,产妇一般情况好,产程进展顺利,估计短时间内可以结束分娩者,在有条件的医疗机构,备足血源,在严密监测下行阴道试产。

对于晚孕期可能阴道分娩的前置胎盘患者,临床上常根据 35 周以后 TVS 测量胎盘边缘距宫颈内口的距离来决定分娩方式。

(二)阴道分娩的产程管理

(1)需在输液条件下观察产程,并备血必要时输血。

(2)产程中的一个重要步骤是帮助胎先露下降,压迫止血:在宫口开大 3～4cm 时行人工破膜,破膜后胎头下降压迫胎盘前置部分而止血;用缩宫素加强宫缩亦可促使胎头下降、压迫胎盘达到止血及促进产程的目的;用腹带扎紧腹部,以助胎先露下降,压迫止血。

(3)产程中需密切注意胎心变化,必要时采用连续胎心监护。

(4)胎儿娩出后,由于胎盘往往不易自行剥离或剥离不全而出血不止,以人工剥离为宜。胎儿娩出后应尽早使用宫缩剂,在子宫收缩的基础上进行操作,动作需轻柔,慎防损伤子宫下段,并警惕胎盘粘连或植入的可能。

(5)胎盘剥离后由于子宫下段收缩不良出血多,在宫缩剂的使用选择上强调使子宫下段收缩的制剂如前列腺素类,同时行子宫按压(单手或双手压迫法),宫腔填塞等措施。如经以上处理,仍不能止血,应果断开腹手术止血。如果止血效果差,还可行子宫动脉、髂内动脉结扎,甚至子宫切除术。

(6)在分娩前怀疑胎盘植入,第三产程尝试人工剥离胎盘,胎盘与子宫壁间部分或全部紧密粘连没有间隙,胎盘部分或全部不能剥离,即可诊断,马上按胎盘植入处理。不要强行取出胎盘,强行人工剥离胎盘可导致大量出血,甚至威胁产妇生命。胎儿娩出后不强行剥离植入的胎盘,而行行子宫切除术,这种观点受 ACOG 及许多学者推荐,被认为是胎盘植入的标准处理方法。若患者血流动力学稳定,且无败血症的危险时,可将胎盘部分或全部留在宫腔内。将胎盘部分或全部留在原位的保守治疗虽可避免 75%～80% 的子宫切除,但同时也增加了输血,感染可能及产妇发病率,还需要长期监护,目前关于此疗法的有效参考数据仍较少。保守治疗术后应合理选用抗生素治疗。

(7)产后仔细检查胎盘,注意胎盘的形状、完整性、是否有副胎盘等。并逐一探查阴道穹窿、子宫颈、子宫下段等处有无裂伤,及时修复。

(8)产褥期注意纠正贫血,预防感染。

(9)新生儿应置于新生儿重症监护室观察。测血细胞比容、红细胞计数和血红蛋白,以了解新生儿失血和贫血的情况。

(10)对于胎儿已经死亡的阴道分娩,如果死胎为臀位,可将两个手指伸入宫口内,另一手放在下腹部引导胎儿臀部进入骨盆腔,宫颈内的两指抓住胎足并轻轻地牵拉,使其通过宫颈口。此操作并不是为了采用外力拉出胎儿,而是利用胎足和胎臀压迫前置的胎盘,以便压迫止血及促进胎儿娩出。对于头位的死胎,也可利用头皮钳牵拉胎头,压迫止血。以上操作应由熟练的医师实施。

(11)若人工破膜后,胎头下降不理想,仍有出血;或产程进展不顺利,应立即改行剖宫产术。

(12)临产后诊断的部分性或边缘性前置胎盘,出血量较多,估计短时间内不能分娩者,也选择急诊剖宫产终止妊娠。

(三)胎盘前置状态经阴道终止妊娠的适应证

对于计划生育或畸形胎儿须孕中期引产的胎盘前置状态患者,虽然部分患者没有阴道流血表现,但在临床上同样存在胎盘植入及产前、产时、产后大出血的危险,故引产时我们需要特别注意。

有相当部分的中孕期胎盘前置状态可经阴道分娩,但必须在有条件的医院,包括:血源丰富、有介入治疗条件等有手术急诊抢救条件的医院进行引产。对于中央型附着:胎盘附着于子宫后壁,由后向前完全覆盖宫颈内口,向子宫前壁延伸不超过 20~30mm 或在子宫前壁不对称附着、胎盘部位血流不丰富、胎盘厚度不超过 20mm 者,可阴道试产。

对于尚无健康子女而要求引产,且为完全性胎盘前置状态未出血者,必须慎重考虑是否终止妊娠,因可能有出血无法控制时需行子宫切除术。

1.引产方法

一般采用羊膜腔注射依沙吖啶(利凡诺),亦有胎儿心脏注射＋羊膜腔穿刺的联合方法。即先使用药物进行胎儿心脏注射使胎儿死亡,胎盘血液循环停止,同时再羊膜腔内注射依沙吖啶以减少引产过程中的出血。有文献报道在完全性前置胎盘患者运用上述方法可减少分娩时的出血量以及输血量。国内亦有联合胎儿心内注射氯化钾＋羊膜腔穿刺注射依沙吖啶用于中、晚孕期中央性前置胎盘的引产报道。此外,还有采用米非司酮配伍依沙吖啶的引产方法,可有效促进宫颈成熟,缩短产程,并可减少胎膜残留,降低清宫率,减轻孕妇的疼痛,还可减少产后出血等引产并发症。

2.引产中的产程管理及注意事项

(1)引产时应严格遵循操作规范,严格掌握适应证及禁忌证,根据不同个体选择适当的引产方法及药物用量、给药途径。

(2)密切观察产程,仔细记录宫缩强度、宫口扩张程度和阴道出血量。

(3)引产中如阴道出血多,可以采用人工破膜使胎头下降压迫胎盘前置部位止血,并促进子宫收缩加快产程。也可经阴道胎盘打洞、助娩或钳夹等方法加速娩出胎儿、减少出血。

(4)胎儿娩出后立即使用缩宫素、前列腺素等强有力宫缩剂。若胎盘无法自行娩出,则行钳夹清宫术。若胎盘剥离面出血多,可行宫腔填塞或放置宫腔球囊压迫止血。应参照产后出血的处理。

(5)产程进展不顺利或大出血甚至休克,为挽救孕妇生命,应果断行紧急剖宫取胎术终止妊娠。若术中采取各项止血措施均无效,应向家属交代病情,果断切除子宫。

第七节　胎盘早剥

胎盘早剥是指妊娠 20 周后或分娩期,正常位置的胎盘于胎儿娩出前,部分或全部从子宫壁剥离。是妊娠晚期的一种严重并发症,起病急、进展快,若处理不及时可危及母儿生命,围产儿病死率为 20%~35%,是无胎盘早剥的 15 倍。

胎盘早剥国外发病率为 1%~2%,国内为 0.46%~2.1%。妊娠晚期发生阴道流血者 30%存在着胎盘早剥,胎盘早剥占所有出生的 1%。发生率高低与分娩后是否仔细检查胎盘有关。

一、危险因素及发病机制

胎盘早剥的发病机制尚未完全阐明,其发病可能与以下因素有关。

(一)年龄增加和产次

国内外有文献报道,年龄增加及产次增加均可增加胎盘早剥发病的风险,35岁以上者发生胎盘早剥的风险增加。

(二)孕妇血管病变

子痫前期、子痫、慢性高血压合并妊娠等妊娠高血压疾病均可以导致胎盘早剥;妊娠高血压疾病者胎盘微血管发生广泛的痉挛,当底蜕膜螺旋小动脉痉挛或硬化,引起远端毛细血管缺血坏死以致破裂出血,血液流至底蜕膜层形成血肿,导致胎盘自子宫壁剥离。

(三)胎膜早破

有资料记载,胎膜早破并发胎盘早剥者占全部胎盘早剥的28.6%,胎膜早破并发胎盘早剥的发生率为2.77%,间断腰痛、血性羊水、胎心异常为常见的临床表现。胎膜早破并发胎盘早剥时围产儿的病死率为12.5%。

(四)吸烟

国外有学者报道,吸烟是胎盘早剥的独立危险因素,妊娠妇女如果戒烟,则可将胎盘早剥的风险降低7%。

(五)孕前低体重

国外文献表明,孕前体重指数(BMI)与胎盘早剥的发生有关,BMI18.5的低体重者,妊娠中并发胎盘早剥的风险增加20%～30%。相反,也有文献报道,孕前肥胖者,只要在妊娠期间体重均匀增加,其发生胎盘早剥的风险却降低。

(六)血栓形成倾向

妊娠发生静脉血栓形成的危险度比正常状态高出2～4倍,如果妊娠的妇女携带有与易栓症相关的血栓形成因子,发生静脉血栓形成的危险度更会加剧。血栓形成倾向这一高凝状态可能损害胎盘的血液循环,更容易有血栓形成,严重的会有胎盘梗死,从而导致各种病理情况发生:胎盘早剥、流产、先兆子痫与胎儿宫内发育迟缓等。

(七)先前妊娠发生的早剥

前次妊娠有发生胎盘早剥病史者,该次妊娠再次发生胎盘早剥的风险增加;但是临床上对于胎盘早剥者再发风险的发生率不清。

(八)子宫肌瘤

子宫肌瘤合并妊娠者,在妊娠期间肌瘤可增大,并导致胎盘早剥等不良结局。

(九)创伤(如车祸)

外伤后,胎盘局部底蜕膜血管破裂,出血后形成血肿,如果血肿持续扩大,导致胎盘自附着的母体面剥离。

(十)男胎儿者发生胎盘早剥的时间较早

芬兰有学者报道,男胎儿者较女胎儿者发生胎盘早剥的时间更早,但是具体机制未明。

(十一)子宫静脉压突然升高

妊娠晚期或临产后,孕产妇长时间取仰卧位时,可发生仰卧位低血压综合征。此时由于巨大的妊娠子宫压迫下腔静脉,回心血量减少,血压下降,而子宫静脉淤血,静脉压升高,导致蜕膜静脉床淤血或破裂,导致部分或全部胎盘自子宫壁剥离。

(十二)宫腔内压力骤减

双胎分娩时第一胎儿娩出过速,羊水过多时人工破膜后羊水流出过快,均可使宫腔内压力骤然降低而发生胎盘早剥。

二、病理

胎盘早剥分为显性剥离、隐性剥离及混合性 3 种类型。胎盘早剥的主要病理变化是底蜕膜出血,形成血肿,使胎盘自附着处剥离。

(一)显性剥离

若剥离面小,血液很快凝固,临床多无症状;若剥离面大,继续出血,形成胎盘后血肿,使胎盘的剥离部分不断扩大,出血逐渐增多,当血液冲开胎盘边缘,沿胎膜与子宫壁之间经宫颈管向外流出,即为显性剥离或外出血。

(二)隐性剥离

若胎盘边缘仍附着于子宫壁上,或胎膜与子宫壁未分离,或胎头已固定于骨盆入口,均能使胎盘后血液不能外流,而积聚于胎盘与子宫壁之间,即为隐性剥离或内出血。由于血液不能外流,胎盘后积血越积越多,宫底随之升高。

(三)混合性出血

当内出血过多时,血液仍可冲开胎盘边缘与胎膜,经宫颈管外流,形成混合性出血。偶有出血穿破羊膜而溢入羊水中,使羊水成为血性羊水。

(四)子宫胎盘卒中

胎盘早剥发生内出血时,血液积聚于胎盘与子宫壁之间,由于局部压力逐渐增大,使血液侵入子宫肌层,引起肌纤维分离,甚至断裂、变性。当血液侵及子宫浆膜层时,子宫表面呈蓝紫色淤斑,尤其在胎盘附着处更明显,称为子宫胎盘卒中。此时,由于肌纤维受血液浸润,收缩力减弱。有时血液渗入阔韧带以及输卵管系膜,甚至可能经输卵管流入腹腔。

三、诊断

根据病情严重程度,学者 Sher 将胎盘早剥分为 3 度。

Ⅰ度:胎盘剥离面面积小,无腹痛或腹痛轻微,贫血体征不明显。腹部检查见子宫软,大小与妊娠周数相符,胎位清楚,胎心率正常。产后检查见胎盘母体面有凝血块及压迹即可诊断。

Ⅱ度:胎盘剥离面积为胎盘面积的 1/3 左右。主要症状为突然发生持续性腹痛、腰酸或腰背痛,疼痛程度与胎盘后积血量成正比。无阴道出血或流血量不多,贫血程度与阴道出血量不相符。腹部检查见子宫大于妊娠周数,子宫底随胎盘后血肿增大而升高。胎盘附着处压痛明显(胎盘位于后壁则不明显),宫缩有间歇,胎位可打及,胎儿存活。

Ⅲ度:胎盘剥离面积超过胎盘面积的 1/2。临床表现重,可出现恶心、呕吐、面色苍白、四肢湿冷、脉搏细数、血压下降等休克症状,且休克程度大多与阴道出血量不成正比。腹部检查见子宫硬如板状,宫缩间歇时不能松弛,胎位们不清,胎心消失。若患者无凝血功能障碍属Ⅲa,有凝血功能障碍者属Ⅲb。

(一)症状、体征

(1)产前出血:出血量不一,也可无阴道出血症状。

(2)腹痛:集中于腹和腰骨部。子宫张力异常增加、子宫压痛。

(3)血性羊水。

(4)胎心变化:早期胎心增快,在失代偿阶段,反复胎心重度减速或消失。

(二)辅助检查

1.B超

胎盘与子宫之间出现边缘性的液性低回声区,胎盘异常增厚或胎盘边缘"圆形"裂开。

2.实验室检查

全血细胞计数、凝血功能检查、肾功能等。

四、鉴别诊断

1.前置胎盘:无诱因、无痛性反复阴道出血为主要表现。

2.先兆子宫破裂:子宫病理缩复环形成、下腹部压痛、胎心率异常和血尿,是先兆子宫破裂的四大主要表现。

3.先兆早产,先兆临产,临产。

4.妊娠合并内外科疾病:如妊娠合并阑尾炎、膜腺炎、泌尿系结石等情况。

五、治疗

胎盘早剥的治疗应根据孕周、早剥的分级、有无并发症、宫口开大情况等决定。监测产妇生命体征,发现休克表现应积极输血、补液维持血液循环系统的稳定;有DIC表现应尽早纠正凝血功能障碍。使血红蛋白维持在100g/L,血细胞比容超过30%,尿量超过30mL/h。

(一)终止妊娠指征

(1)胎儿死亡。

(2)孕32周以上,胎儿存活,胎盘早剥Ⅱ级以上。

(3)保守治疗过程中,病情加重,出现胎儿窘迫。

(二)保守治疗指征

(1)孕32~34周,0~1级胎盘早剥者,积极促胎肺成熟。

(2)28~32周以及<28周极早产产妇,病情轻,母胎状态稳定,可保守治疗延长孕周。保守治疗过程中,密切监测早剥情况,一旦病情加重,应立即终止妊娠。分娩时机应仔细评价母胎风险、权衡母胎利益最大化。

(三)终止妊娠方式

1.阴道分娩

胎儿已死亡,在评价产妇生命体征前提下首选。

2.剖宫产

(1)胎位异常如横位无法从阴道分娩者。

(2)32周以上,胎儿存活,Ⅱ级以上早剥,尽快手术,抢救胎儿。

(3)阴道分娩过程中,如出现胎儿窘迫征象或破膜后产程无进展者,应尽快手术。

(4)近足月者,胎盘早剥仅为0~1级者,病情可能随时加重,应考虑终止妊娠并剖宫产分娩为宜。

第八节 妊娠期高血压疾病

妊娠期高血压疾病（HDCP）为妊娠期特有的疾病，在妊娠中的发生率国外报道为 7％～12％，根据国内 24 家医院（主要为城市医院）资料进行的一项关于妊娠期高血压疾病防治 RCT 研究报道，发病率为 4.65％，较 1988 年 25 省市报道的 9.4％发病率要低，考虑为受城市发病率较农村低的影响。该疾病是临床上常见的严重危害母婴健康的妊娠并发症，是导致孕产妇、围生儿死亡的主要原因。但是，人们多年研究至今尚未发现其明确的发病机制，因此对该疾病的预防、预测及治疗成为产科医学的热点和难点。

一、病因

妊娠期高血压疾病的病因至今没有定论。一直以来认为其病因主要有 4 种学说：子宫胎盘缺血学说、免疫学说、氧化应激学说、遗传学说，各种学说虽有一定的根据，但缺乏足够的证据。近年来妊娠期高血压疾病病因及发病机制的研究倾向于内皮细胞激活和损伤的一元化学说：妊娠期高血压疾病与多基因有关，这种多基因的遗传背景使它的易感性增加，胎母免疫平衡或免疫耐受失调，胎母界面生理性免疫抑制反应减弱，细胞免疫反应增强，滋养细胞受累且浸润能力下降，血管生成障碍（包括血管重铸障碍和胎盘浅着床），造成胎盘缺血缺氧及局部细胞免疫反应增强，胎盘局部出现氧化应激，引起脂质过氧化和绒毛间隙的白细胞活化，细胞凋亡，形成胎盘碎片（微颗粒进入血液循环），引发过度的系统性炎症反应，直接或间接导致血管内皮损伤与激活（如扩张血管物质，抗凝和促凝因子的失衡），最终引发妊娠期高血压疾病的发生。

二、分类和诊断标准

(一) 第二届全国"妊娠高血压综合征防治科研协作组"建议统一命名为"妊娠高血压疾病"，简称"妊高征"。分类诊断标准如下

1. 轻度妊娠高血压综合征

血压＞17.3/12.0kPa（130/90mmHg）或较基础血压升高 4/2kPa（30/15mmHg），亦可伴轻度蛋白尿及水肿。

2. 中度妊娠高血压综合征

血压超出轻度范围＜21.3/14.6kPa（160/110mmHg），尿蛋白＋，或伴有水肿及轻度自觉症状，如头晕等。

3. 重度妊娠高血压综合征（先兆子痫及子痫）

重度先兆子痫时血压≥21.3/14.6kPa（160/110mmHg），或尿蛋白（＋＋～＋＋＋＋），伴水肿及头痛等自觉症状，此 3 项中有 2 项者；子痫：在妊高征基础上有抽搐。

4. 未分类妊娠水肿

水肿延及大腿部及以上者。

5. 妊娠蛋白尿

孕前无蛋白尿，妊娠期蛋白尿（＋）及以上而产后恢复正常者。

6.慢性高血压合并妊娠

包括各种原因所致的高血压。

(二)世界卫生组织提出的重度子前期诊断标准

1.视网膜出血、视盘水肿、视力障碍

收缩压≥160mmHg(21.3kPa)或舒张压≥110mmHg(14.7kPa)。

2.腹腔积液(包括胸腔积液、心包积液)

尿蛋白>2.0g/24g 或随机标本定性检查＋＋＋＋。

3.头痛、视力障碍或右上腹痛(症状提示终末器官受累)

肝酶水平升高 ALT 或 AST 升高、黄疸。

4.肺水肿

血清肌酐增高>1.2pg/dL(120μmol/L)。

5.抽搐、昏迷

血小板减少<100×10^9/L。

6.胎儿生长受限或羊水过少

微血管溶血(LDH>600U/L)。

有上述中任何一项或几项体征或症状即可确诊为重度子痫前期。

(三)我国现行的高血压疾病分类

1.妊娠期高血压

血压≥140/90mmHg,妊娠期首次出现,并于产后 12 周恢复正常。蛋白尿(一),患者可伴有上腹部不适或血小板减少,产后方可确诊。

2.子痫前期

(1)轻度:血压≥140/90mmHg,孕 20 周后出现;蛋白尿≥300yg/24h 或(＋)可伴有上腹不适、头痛等症状。

(2)重度:血压≥160/110mmHg,蛋白尿≥2.0g/24h 或(＋＋);血肌酐>106μmol/L;血小板减少<100×10^9/L;微血管病性溶血(血 LDH 升高);血清 ALT 或 AST 升高;持续性头痛或其他脑神经或视觉障碍;持续性上腹不适。

3.子痫

子痫前期孕妇抽搐不能用其他原因解释。

4.慢性高血压并发子痫前期

高血压孕妇妊娠 20 周以前无蛋白尿,若出现蛋白尿≥300mg/24h;高血压孕妇 20 周后突然蛋白尿增加,血压进一步升高或血小板<100×10^9/L。

5.妊娠合并慢性高血压

血压≥140/90mmHg,孕前或孕 20 周以前或孕 20 周后首次诊断高血压并持续到产后 12 周以后。

三、重度子痫前期

重度子痫前期严重威胁母儿健康,对于临近足月的重度子痫前期,由于胎儿已经接近或达到成熟,终止妊娠是最好的处理方法,但是对于距离足月妊娠较远的早发型重度子痫前期,孕妇随时有发生严重并发症的风险,而胎儿因不成熟存活概率小,使得治疗在保守和终止妊娠的取合中难以权衡利弊,因此对早发型重度子痫前期的界定以及何时终止妊娠是产科的医疗难点。在发达国家及国内的三级医疗保健机构中,由于其新生儿重症监护病房(NICU)的设备及技术先进,目前孕34周后发病者,母婴预后均较为理想,孕32周以后发病者,母婴预后也有了极大改善。因此,有人提出以32孕周界定较为合适,更能反映其救治水平。在医疗条件较差的机构中,则以34孕周界定较为合适。但目前,大多数报道还是以34孕周为界限。发生于孕20~34周的先兆子痫,往往病情重,并发症多。

四、诊断

(一)临床表现

(1)高血压:同一手臂至少2次测量的收缩压≥140mmHg和(或)舒张压≥90mmHg。对首次发现血压升高者,应间隔4小时或以上复测血压,如2次测量均为收缩压≥140mmHg和(或)舒张压≥90mmHg诊断为高血压。

(2)蛋白尿:高危孕妇每次产检均应检测尿蛋白。尿蛋白检查应选用中段尿。对可疑子痫前期孕妇应进行24小时尿蛋白定量检查。

(3)水肿。

(4)头痛、眼花、恶心、呕吐、持续性右上腹疼痛,严重时可抽搐或昏迷。

(二)辅助检查

1.妊娠期高血压应进行以下常规检查

①血常规;②尿常规;③肝功能、血脂;④肾功能、尿酸;凝血功能;心电图;⑦胎心监测;⑧超声检查胎儿、胎盘、羊水情况。

2.子痫前期、子痫

①凝血酶原国际标准化比率;②纤维蛋白(原)降解产物、D-二聚体、3P试验、AT-Ⅲ;③血电解质;动脉血气分析;超声等影像学检查肝、胆、膜、脾、肾等腹腔脏器;心脏彩超及心功能测定;脐动脉血流、子宫动脉等脏器血流;头CT或MRI检查。

五、鉴别诊断

(一)妊娠合并原发性高血压

非妊娠时有高血压史,妊娠前或妊娠早期发病,多为年龄较大的初产妇,血压较高(>200/120mmHg)而无自觉症状,无蛋白或管型尿,常无水肿,眼底为动脉硬化改变,有动、静脉压迹等,产后症状减轻至孕前水平。

(二)妊娠合并慢性肾炎

非妊娠时有急性肾炎史,妊娠前或妊娠早期发病,疾病早期可有或无高血压,晚期多有高血压,水肿及尿蛋白明显,可有红细胞尿,常有各种管型,眼底为动脉硬化表现,血浆蛋白低、尿素氮增高,产后可减轻至孕前状态。

此外,子痫应与癫痫、脑炎、脑肿瘤、脑血管畸形破裂出血、糖尿病高渗性昏迷、低血糖昏迷等鉴别。

六、治疗

(一)治疗目的

①预防抽搐,预防子痫发生;②预防合并脑出血、肺水肿、肾衰竭、胎盘早期剥离和胎儿死亡;③降低孕产妇及围产儿病率、病死率及严重后遗症,延长孕周,以对母儿最小创伤的方式终止妊娠。

对其治疗基于以下几点:①纠正病理生理改变;②缓解孕妇症状,及早发现并治疗,保证母亲安全;③监测及促进胎儿生长,治疗方法尽量不影响胎儿发育;④以解痉、降压、镇静、适时终止妊为原则。

(二)一般治疗

(1)左侧卧位、营养调节休息(但不宜过量)。

(2)每天注意临床征象的发展,包括:头痛、视觉异常、上腹部痛和体重增加过快。

(3)称体重,入院后每天一次。

(4)测定尿蛋白,入院后至少每2天一次。

(5)测定血肌酐、转氨酶、血细胞比容、血小板、测定的间隔依高血压的程度而定,经常估计胎儿的宫内情况。

(三)降压治疗

1.治疗时机

长期以来学者认为降压药虽可使血压下降,但亦可同时降低重要脏器的血流量,还可降低子宫胎盘的血流量,对胎儿有害。故提倡当 SBP≥160mmHg 或 DBP≥110mmHg 时,为防止脑血管意外,方行降压治疗。近年循证医学分析,表明降低血压不改善胎儿的结局,但减少严重高血压的发生率,并不会加重子痫前期恶化。因此,认真血压控制和适当的生化和血液系统的监测,在妊娠期高血压疾病的治疗中是需要的。

2.轻中度高血压处理

(1)甲基多巴:可兴奋血管运动中枢的 α 受体,抑制外周交感神经而降低血压。作为降压剂尽管疗效有限,但仍是孕期长期控制血压的药物。甲基多巴是唯一的没有影响胎儿胎盘循环的降压药。常用剂量 250mg,口服,每日三次。

(2)β 受体阻滞剂:α、β 受体阻滞剂如盐酸拉贝洛尔,能降低严重的高血压发生率,可能通过降低产妇心排出量,降低外周阻力。不影响肾及胎盘的血流量,有抗血小板聚集作用,并能促胎肺成熟。常用剂量 100mg,口服,每日二次,轻中度高血压的维持量一般为每日 400～800mg。其他 β 受体阻滞剂,尤其是阿替洛尔减少子宫胎盘灌注可导致胎儿宫内生长受限。

(3)硝苯地平:为钙离子通道阻滞剂,具有抑制钙离子内流的作用,直接松弛血管平滑肌,可解除血管痉挛,扩张周围小动脉,可选择性的扩张脑血管。研究表明硝苯地平能够有效地降低脑动脉压。用法:10mg 口服,每日三次,24 小时总量不超过 60mg。孕妇血压不稳定可使用长效硝苯地平;常用氨氯地平,一般剂量 5mg,每日一次,或每日二次。硝苯地平控释片(拜新同,拜心同),常用剂量 30mg,每日一次。

(4)尼莫地平:钙离子通道阻滞剂,选择性扩张脑血管。用法:20～60mg,口服,每日 2～3 次。

3.重度高血压处理

血压＞170/110mmHg 的结果是直接血管内皮损伤,当血压水平在 180～190/120～130mmHg 时脑血管自动调节功能失衡,从而增加脑出血的危险,也增加胎盘早剥或胎儿窘迫的风险。因此,血压＞170/110mmHg 迫切需要处理。应选用安全有效、副作用较少的药物,既能将孕妇血压降低到安全水平,又不会造成突然血压下降,因这可能减少子宫胎盘灌注,导致胎儿缺氧。严重急性高血压管理应是一对一护理;连续血压、心率监测,至少每 15 分钟一次。

药物选择:

(1)肼屈嗪:直接动脉血管扩张剂,舒张周围小动脉血管,使外周阻力降低,从而降低血管压。并能增加心搏出量、肾血流量及子宫胎盘血流量。降压作用快,舒张压下降明显,是妊娠高血压疾病最常用的控制急性重度高血压的药物。用法:①静脉注射:先给 1mg 静脉缓注试验剂量,如 1 分钟后无不良反应,可在 4 分钟内给 4mg 静脉缓慢注射。以后根据血压情况每 20 分钟用药 1 次,每次 5～10mg 稀释缓慢静脉注射,10～20 分钟内注完,最大剂量不超过 30mg。一般以维持舒张压在 90～100mmHg 之间为宜,以免影响胎盘血流量。静脉注射方法比较繁琐,且难以监测,较少采用;②静脉滴注:负荷量 10～20mg,加入 5％葡萄糖 250mL,从 10～20 滴/分开始;将血压降低至安全水平,再给予静脉滴注 1～5mg/h,需严密监测血压;③或40mg 加入 5％葡萄糖 500mL 内静脉滴注;④口服:25～50mg,每日三次。有妊娠期高血压疾病性心脏病、心力衰竭者不宜应用此药。常见副作用有头痛、心慌、气短、头晕等。但最近 Meta 分析发现,肼屈嗪比硝苯地平或拉贝洛尔更容易发生产妇低血压、胎盘早剥、剖宫产和胎心率变化等不利因素。多年来在国外一般选用肼屈嗪,但目前在欧洲、南非等地区肼屈嗪已不作为治疗子痫前期的一线药物。

(2)拉贝洛尔:拉贝洛尔又称柳胺苄心定,结合 α 和 β 肾上腺素受体拮抗剂,已成为最常用治疗急性重症高血压的药物。用药方案有以下几种方法可参考:①首次剂量可给口服,20mg,若 10 分钟内无效后再给予 40mg,10 分钟后仍无效可再给 80mg,总剂量不能超过 240mg。②静脉用药首剂可给 20～40mg,稀释后 10～15 分钟静脉缓慢推注,随后静脉滴注 20mg/h。根据病情调整滴速、剂量,每日剂量控制在 200～240mg。③也可用拉贝洛尔 200mg 加入生理盐水 100mL,以输液泵输入,从 0.1～0.2mg/min 低剂量开始,5～10 分钟根据血压调整剂量,每次可递增 0.1～0.2mg/min,用药时需严密监测血压,24 小时总量不超过 220mg。④血压平稳后改为口服,100mg,每 8 小时 1 次。心脏及肝、肾功能不全者慎用,给药期间患者应保持仰卧位,用药后要平卧 3 小时。不良反应有头晕、幻觉、乏力,少数患者可发生直位性低血压。

(3)硝苯地平:钙离子拮抗剂,是有效的口服控制急性重症高血压药,在怀孕期间不能舌下含服,以免引起血压急剧下降,减少子宫胎盘血流,造成胎儿缺氧。此药商品名为"硝苯地平",自 20 世纪 70 年代以来我国广泛用于临床,特别是基层医院。在急性高血压时首剂用 10mg,30 分钟后血压控制不佳再给 10mg,每日总量可用 60mg。亦可考虑用长效硝苯地平,口服,5～10mg,每日一次。副作用包括头痛、头晕、心悸。

(4)防止惊厥和控制急性痉挛药物:镁离子作为一种外周神经肌肉连接处兴奋阻滞剂,抑制运动神经末梢释放乙酰胆碱,阻断神经肌肉接头间的信息传导,可做为 N-甲基右旋天门冬氨酸受体拮抗剂发挥抗惊厥作用。镁离子竞争结合钙离子,使平滑肌细胞内钙离子水平下降,从而解除血管痉挛,减少血管内皮损伤。镁离子刺激血管内皮细胞合成前列环素,抑制内皮素合成,降低机体对血管紧张素Ⅱ的反应,从而缓解血管痉挛状态。随机对照试验比较使用硫酸镁治疗重度子前期防止惊厥,表明在重度子痫前期硫酸镁预防与安慰剂相比会大大降低子痫的发病率。

硫酸镁用药指征:①控制子痫抽搐及防止再抽搐;②预防重度子痫前期发展为子痫;③子痫前期临产前用药预防抽搐。

硫酸镁用药方法:①首次负荷剂量:静脉给药,25%硫酸镁2.5～4g加于10%葡萄糖20～40mL,缓慢静脉注入,10～15分钟推完。或用首剂25%硫酸镁20mL(5g)加入10%葡萄糖100～200mL中,1小时内滴完。②维持量:继之25%硫酸镁60mL加入5%葡萄糖液500mL静脉滴注,滴速为1～2g/h,用输液泵控制滴速。③根据病情严重程度,决定是否加用肌内注射,用法为25%硫酸镁10～20mL(2.5～5g),臀肌深部注射,注射前先于肌内注射部位注射2%利多卡因2mL。第1个24小时硫酸镁总量为25g,之后酌情减量。24小时总量控制在22.5～25g。

自20世纪80年代初使用硫酸镁静脉滴注治疗重度子痫前期,硫酸镁用量在第1个24小时用22.5～25g,用法:①硫酸镁2.5g,稀释在5%的葡萄糖溶液20mL中缓慢静脉注射。②或者不用静脉注射,改用硫酸镁5g加入5%葡萄糖液100～200mL中静脉滴注,1小时内滴完。这样既可使血镁迅速达止惊的有效浓度,又可避免高浓度的硫酸瞬时进入心脏引起房室传导阻滞,致心搏骤停。③之以硫酸镁15g加入5%葡萄糖液500～1000mL静脉滴注,1.5～2g/h。④夜间(约晚上10pm)肌内注射硫酸镁2.5～5.0g,一般在静脉用药后5～6小时以上,或前次用药5～6小时后始能加用肌内注射,因硫酸镁的半衰期为6小时。⑤用药1～2天后,若病情稳定,而孕周未达34周,胎儿未成熟,需延长孕周者,可用硫酸镁15g加入5%葡萄糖液500～1000mL静脉滴注,1.5～2g/h,用药天数酌情而定。

我国学者丛克家研究各种治疗方案患者血中镁浓度,硫酸镁用量每天浓度20.0～22.5g,在不同时间段血镁浓度均达有效浓度(1.73～2.96mmol),用首剂负荷量后血镁浓度迅速上升至1.76mmol/L,达到制止抽搐的有效血镁浓度。静脉滴注后5小时,血镁浓度已下降到1.64mmol/L,接近基础值,药效减弱,故主张静脉滴注后加用肌内注射。监测血镁浓度,按上述的使用方法,在用药2～4小时后,血镁浓度达4.8～5mEq/L,在连续静脉滴注6小时后血镁浓度4.6mEq/L,能维持有效治疗量。硫酸镁用量多控制在20g/d左右,亦收到治疗效果,未发生过镁中毒反应。我国南方人、北方人体重差异较大,用药时注意按患者体重调整用量。我们认为,国外学者提出的硫酸镁每日用量可达30g以上,甚至更高,不适合亚洲低体重人群,临床中应注意,以免引起镁毒性反应。

硫酸镁主要是防止或控制抽搐,用于紧急处理子痫或重度子痫前期患者,用药天数视病情而定,治疗或防止抽搐有效浓度为1.7～2.96mmol/L,若血清镁离子浓度超过3mmol/L,即可发生镁中毒。正常人血镁浓度为1mmol/L左右,当血镁≥3mmol/L膝反射减弱,≥5mmol/L可发生呼吸抑制,≥7mmol/L可发生传导阻滞,心跳骤然。硫酸镁中毒表现首先是膝反射减弱至消失,全身张力减退,呼吸困难、减慢,语言不清,严重者可出现呼吸肌麻痹,甚至呼吸、心跳停止,危及生命。曾有因硫酸镁中毒,呼吸抑制而死亡之病例发生。应引起临床医生的高度重视,严格掌握硫酸镁用药的指征、剂量、持续时间,严密观察,使既达疗效,又能防毒性反应的发生。

硫酸镁用药注意事项:用药前及用药中需定时检查膝反射是否减弱或消失;呼吸不少于16次;尿量每小时不少于25mL;或每24小时不少于600mL。硫酸镁治疗时需备钙,一旦出现中毒反应,应立即静脉注射10％葡萄糖酸钙10mL。我国近20年来,广泛应用硫酸镁治疗重度子痫前期及子痫。但大剂量的硫酸镁(22.5～25g)稀释静脉滴注,必然会增加患者细胞外组织液、明显水肿和造成血管内皮通透性增加,可导致肺水肿。在应用硫酸镁的同时应控制液体输入量,每小时不应超过80mL,在使用硫酸镁静脉滴注期间应记录每小时尿量,如果患者尿少,需要仔细评定原因,并考虑中心静脉压(CVP)/肺毛细血管压监测。根据病情结合CVP调整液体的出入量。如果出现肺水肿的迹象,应给予20mg的呋塞米。

(5)血管扩张剂:血管扩张剂硝酸甘油、硝普钠、酚妥拉明,是强有力的速效的血管扩张剂,扩张周围血管使血压下降,可应用于妊娠期高血压疾病,急进性高血压。

具体用法:

1)硝酸甘油:硝酸甘油为静脉扩张剂,常用20mg溶于5％葡萄糖250mL静脉滴注,滴速视血压而调节,血压降至预期值时调整剂量至10～15滴/分,或输液泵调节滴速,为5～20μg/min。或用硝酸甘油20mg溶于5％葡萄糖50mL用微量泵推注,开始为5μg/min,以后每3～5分钟增加5μg,直至20μg/min,即有良好疗效。用药期间应每15分钟测一次血压。

2)酚妥拉明:酚安拉明为小动脉扩张剂,可选择性扩张肺动脉,常用10～20mg溶于5％葡萄糖液250mL中静脉滴注,以0.04～0.1mg/min速度输入,严密观察血压,根据血压调节滴速。或用10～20mg溶于5％葡萄糖液50mL中用微量泵推注。先以0.04～0.1mg/min速度输入,根据血压调整滴速。酚妥拉明有时会引起心动过速,心律异常,特别是用静脉泵推注,现已少用。

3)硝普钠:硝普钠兼有扩张静脉和小动脉的作用,常用25～50mg加入5％葡萄糖液500mL中静脉滴注(避光)或25mg溶于5％葡萄糖液50mL中用微量泵静脉注射。开始剂量为8～16μg/mm,逐渐增至20μg/min,视血压与病情调整剂量。用药期间严密观察病情和血压。每个剂量只用6小时,超过6小时需更换新药液。24小时用药不超过100mg,产前用药不超过24小时,用药不超过5天,仅用于急性高血压或妊娠高血压疾病合并心力衰竭的患者。硝普钠能迅速通过胎盘进入胎儿体内,其代谢产物氰化物对胎儿有毒性作用,不宜在妊娠期使用。

(6)利尿利尿剂仅在必要时应用,不做常规使用。①利尿指征:a.急性心力衰竭、肺水肿、脑水肿。b.全身性水肿。c.慢性血管性疾病如慢性肾炎、慢性高血压等。d.血容量过高,有潜在性肺水肿发生者。②药物:a.呋塞米(速尿):20～40mg溶于5％葡萄糖液20～40mL中缓慢静脉注射(5分钟以上)。必要时可用呋塞米160～200mg静脉滴注,可同时应用酚妥拉明10～20mg静脉滴注。适用于肺水肿、心、肾衰竭。b.甘露醇:20％甘露醇250mL静脉滴注(30分钟滴完)。仅适用于脑水肿,降低脑内压、消除脑水肿。心功能不全者禁用。

(7)镇静镇静剂兼有镇静及抗惊厥作用,不常规使用,对于子痫前期和子痫,或精神紧张、睡眠不足时可选择镇静剂。

1)地西泮(安定):具有较强的镇静和止惊作用,用法:10mg 肌内注射或静脉注射(必须在 2 分钟以上),必要时可重复一次,抽搐过程中不可使用。

2)冬眠药物:一般用氯丙嗪、异丙嗪各 50mg,哌替啶 100mg 混合为一个剂量,称冬眠 Ⅰ号。一般用 1/3～1/2 量肌内注射或稀释静脉注射,余下 2/3 量作静脉缓慢滴注,维持镇静 作用。用异丙嗪 25mg、哌替啶 50mg 配合称"杜非合剂",肌内注射有良好的镇定作用,间隔 12 小时可重复一次。氯丙嗪可使血压急剧下降,导致肾及子宫胎盘供血不足,胎儿缺氧,且对 母亲肝脏损害,目前仅用于应用安定、硫酸镁镇静无效的患者。

3)苯巴比妥:100～200mg 肌内注射,必要时重复使用。用于镇静口服剂量 30～60mg, 3 次/天,本药易蓄积中毒,最好在连用 4～5 天后停药 1～2 天。目前已较少用。

(8)抗凝和扩容:子痫前期存在血凝障碍,某些患者血液高凝,呈慢性 DIC 改变,需进行适 当的抗凝治疗。

1)抗凝参考指征:①多发性出血倾向。②高血黏度血症,血液浓缩。③多发性微血管栓塞 之症状体征,如皮肤皮下栓塞、坏死及早期出现的肾、脑、肺功能不全。④胎儿宫内发育迟缓、 胎盘功能低下、脐血流异常、胎盘梗死、血栓形成的可能。⑤不容易以原发病解释的微循环衰 竭与休克。⑥实验室检查呈 DIC 高凝期,或前 DIC 改变:如血小板<$100×10^9$/L 或进行性减 少;凝血酶原时间比正常对照延长或缩短 3 秒;纤维蛋白原低于 1.5g/L 或呈进行性下降或超 过 4g/L;3P 试验阳性,或 FDP 超过 0.2g/L,D-二聚体阳性(20μg/mL)并是进行性增高;血液 中红细胞碎片比例超过 2%。

2)推荐用药:①丹参注射液 12～15g 加入 5%葡萄糖液 500mL 静脉滴注。②川芎嗪注射 液 150mg 加入 5%葡萄糖液滴注。以上二药适用于高血黏度、血液浓缩者,或胎儿发育迟缓、 病情较轻者。③低分子肝素:分子量<10000 的肝素称低分子肝素,即 LMH0.2mL(1 支)皮下 注射。适用于胎儿宫内发育迟缓、胎盘功能低下、胎盘梗死,或重度子痫前期、子痫有早期 DIC (前-DIC)倾向者。④小剂量肝素:普通肝素 12.5～25mg 溶于 5%葡萄糖液 250mL 内缓慢静 脉滴注,或 0.5～1.0mg/kg,加入葡萄糖溶液 250mL 分段静脉滴注,每 6 小时为一时间段。滴 注过程中需监测 DIC 指标,以调剂量。普通肝素用于急性及慢性 DIC 患者。产前 24 小时停 用肝素,产后肝素慎用、量要小,以免产后出血。⑤亦可用少量新鲜冰冻血浆 200～400mL。

3)液体平衡:20 世纪 70～80 年代研究认为,妊娠高血压疾病,特别是重度子痫前期患者, 存在血液浓缩,胎盘有效循环量下降,故提出扩充血容量稀释血液疗法。多年来,在临床实践 中发现,有因液体的过多注入,加重心脏负担诱发肺水肿的报道。产妇的病死率与使用过多的 侵入性液体相关。对于有严重低蛋白血症贫血者,可选用人血清蛋白、血浆、全血等。对于某 些重度子痫前期、子痫妇女,有血液浓缩,有效循环量下降、胎盘血流量下降或水电解质紊乱情 况,可慎重的使用胶体或晶体液。现一般不主张用扩容剂,认为会加重心肺负担,若血管内负 荷严重过量,可导致脑水肿与肺水肿。多项调查结果表明,扩容治疗不利于妊娠高血压疾病患 者。尿量减少的处理应采用期待的方法,必要时用 CVP 监测,而不要过多的液体输入。重度 子痫前期患者,施行剖宫产术麻醉前不必输入过多的晶体液,因没有任何证据表明晶体液可以 预防低血压。

4.子痫的治疗原则

(1)控制抽搐:①安定 10mg 缓慢静脉推注;继之以安定 20mg 加入 5％葡萄糖 250mL 中缓慢静脉滴注,根据病情调整滴速。②亦可选用冬眠合剂 I 号(氯丙嗪、异丙嗪各 50mg、哌替啶 100mg)1/3～1/2 量稀释缓慢静脉注射,1/2 量加入 5％葡萄糖 250mL 中缓慢静脉滴注,根据病情调整速度。③或用硫酸镁 2.5g 加 5％葡萄糖 40mL 缓慢推注;或 25％硫酸镁 20mL 加入 5％葡萄糖 100mL 中快速静脉滴注,30 分钟内滴完,后继续静脉点滴硫酸镁,以 1～2g/h 速度维持。注意硫酸镁与镇静剂同时应用时,对呼吸抑制的协同作用。

(2)纠正缺氧和酸中毒:保持呼吸道通畅,面罩给氧,必要时气管插管,经常测血氧分压,预防脑缺氧;注意纠正酸中毒。

(3)控制血压:控制血压方法同重度子痫前期。

(4)终止妊娠:抽搐控制后未能分娩者行剖宫产。

(5)降低颅内压:20％甘露醇 0.5mL/kg,静脉滴注,现已少用,因会加重心脏负担。现常用呋塞米 20mg 静脉注射,能快速降低颅内压。

(6)必要时作介入性血流动力学监测(CVP),特别在少尿及有肺水肿可能者。

(7)其他治疗原则同重度子痫前期。Richard 子痫昏迷治疗方案:①立即用硫酸镁控制抽搐,舒张压＞110mmHg,加用降压药。②24 小时内常规用地塞米松 5～10mg,莫斐管内滴注,以减轻脑水肿。③监测血压、保持呼吸道通畅、供氧,必要时气管插管。④经常测血氧分压,预防脑缺氧。⑤终止妊娠,已停止抽搐 4～6 小时不能分娩者急行剖宫产。⑥置患者于 30 度半卧位,降低颅内静脉压。⑦产后如仍不清醒,无反应,注意与脑出血鉴别,有条件医院作 CT 检查。⑧神经反射监护。⑨降低颅内压,20％甘露醇 0.5mL/kg 静脉滴注降低颅内压。

(8)终止妊娠:因妊娠期高血压疾病是孕产妇特有的疾病,随着妊娠的终止可自行好转,故适时以适当的方法终止妊娠是最理想的治疗途径。

1)终止妊娠时机:密切监护母亲病情和胎儿宫内健康情况,监测胎盘功能及胎儿成熟度,终止妊娠时机:①重度子痫前期积极治疗 2～3 天,为避免母亲严重并发症,亦应积极终止妊娠。②子痫控制 6～12 小时的孕妇,必要时子痫控制 2 小时后亦可考虑终止妊娠。③有明显脏器损害,或严重并发症危及母体者应终止妊娠。④孕 34 周前经治疗无效者,期待治疗延长孕周虽可望改善围产儿的病死率,但与产妇病死率相关。对早发型子痫前期孕 32 周后亦可考虑终止妊娠。⑤重度子痫经积极治疗,于孕 34 周后可考虑终止妊娠。

2)终止妊娠指征。多主张以下几点:①重度子痫前期患者经积极治疗 24～72 小时仍无明显好转;病情有加剧的可能,特别是出现严重并发症者。②重度子痫前期患者孕周已超 34 周。③子痫前期患者,孕龄不足 34 周,胎盘功能减退,胎儿尚未成熟,可用地塞米松促胎肺成熟后终止妊娠。④子痫控制后 2 小时可考虑终止妊娠。⑤在观察病情中遇有下列情况应考虑终止妊娠:胎盘早剥、视网膜出血、视网膜剥离、皮质盲、视力障碍、失明、肝酶明显升高、血小板减少、少尿、无尿、肺水肿、明显胸腹腔积液等、胎儿窘迫;胎心监护出现重度变异减速、多个延长减速和频发慢期减速等提示病情严重的症候时应考虑终止妊娠。

3)终止妊娠的方法。①阴道分娩:病情稳定,宫颈成熟,估计引产能够成功已临产者,不存在其他剖宫产产科指征者,可以选用阴道分娩。②剖宫产:病情重,不具备阴道分娩条件者,宜行剖宫产术。子痫前期患者使用麻醉方式是有争议的,但是如果母亲凝血功能正常,没有存在低血容量,使用硬膜外麻醉是安全、有效的,不会引起全身麻醉所致的血压升高。

4)产褥期处理:重症患者在产后 24～72 小时内,尤其 24 小时内,仍有可能发生子痫,需继续积极治疗,包括应用镇静、降压、解痉等药物。产后检查时,应随访血压、蛋白尿及心肾功能情况,如发现异常,应及时治疗,防止后遗症发生。

(9)其他药物治疗。

1)心钠素:是人工合成的心钠衍化物,为心肌细胞分泌的活性物质,具有很强的降压利尿作用。主要作用是增加肾血流量,提高肾小球滤过率,降低血管紧张素受体的亲和力,可对抗 A II 的缩血管作用。具有强大的利钠、利尿及扩张血管活性。80 年代有报道,经临床应用人心钠素Ⅲ(haANPⅢ)治疗妊娠期高血压疾病并发心力衰竭,心力衰竭可获得控制,血压下降,水肿消退,蛋白尿转阴,是治疗妊娠期高血压疾病引起心力衰竭的理想药物,近年应用较少,临床资料报道不多。

2)抗凝血酶(AT-Ⅲ):抗凝血酶对各种凝血机制中的酶具有抑制作用,实验证明抗凝血可以预防妊娠期高血压疾病动物模型上的血压升高和蛋白尿的发生,因此 AT-Ⅲ 很可能可以有效地处理子痫前期患者的临床症状和体征。重度子痫前期时 AT-Ⅲ下降,如 AT-Ⅲ/C 下降 70% 以下则有出现血栓的危险。一般可静脉滴注,AT-Ⅲ1000～3000U,血中 AT-Ⅲ/C 上升至 130%～140%。如同时应用小剂量肝素可提高抗凝效果。

3)血管紧张素转换酶(ACE)抑制剂:卡托普利或厄贝沙坦,其作用是抑制血管紧张素转换酶(ACE)活性,阻止血管紧张素Ⅰ转换成血管紧张素Ⅱ,有明显降低外周阻力,增加肾血流量的作用。但这些药物可导致胎儿死亡、羊水少、新生儿无尿、肾衰竭、胎儿生长迟缓、新生儿低血压和动脉导管未闭,因此任何妊娠妇女均禁忌用血管紧张素转换酶(ACE)抑制剂,孕期禁止使用。

4)L-精氨酸:最近的报道认为 NO 和前列环素的减少可能是妊娠期高血压疾病发病机制的主要原因,与血管舒张因子和收缩因子的不平衡有关。L-Arg 是合成 NO 的底物,它可以刺激血管内皮细胞的 NO 合成酶(NOS)而增加 NO 的合成和释放,通过扩张外周血管发挥降压作用。随着人们对 NO 的了解逐步深入,L-Arg 在临床和基础的研究和应用更加广泛。近年国外已有应用 L-Arg 治疗或辅助治疗高血压的报道。

国内学者高连如、刘国庆报道:高血压患者静脉滴注 LArg(20g/150mL/30min)5 分钟后血压开始下降,15 分钟达稳定值,平均动脉压以(115.4±9.9)mmHg 降至(88.5±7.6)mmHg。2007 年国外有学者对尿蛋白阴性的妊娠高血压患者及尿蛋白>300mg/24h 的子痫前期患者各 40 例用 L-Arg 治疗;L-Arg20g/500mL 静脉滴注 qd×5 天,再跟随 4g/d,口服 2 周或安慰剂治疗。结果见在用 L-Arg 治疗组的患者收缩压与安慰剂组相比有明显下降,认为应用 L-Arg 治疗有希望可以延长孕周和降低低体重儿的发生率。但左旋精氨酸在预防子痫前期的发生方面还缺乏大样本的研究。

2006 年 Rytiewski 报道,应用 L-Arginine 治疗子痫前期,口服 L-arginine 3g/d(L-Arg 组)40 例,安慰剂组 41 例。结果提示应用 L-Arg 组病例的胎儿大脑中动脉的灌注量增加,脑-胎盘血流量比率增加,分娩新生儿 Apgar 评分较高,提供口服 L-Arg 治疗子痫前期的患者似乎有希望延长孕周改善新生儿结局。但还需要大样本的研究以进一步的得到证实。

总的认为,对子痫前期患者给予 L－Arg 治疗可能通过增加内皮系统和 NO 的生物活性降低血压,认为应用 L－Arg 治疗可能改善子痫前期患者内皮细胞的功能,是一种新的、安全、有效的治疗预防子痫前期的方法。

5)硝酸甘油(NG):用于治疗心血管疾病已多年,随着 NO 的研究不断深入,其作用机制得到进一步的认识,目前认为 NG 在体内代谢和释放外源性 NO,促进血管内生成一氧化氮,通过一系列信使介导,改变蛋白质磷酸化产生平滑肌松弛作用。由于有强大的动静脉系统扩张作用,使其对其相关的组织器官产生作用。NG 还能有效地抑制血小板聚集。在先兆子痫患者应用 NG 能降低患者血压和脐动脉搏动指数(PI)。

有学者报道应用 NG 治疗子痫前期,用硝酸甘油 20mg 加入生理盐水 50mL 用静脉泵推注,注射速度 5～20μg/min,5～7 天,与用 $MgSO_4$ 病例比较,见前者 SBP、DBP、MAP 均较后者低,新生儿低 Apgar 评分,新生儿转入 NICU 数 NG 组较 $MgSO_4$ 组低。母亲急性心力衰竭、肺水肿的发生率 NG 组较 $MgSO_4$ 组明显降低。但硝酸甘油作用时间短,停药后数分钟降压作用消失,故宜与长效钙离子拮抗剂合用。

有学者应用 NG 治疗没有并发症的子痫前期,方法为硝酸甘油 25mg 加入 5% 葡萄糖 20～30mL 用静脉泵推注,以 5～20μg/min,5～7 天后改用缓释的钙离子拮抗剂拜新同口服,直至分娩,平均治疗时间 2 周。由于孕周延长,新生儿低 Apgar 评分,入 NICU 的病例比用 $MgSO_4$ 治疗组低,母婴预后较好,母体无严重并发症发生。

多项研究认为,NG 治疗子痫前期不仅可扩张母体血管,还可明显降低脐－胎盘血管阻力,有助于改善宫内环境,而且未发现胎心有变化;但 NG 是否会对胎儿的血管张力、血压、外周血管阻力和血小板、左旋精氨酸功能产生不良影响,及其确切疗效有待于进一步的研究。

6)免疫学方面的治疗:目前研究认为先兆子痫是胎盘免疫复合物的产生超过消除能力而引发的炎症反应,促使大量滋养层细胞凋亡、坏死和氧化应邀。这观点引起新的治疗方案的产生,目前针对免疫学的治疗有以下几点研究进展:①抑制补体活化、调整补体治疗炎症反应:认为单克隆抗体 C_3 抑制剂、多抑制素、C_5 结合抗体、C_{5a} 受体拮抗剂可能是预防和治疗先兆子痫的理想药物。②降低免疫复合物的产生:在先兆子痫最有效减少免疫复合物的产生自然方法是娩出胎盘。理论上,减少免疫复合物水平的药物治疗,可以减少患者体内抗体的产生。目前研究认为,通过 CD20 单克隆抗体实现中断 B 细胞抗体产生,美国有研究者用一种治疗自身免疫性疾病的药物—单克隆抗体用于先兆子痫的治疗,推测此单克隆抗体可减少 B 细胞抗体水平,以减少免疫复合物的产生。③免疫炎症反应的调控:控制先兆子痫免疫反应的方法包括抗感染症药物(如地塞米松)及单克隆抗细胞因子抗体,如肿瘤坏死因子(TNF)－α 抗体可溶性肿瘤坏死因子受体(抑制性肿瘤坏死因子);白细胞介素 1(IL－1)受体拮抗剂已用于试验治疗脓毒症的全身炎症反应。有研究报道指出先兆子痫存在胎盘功能和血清抑制性细胞因子水平如 IL－10 的不足。因此,抑制细胞因子可能对治疗有效。④抑制粒细胞活性:免疫复合物直接活化效应细胞,参与错综复杂的炎症结局过程,在这过程中粒细胞 Fcγ 受体起关键性作用,有研究认为,抑制性受体 FcγRⅡB 上调,提高免疫复合物刺激阈从而与 IgG 抗体反应抑制了炎症反应。临床上有使用静脉注射免疫球蛋白(IVIG)诱导抑制 FcγRⅡB 受体的表达,从而提高免疫复合物激活 FeyRⅡ受体的刺激阈。Branch 等人研究初步确定了 IVIG 对抗磷脂综合征妊娠妇女及其新生儿的治疗有显著效果。

七、预防

鉴于妊娠期高血压疾病严重危害孕产妇及围生儿的健康及生命,做好妊娠期高血压疾病预防工作尤为重要。但是由于该疾病发病机制尚未阐明,故预防较为困难。世界范围内呼吁增强国民经济实力,提高全民族文化水平,健全医疗保障体系是降低妊娠期高血压疾病发生率的根本。提高三级医疗保健质量,对存在高危因素的孕妇定期检查、加强产前保健监测及记录是降低此病发生及改善结局的关键。教育孕妇保持良好的心态、愉悦的心情,适当进行体育锻炼,养成良好的饮食习惯,控制体重,保证足够的休息,劳逸结合,避免高危因素的发生,是预防妊娠期高血压疾病的有效措施。

(一)妊娠期高血压高危因素

妊娠期高血压疾病的高危因素流行病学调查发现,初产妇、孕妇年龄<18 岁或>40 岁、多胎妊娠、妊娠期高血压病史及家族史、慢性高血压、慢性肾炎、抗磷脂综合征、糖尿病、营养不良、低社会经济状况均与妊娠期高血压疾病发病风险增加相关。

产次因素:妊娠期高血压疾病好发于初次妊娠。Skjaerven 等根据挪威医学登记资料发现,其先兆子痫发生于第一次妊娠、第二次妊娠及第三次妊娠者各为 3.9%、1.7%、1.8%。由此可见,第一胎先兆子痫发生率高。

年龄因素:Skaznik 等、Dcmir 等研究表明,年龄≥35 岁及<19 岁的初孕妇妊娠期高血压疾病的患病风险增高。

妊娠期高血压疾病病史因素:若初次妊娠患妊娠期高血压疾病,则第二次患妊娠期高血压疾病的危险性增加。

孕妇低出生体重因素:Innes 等认为孕妇自身出生体重与妊娠高血压疾病风险呈 U 形相关,即过低与过高出生体重具有极高的风险。

此外,与胰岛素抵抗、糖尿病、肥胖因素、多囊卵巢疾病、吸烟状况、钙摄入不足、慢性高血压病史、妊娠间隔时间、辅助生殖等有关。

(二)药物预防

对于用药物是否可预防妊娠期高血压疾病的发生尚未达成共识。目前预防性用药主要集中在钙剂、抗氧化药以及抗凝药物上。

1.补充钙剂

很多来自不同国家的小样本单中心随机对照双盲试验认为孕妇孕期补充钙可以降低妊娠期高血压疾病的发生率。建议孕妇每日补钙 1~2g 升高血清钙含量,降低细胞内钙离子浓度,进而松弛平滑肌,预防血压升高。但是美国食品及药物管理协会一项大样本研究表明补充钙剂对降低妊娠期高血压疾病发病率作用不肯定。世界卫生组织一项随机研究结果则认为每天补充钙剂 1~1.5g/d 不能预防先兆子痫的发生,但是可能降低先兆子痫患者病情的严重程度,从而降低母儿的病死率,同时认为补钙仅对降低摄钙较低人群发病率有效。

2.抗氧化剂(维生素 C 及维生素 E 等)

鉴于对氧化应激学说的认识,有学者推测在孕期补充维生素 C 和维生素 E 可能降低妊娠期高血压疾病的发生,并进行相关研究,部分早期文献报道补充维生素 C 和维生素 E 可降低子痫前期的发病率,但是近期研究孕期补充维生素 E 及维生素 C 预防子痫前期的发生作用甚微,Polyzos NP 的一项文献回顾性综述认为补充维生素 E 和维生素 C 预防妊娠期高血压的作用甚小,因此对于抗氧化剂能否预防高血压疾病并不确定,需进一步研究加以证实,但是对于摄入新鲜蔬菜及水果较少的孕妇,补充维生素 C 是积极可行的。

3.阿司匹林

阿司匹林通过抑制环氧合酶(Cox)阻断花生四烯酸,减少 TXA_2 生成而发挥抗血小板聚集作用,同时,有研究证实阿司匹林可以提高血液中 IL−3 含量,有利于胎盘滋养细胞的增生和侵蚀。自 20 世纪 70 年代开始,大量早期的小样本随机安慰剂对照实验表明,小剂量阿司匹林可降低子痫前期的发生率。Askie 等进行的一项 Meta 分析研究有历史风险因素(前次子痫前期、慢性高血压、糖尿病等)的孕妇,使用小计量阿司匹林可显著降低围生儿病死率及子痫前期、自发性早产的发生率,胎儿平均出生体重增加,且不增加胎盘早剥的发生率。但近来大规模的多中心实验并不支持该结论,Lisa 等认为补充阿司匹林不能减少子痫前期的发生,对改善围生儿结局的作用甚微,同时存在孕期及分娩时母胎出血的风险。目前普遍接受的观点是:不支持常规应用阿司匹林预防妊娠期高血压,但是对于已经诊断易栓症的初产妇有易栓史的准备或者已经再次妊娠的孕妇以及有历史性风险因素的孕妇应该在孕前或早期妊娠即开始使用低剂量阿司匹林。孕期使用阿司匹林的不良反应主要是母胎出血、胎盘早剥和胎儿出生缺陷。目前研究表明:小剂量阿司匹林(60～150mg/d)对母胎都是安全的,但＞150mg/d 的剂量安全性尚不肯定。

第三章　妊娠合并症

第一节　妊娠期糖尿病

2003 年美国糖尿病学会（ADA）将糖尿病（DM）定义为由于胰岛素绝对或相对缺乏及胰岛素抵抗所致的长期高血糖为特征的临床综合征。根据病情程度分为隐性糖尿病（即糖耐量异常）和显性糖尿病。

妊娠合并糖尿病包括糖尿病患者合并妊娠和妊娠糖尿病（GDM）。糖尿病患者合并妊娠是指：孕妇既往患有糖尿病，其后发生妊娠，称为糖尿病合并妊娠，比例为 10%～20%。妊娠糖尿病（GDM）指的是在妊娠期间首次发现或发生的糖代谢异常，是妊娠期常见的并发症之一。妊娠期发现的糖尿病中约 80% 为此类型。产妇和胎婴儿的患病率和病死率增加。WHO将妊娠期糖尿病列为糖尿病的一个独立类型，按糖尿病 White 分级归入 A 级。具体细分为：A1 级，空腹血糖 FPG（FPG）＜5.8mmol/L（105mg/dL），经饮食控制，餐后 2 小时血糖＜6.7mmol/L（120mg/dL）；A2 级，FPG≥5.8mmol/L（105mg/dL），或者经饮食控制，餐后 2 小时血糖≥6.7mmol/L（120mg/dL）。

一、病因

妊娠中晚期，孕妇体内抗胰岛素样物质增加，如胎盘生乳素、雌激素、黄体酮、皮质醇和胎盘胰岛素酶等，使孕妇对胰岛素的敏感性随孕周增加而下降，为维持正常糖代谢水平，胰岛素需求量必须相应增加。对于胰岛素分泌受限的孕妇，妊娠期不能代偿这一生理变化而使血糖升高，使原有糖尿病加重或出现 GDM。

GDM 发生的高危因素：年龄 30 岁以上、肥胖、糖尿病家族史、多囊卵巢综合征、早孕期空腹尿糖反复阳性、巨大儿分娩史、GDM 史、无明显原因的多次自然流产史、胎儿畸形史、死胎史及足月新生儿呼吸窘迫综合征分娩史等。

二、诊断

（一）糖尿病合并妊娠

（1）妊娠前已确诊为糖尿病患者。

（2）妊娠前未进行过血糖检查的孕妇，尤其存在糖尿病高危因素者，首次产前检查时进行空腹血糖或随机血糖检查，达到以下标准应诊断为孕前糖尿病，而非 GDM。①妊娠期空腹血，糖≥7.0mmol/L（126mg/dL）。②妊娠期出现多饮、多食、多尿，体重不升或下降，甚至并发酮症酸中毒，伴血糖明显升高，随机血糖≥11.1mmol/L（200mg/dL）者。

（二）GDM

（1）有条件的医疗机构，在妊娠 24～28 周或 28 周以后（妊娠期未定期产前检查者），应对所有尚未被诊断为糖尿病的孕妇进行 75g 葡萄糖耐量试验（OGTT）。

OGTT 前一日晚餐后禁食 8～14 小时至次日晨（最迟不超过上午 9 时），OGTT 试验前连续 3 天正常体力活动、正常饮食，即每日进食糖类不少于 150g，检查期间静坐、禁烟。检查时，5 分钟内口服含 75g 葡萄糖的液体 300mL，分别抽取服糖前、服糖后 1 小时、2 小时的静脉血（从开始饮用葡萄糖水计算时间），放入含有氟化钠试管中采用葡萄糖氧化酶法测定血浆葡萄糖水平。

75gOGTT 诊断标准：空腹、服葡萄糖后 1 小时、2 小时三项血糖值分别为 5.1、10.0、8.5mmol/L（92、180、153mg/dL）。任何一项血糖达到或超过上述标准即诊断为 GDM。

（2）孕妇具有糖尿病高危因素或在医疗资源缺乏地区，建议妊娠 24～28 周首先检查空腹血糖。空腹血糖≥5.1mmol/L（92mg/dL），可以直接诊断为 GDM，不必再做 75gOGTT。空腹血糖≥4.4～5.1mmol/L 者，尽早做 75gOGTT。

目前不建议妊娠期进行 50g 葡萄糖负荷试验。

三、治疗

2010 年发表在 BMJ 上的一篇关于妊娠期糖尿病治疗效果的系统分析，总结妊娠期糖尿病治疗的益处。数据来源于 cmbase、Medline、AMED、BIOSIS、CCMed、CDMS、CDSR、CENTRAL、CINAHL、DARE、HTA、NHSEED、Heclinet、SciSearch 等数据库，截至 2009 年 10 月。文章的结论认为经过治疗的孕妇围生期并发症降低，如肩难产发生率降低（OR0.40，95% CI 0.21 to 0.75），子痫前期发生率降低（2.5% vs 5.5%，P＝0.02），等等。因此，只要发现妊娠期糖尿病，就应该积极治疗。

澳洲糖耐量异常研究组（ACHOIS）提供了强有力的证据表明正确处理 GDM 对妊娠女性来说都是十分必要的。这项随机对照试验招募了 1000 名糖耐量异常的女性，招募标准是：空腹血糖高于 7.7mmol/dL，餐后两小时血糖在 7.8～11.1mmol/dL 范围内。她们被随机分为 4 组接受不同的 GDM 治疗，分别是：饮食控制，血糖监测，胰岛素治疗以及常规的产科护理。在接受常规产科护理的那组患者并不知道自己患病，对于治疗组而言，目标是空腹血糖＜5.5mmol/L，餐后 2 小时血糖＜7.0mmol/L。三个干预治疗组的严重不良分娩史（死亡、肩难产、骨折、神经瘫痪）发生率约为 1%，比较而言对照组的发病率高达 4%（P＝0.01）。另外治疗组的过期妊娠、子痫前期发生率较低，两组早产率没有明显差异。另一个重要的发现是经过积极治疗的女性拥有较高的生活质量并且不容易发生产后抑郁的情况。

（一）饮食治疗

是 GDM 治疗的基本方法也是主要手段，目的是保证孕妇和胎儿的营养摄入充足的情况下，保持孕妇的血糖控制在正常范围，减少围产儿的并发症及病死率。80% 的患者可以通过饮食治疗将血糖控制在理想范围。可以由产科医生、营养科医生或从事健康教育的护士对孕妇进行饮食的宣教和指导。

1.治疗方法

少量多餐是 GDM 饮食治疗的基本原则。早、中、晚三餐的糖类量应控制在 10%～15%、20%～30%、20%～30%，加餐点心或水果的能量可以在 5%～10%，有助于预防餐前的过度饥饿感。饮食治疗过程中与胰岛素治疗要密切配合，对于使用胰岛素治疗者加餐中的糖类摄入量应加以限制。重要的是通过加餐防止低血糖的发生。例如，使用中效胰岛素的患者可在下午 3～4 点加餐;如果夜间或晚餐后经常出现低血糖,可在晚睡前半小时适当加餐。同时饮食计划必须实现个体化,要根据文化背景、生活方式、经济条件和教育程度进行合理的膳食安排和相应营养教育。

　　2.推荐营养摄入量

　　(1)总能量的计算:参考妊娠妇女孕前体重和合适的体重增长速度。对于孕前理想体重的妇女,孕期能量需求在前 3 个月为 30～38kcal/(kg 理想体重·d)(约为 2200kcal/d),4～9 个月可逐渐增加到 35～40kcal/(kg·d)(约为 2500kcal/d),以增加血容量和维持胎儿生长,理想的体重增加为 11～15kg,而超重孕妇则建议体重增加 7～11kg。仍应避免能量过度限制(<1200kcal/d),尤其是糖类摄入不足(<130g)可能导致酮症的发生,对母亲和胎儿都会产生不利影响。

　　(2)糖类:推荐摄入宜占总能量的 40%～50%,每日主食不低于 150g。对维持孕期血糖正常更为合适。应尽量避免食用精制糖。等量糖类食物选择时可优先选择低血糖指数食物。

　　(3)蛋白质:推荐摄入量为 1.0～1.2g/(kg·d)或者蛋白质占总热能的 12%～20%。

　　(4)脂肪:推荐膳食脂肪总量占能量百分比为 30%～35%。应适当限制动物脂肪、红肉类、椰子油、全牛奶制品中的饱和脂肪量,而主要由橄榄油等富含单不饱和脂肪酸应占总热能 1/3 以上。

　　(5)膳食纤维:是一种不产生热能的多糖。水果中的果胶、海带、紫菜中的藻胶、某些豆类中的胍胶和魔芋粉等有控制餐后血糖上升幅度,改善葡萄糖耐量和降低血胆固醇的作用。推荐每日摄入 20～35g。可在饮食中多选些富含膳食纤维的燕麦片、苦荞麦面等粗杂粮、海带、魔芋粉和新鲜蔬菜等。

　　(6)维生素及矿物质:妊娠期有计划地增加富含维生素 B_6、钙、钾、铁、锌、铜的食物(如瘦肉、家禽、鱼、虾和奶制品、新鲜水果和蔬菜等)。

　　有关 GDM 饮食治疗效果的相关研究比较少,但是一项随机试验的结果为 ADA 推荐的医学营养治疗(MNT)提供了理论支持。在这项研究中,215 名 GDM 患者随机分为两组,分别提供 MNT 和标准护理。结果表明,MNT 分组中更少的调查对象需要胰岛素治疗(24.6% vs 31.7%,P=0.05),同时也有趋势表明 MNT 分组中较少患者的糖化血红蛋白>6%(8.1% vs 13.6%,P=0.25)。因此 ADA 提倡所有女性都应当接受个体化的营养咨询以达到既能提供所需的营养和热量又能维持目标血糖的目的。对于超重的女性而言,推荐限制热量的 30%～33%,大约是 25kcal/kg。糖类所占热量的百分比需要限制在 35%～40%。

　　另外亦有数据支持怀孕期间实行低糖类饮食方案,并且建议食用低血糖指数(GI)的糖类。一项非随机试验表明,对于各个年龄段的 GDM 患者而言,饮食中糖类所占比例小于 42%,将会有效降低餐后血糖水平,从而降低胰岛素的使用概率。另一项研究随机将怀孕的女性分为两组,提供低 GI 种类的食物或是高 GI 种类的食物,结果表明前者的血糖水平较低,胰岛素抵抗效应较弱,并且胎儿出生体重较低。另一项关于 GI 的研究显示,对于同样 55% 糖类膳食而言,接受低 GI 饮食的女性较高 GI 饮食的女性而言,胎儿出生体重较轻(3408±78g vs 3644±90g)。后期研究将范围放大到所有的怀孕女性,它指出低 GI 糖类饮食概念在所有怀孕女性当中都是值得推荐的。

(二)GDM 的运动疗法

运动疗法可降低妊娠期基础的胰岛素抵抗,是 GDM 的综合治疗措施之一,每天 30 分钟的中等强度的运动对母儿无不良影响。可以选择一种低等至中等强度的有氧运动,或称耐力运动,主要是由机体中大肌肉群参加的持续性运动,常用的一些简单可用的有氧运动包括:步行、上肢运动、原地跑或登楼梯等。运动的时间可自 10 分钟开始,逐步延长至 30~40 分钟,其中可穿插必要的间歇时间。建议餐后进行运动。一般认为适宜的运动的次数为 3~4 次/周。

GDM 运动治疗的注意事项包括:运动前行 EKG 检查以排除心脏疾患,并需筛查出大血管和微血管的并发症。有以下并发症者视为 GDM 运动疗法的禁忌证:1 型糖尿病合并妊娠、心脏病、视网膜病变、双胎妊娠、宫颈功能不全、先兆早产或流产、胎儿宫内发育受限、前置胎盘、慢性高血压病、妊娠期高血压等。

运动时要防止低血糖反应和延迟性低血糖,预防措施包括:进食 30 分钟后进行运动,时间控制在 30~45 分钟,运动后休息 30 分钟。血糖水平低于 3.3mmol/L 或高于 13.9mmol/L 者停止运动。运动时应随身带些饼干或糖果,有低血糖先兆时可及时食用。避免清晨空腹未注射胰岛素之前进行运动。运动期间以下情况出现及时就医:阴道流血、流水、憋气、头晕眼花、严重头痛、胸痛、肌无力、宫缩痛。

(三)胰岛素治疗

当饮食和运动治疗不能将血糖控制在理想范围时,需及时应用胰岛素控制血糖。GDM 患者经饮食治疗 3~5 天后,测定孕妇 24 小时的末梢血糖(血糖轮廓试验),包括夜间血糖、三餐前 30 分钟血糖及三餐后 2 小时血糖及尿酮体。如果夜间血糖≥5.6mmol/L,餐前 30 分钟血糖≥5.8mmol/L,或餐后 2 小时血糖≥6.7mmol/L,或控制饮食后出现饥饿性酮症,增加热量摄入血糖又超过孕期标准者,应及时加用胰岛素治疗。

1.妊娠期常用的胰岛素制剂及其特点

(1)超短效人胰岛素类似物:门冬胰岛素是目前唯一被批准可以用于妊娠期的人胰岛素类似物。其特点是起效迅速,皮下注射后 5~15 分钟起效,作用高峰在注射后 30~60 分钟,药效维持时间短,大约 2~4 小时。具有最强或最佳的降低餐后高血糖的作用,用于控制餐后血糖水平,不易发生低血糖,而且使用方便,注射后可立即进食。

lispro 和 aspart 是两种新型的超短效人胰岛素类似物,并且现在已经被广泛应用。虽然在最初有一个小规模非对照试验提出 lispro 对于患有 TIDM 的患者而言具有致畸性,但这个结果并没有在接下来的研究中被进一步证实。相反其他的观察性研究证实,无论是 GDM 患者或是妊娠合并糖尿病的患者,lispro 的使用并不会影响妊娠期并发症的发生率。aspart 的相关报道并不是很多,但有一项大规模随机对照试验证实了 aspart 的有效性和安全性,该试验将 322 名怀孕的 TIDM 患者分为两组,分别使用 aspart 和常规短效人胰岛素,结果证明两组胎儿的转归并没有明显差异。另外还有几个小规模的研究同样证实了这一点。虽然在一项研究中,aspart 在一名实验对象的脐带血中被检测到,但是在其他的研究对象身上并没有发现同样的现象。这可能和生产过程中血胎屏障被破坏而患者又同时在输入胰岛素有关。

(2)短效胰岛素:其特点是起效快,剂量易于调整,可以皮下、肌肉和静脉内注射使用。皮下注射后 30 分钟起效,作用高峰在注射后 2~4 小时,药效持续时间 6~8 小时。静脉注射胰岛素后能使血糖迅速下降,半衰期为 5～6 分钟,故可用于抢救糖尿病酮症酸中毒。

(3)中效胰岛素(NPH):是含有鱼精蛋白、短效胰岛素和锌离子的混悬液,只能皮下注射而不能静脉使用。注射后必须在组织中蛋白酶的分解作用下,将胰岛素与鱼精蛋白分离,释放出胰岛素再发挥生物学效应。其特点是起效慢,注射后 2～4 小时起效,作用高峰在注射后 6～10 小时,药效持续时间长达 16～20 小时,其降低血糖的强度弱于短效胰岛素。

(4)长效胰岛素:关于长效胰岛素使用的相关实验结果较为不确定。虽然有一些使用 glargine 的病例报道和小量的病例总结显示应用 glargine 并不会增高病理妊娠的发生率。但这些病例中的大多数都是 1 型 DM 患者,而只有 48 名 GDM 患者。根据目前发表的文献和非随机对照试验来看,对于妊娠期间使用 glargine 还是值得商榷的事情。在 glargine 安全性被完全证实之前,其使用在 GDM 患者中都是不应该被推荐的。

2.胰岛素治疗方案

最符合生理要求的胰岛素治疗方案为:基础胰岛素联合餐前胰岛素。基础胰岛素的替代作用能够长达 24 小时,而餐前胰岛素能快起快落,控制餐后血糖。根据血糖监测的结果,选择个体化的胰岛素治疗方案。

(1)基础胰岛素治疗:选择中效胰岛素(NPH)睡前皮下注射适用于 FPG 高的孕妇,早餐前和睡前 2 次注射适用于睡前注射 NPH 的基础上早餐前 FPG 达标而晚餐前血糖控制不好者。

(2)餐前短效胰岛素治疗:仅为餐后血糖升高的孕妇三餐前 30 分钟注射超短效人胰岛素类似物或短效胰岛素。

(3)混合胰岛素替代治疗:中效胰岛素和短效胰岛素混合,是目前应用最普遍的一种方法,即三餐前注射短效胰岛素,睡前注射 NPH。

(4)持续皮下胰岛素输注(胰岛素泵):使用短效胰岛素或超短效胰岛素类似物,在经过一段时间多次皮下注射胰岛素摸索出一日所需的适当剂量后,采用可调程序的微型电子注射泵,模拟胰岛素的持续基础分泌和进餐前的脉冲式释放,将胰岛素持续皮下输注给患者。妊娠期间如需应用胰岛素泵,必须收治住院,在内分泌医生和产科医生的严密监护下进行,其适应证如下:①糖尿病合并妊娠血糖水平波动大,难以用胰岛素多次注射稳定血糖者;②1 型糖尿病患者应用胰岛素泵获得良好血糖控制者,可在孕期持续使用;③糖尿病急性并发症抢救期间。对于有发生低血糖危险因素、知识和理解能力有限的孕妇不易应用胰岛素泵。

3.妊娠期应用胰岛素期间的注意事项

胰岛素应从小剂量开始,0.3～0.8U/(kg·d),早餐前＞晚餐前＞中餐前,每次调整后观察 2～3 天判断疗效,每次以增减 2～4U 或不超过胰岛素用量的 20% 为宜,直至达到血糖控制目标。胰岛素治疗时清晨或空腹高血糖的处理:这种高血糖产生的原因有三方面:夜间胰岛素作用不足,黎明现象,Somogyi 现象。前两者必须在睡前加强中效胰岛素的使用,而 Somogyi 现象应减少睡前中效胰岛素的用量。

4.口服降糖药在糖尿病孕妇中的应用

对于妊娠期间口服降糖药物一直都有很大的争议。大多数政府药监部门不赞成使用,糖尿病相关组织也建议在计划怀孕期间就应当停用口服降糖药。但现在已经有了关于格列苯脲和二甲双胍随机对照试验,证明在短期之内无副作用。

格列本脲是目前临床上最广泛应用于 GDM 治疗的口服降糖药,其作用的靶器官为胰腺,99%以蛋白结合形式存在,不通过胎盘。目前的临床研究的表明该药使用方便和价格便宜,其疗效与胰岛素治疗一致。治疗期间子痫前期和新生儿光疗率升高,少部分有恶心、头痛、低血糖反应,未发现明显的致畸作用。

二甲双胍是另一个应用较为广泛的口服降糖药,其主要是通过增加胰岛素的敏感性来达到降低血糖的作用。该药孕期临床使用经验仍不充分,目前资料显示无致畸性(FDA 为 B 类),在 PCOS 的治疗过程中对早期妊娠的维持起重要作用。对宫内胎儿远期的安全性有待进一步证明。

(四)GDM 的孕期监测

孕期血糖控制目标(ADA 标准)为:FPG 维持在 3.3~5.6mmol/L;餐后 2 小时血糖控制在 4.4~6.7mmol/L;夜间血糖水平不低于 3.3mmol/L。糖化血红蛋白反映取血前 2~3 个月的平均血糖水平,可做为糖尿病长期控制的良好指标,应在 GDM 的初次评估和胰岛素治疗期间每 1~2 个月检查一次,正常值应维持在 5.5%左右。用微量血糖仪测定末梢毛细血管全血血糖水平。血糖轮廓试验是了解和监测血糖水平的常用方法。小轮廓是指每日四次(空腹及三餐后 2 小时)末梢血糖监测;对于血糖控制不良或不稳定者以及孕期应用胰岛素治疗者,应加强监测的频率,可采用大轮廓即每日七次(空腹、三餐前半小时、三餐 2 小时,午夜)血糖监测;血糖控制稳定至少应每周行血糖轮廓试验监测一次,根据血糖监测结果及时调整胰岛素的用量。不主张使用连续血糖检测仪作为常规监测手段。

妊娠中晚期尿糖阳性并不能真正反映患者的血糖水平,尿糖结果仅供参考。检测尿酮体有助于及时发现孕妇摄取糖类或热量不足,也是早期糖尿病酮症酸中毒的一个敏感指标,应定期监测。

(五)孕妇并发症的监测

每 1~2 周监测血压及尿蛋白,一旦并发先兆子痫,按先兆子痫原则处理;注意患者的宫高曲线,如宫高增长过快,或子宫张力增大,及时行 B 超检查,了解羊水量。孕期出现不明原因恶心、呕吐、乏力、头痛甚至昏迷者,注意检查患者的血糖,尿酮,必要时行血气分析,明确诊断。

在孕早中期开始进行超声波胎儿结构筛查,尤其要注意检查中枢神经系统和心脏的发育(复杂性先天性心脏病、无脑儿、脊柱裂、骨骼发育不全等)。孕中期后应每月一次超声波检查,了解胎儿的生长情况。自孕 32~34 周起根据孕妇的情况,可开始行 NST,每周 1 次;同时可行超声多普勒检查了解脐动脉血流情况。足月后应结合宫高和超声测量充分评估胎儿的体重以及宫内的安全性,制订分娩时机和分娩方式,减少分娩期并发症的发生。

(六)围术期及产程中的治疗

分娩期及围术期胰岛素的使用原则:产程中、术中、产后非正常饮食期间停用所有皮下注射胰岛素,改用胰岛素静脉滴注,避免出现高血糖或低血糖。供给足够葡萄糖,以满足基础代谢需要和应激状态下的能量消耗。供给胰岛素以防止酮症酸中毒的发生,控制高血糖,并有利于糖的利用。保持适当血容量和电解质代谢平衡。产前或手术前必须测定血糖、尿酮体及尿糖。选择性手术还要行电解质、血气、肝肾功能检查。每 1~2 小时监测一次血糖,根据血糖值维持小剂量胰岛素静脉滴注。

具体方案:产前需胰岛素控制血糖者计划分娩时,引产前一日睡前中效胰岛素正常使用;引产当日停用早餐前胰岛素;给予静脉内滴注普通生理盐水;一旦正式临产或血糖水平减低至3.9mmol/L以下时,静脉滴注从生理盐水改为5%葡萄糖液并以100~150mL/h的速度输注,以维持血糖水平大约在5.6mmol/L左右;若血糖水平超过5.6mmol/L,则采用5%葡萄糖液250mL/h,加短效胰岛素,按1.25U/h的速度静脉输注;血糖水平采用快速血糖仪每小时监测1次,调整胰岛素或葡萄糖输注的速度。

(七)GDM 的产后处理

未恢复正常饮食前要密切监测血糖水平及尿酮体,根据检测结果调整胰岛素的用量。术后鼓励患者尽早起床活动,鼓励母乳喂养,尽早恢复进食,一旦恢复正常饮食,停止静脉滴注胰岛素,并及时行血糖大轮廓试验。血糖大轮廓试验异常者,应用胰岛素皮下注射,根据血糖水平调整剂量,所需胰岛素的剂量往往较孕期明显减少约1/2~2/3,产后恢复正常血糖者无须继续胰岛素治疗。若产后 FPG 反复≥7.0mmol/L,应视为糖尿病合并妊娠,即转内分泌专科治疗。新生儿出生后及时喂糖水以预防新生儿低血糖,生后半小时应查血糖,如出现低血糖,及时转儿科。

(八)GDM 的产后随访

出院前要进行产后随访的宣教,指导生活方式、合理饮食及适当运动。了解产后血糖的恢复情况。产后6~12周,行 OGTT 口服 75g 葡萄糖,测空腹及服糖后 2 小时血糖,按照 WHO 的标准明确有无糖代谢异常及种类。糖代谢正常:FPG<6.11mmol/L,服糖后 2 小时血糖<7.8mmol/L;空腹血糖受损(IFG):7.0mmol/L>FPG≥6.11mmol/L;糖耐量受损(IGT):11.1mmol/L>2hPG≥7.8mmol/L;糖尿病:FPG≥7.0mmol/L,和(或)服糖后 2 小时血糖≥11.1mmol/L。建议有条件者每年随访一次。

(九)糖尿病教育

自我管理是 GDM 治疗中至关重要的环节。因此,对于糖尿病护理团队而言,对育龄女性进行知识普及和健康教育是十分必需的。其中包括提供 GDM 和血糖监测的相关知识,饮食方面的咨询以及提供产后的健康生活方式。因此可见营养师和糖尿病宣教者在 GDM 患者的治疗过程中占有十分重要的地位。ADA 近期发布了有关女性糖尿病患者妊娠期间医疗保健的专家建议,其主要内容包括:进行妊娠前相关教育、评价并积极治疗伴发的糖尿病并发症和心血管等疾病、建议患者血糖水平稳定达标后再考虑妊娠、妊娠前建议进行强化胰岛素治疗以获得最佳临床疗效、妊娠前积极控制血压、血脂等危险因素等。

有证据表明,对于糖耐量异常的人群来说,减轻体重的 5%~7%将会有效地预防和延缓糖尿病的发生。Diabetes Prevention Program 和 Finnish Diabetes Prevention Study 两个组织的研究都指出,严格的干预手段,包括生活方式、运动监督和热量管理是十分有效的。这两个组织中 15%的研究对象为 GDM 患者,这种管理模式在 GDM 患者中同样被推荐,但是目前对于放宽标准的干预方案是否能产生同样的效果尚无定论。迄今为止,只有一些小规模的短期研究关注于单独的膳食管理,或是一些兼顾生活方式和体育锻炼的研究,并没有明确的结果显示对糖耐量异常的患者有效果。某种程度上来说,这与产后的年轻女性很难做到维持健康生活方式有关,因为她们要养育子女、回归原来的工作岗位,并且还要考虑接受成人再教育,尽管如此,健康饮食和适量的体育运动是绝对值得推荐的。

　　总之,GDM 是一种发病率很高的常见疾病,在发病的初期就需要进行干预和治疗。在正确的干预治疗方案下,GDM 对妊娠带来的风险和危害将会被降到最低。但 GDM 患者同样拥有远期糖尿病发生的高风险因素。因此在顺利分娩之后,健康的生活方式和定期的糖尿病筛查仍然是必须的,这样才能有效减低糖尿病的发病率。

第二节　妊娠合并心脏病

　　妊娠合并心脏病是严重的妊娠并发症,在我国孕产妇死因顺位中高居第二位,为非直接产科死因的第一位。最常见的妊娠合并心脏病种类是先天性心脏病、风湿性心脏病、妊娠期高血压疾病性心脏病、围生期心脏病、心肌炎。

一、病因

(一)妊娠对心血管系统的影响

1.妊娠期

随着妊娠的进展,子宫逐渐增大,胎盘循环建立,母体代谢率增高,内分泌系统也发生许多变化,孕 32～34 周血容量达高峰,血容量增加引起心排出量增加和心率加快。

2.分娩期

分娩期为心脏负担最重的时期,患心脏病的孕妇极易发生心力衰竭。

3.产褥期

产后 3 天内仍是心脏负担较重时期。妊娠期出现的一系列心血管系统变化在产褥期不能立即恢复到孕前状态。

(二)妊娠合并心脏病的种类

1.先天性心脏病

包括房间隔缺损、室间隔缺损、动脉导管未闭、法洛四联症、艾森曼格综合征、肺动脉口狭窄、主动脉缩窄、马方综合征。

2.风湿性心脏病

包括二尖瓣狭窄、二尖瓣关闭不全、主动脉瓣关闭不全及狭窄。

3.妊娠期高血压疾病性心脏病

既往无心脏病症状及体征,而突然发生以左心衰竭为主的全心衰竭者称妊娠期高血压疾病性心脏病。

4.围生期心肌病

指发生于妊娠期最后 3 个月至产后 6 个月内的心肌疾病。

5.心肌炎

可发生于妊娠任何阶段,是心肌本身局灶性或弥散性炎性疾病。

二、种类

妊娠合并心脏病以风湿性心脏病最为多见,先天性心脏病次之,再依次为妊娠期高血压疾病性心脏病及贫血性心脏病。近20年随着心血管外科的发展,先天性心脏病有可能获得早期根治或部分纠正,从而使越来越多的先天性心脏病女性能够获得妊娠和分娩的机会。在妊娠合并心脏病中,先天性心脏病已占35%～50%,跃居第1位。随着广谱抗生素的应用,风湿热的减少,风湿性心脏病的发病率逐年下降。此外,妊娠期高血压疾病性心脏病、围生期心肌病、病毒性心肌炎、各种心律失常、贫血性心脏病等在妊娠合并心脏病中也各占一定比例。而二尖瓣脱垂、慢性高血压性心脏病、甲状腺功能亢进性心脏病等少见。妊娠合并心脏病的种类及发病率随不同国家和地区的经济发展水平有一定差异,在发达国家及我国经济较发达地区,风湿热已较少见。而发展中国家及我国较贫困的边远地区仍未摆脱风湿热的困扰,风心病合并妊娠者仍较常见。

可导致孕产妇死亡的心脏病主要有:未做手术的风心病、发绀型先心病、围生期心肌病、妊高征心脏病、胸廓畸形的肺心病等。

三、诊断

(一)妊娠合并心脏病的诊断

为做好妊娠合并心脏病的防治,必须早期诊断,对以前曾有心脏病史或有过心力衰竭的患者,一般诊断多无困难。其诊断要点如下。

(1)出现级以上的收缩期杂音,响亮、粗糙,尤其伴有震颤时。

(2)有舒张期杂音或双期心杂音。

(3)严重心率失常,如心房颤动或扑动、房室传导阻滞等。

(4)X线片示心影明显扩大,尤其个别心房或心室明显扩大。

(5)超声心动图显示心瓣膜、心房或心室有病变。

(二)心脏病的心功能分级

根据对日常体力活动的耐受能力、纽约心脏病协会标准将心脏病按其功能分为Ⅰ～Ⅳ共4级。

1.Ⅰ级

进行一般体力活动不受限制,运动后也不产生心慌、气促等不适。

2.Ⅱ级

进行一般体力活动轻度受限制,运动后感心慌、气短、胸闷、乏力,休息后症状消失。

3.Ⅲ级

体力活动严重受限制,轻微活动即感心悸、气短、胸闷,休息后可好转。或以往有过心力衰竭,不论现时心功能情况如何(除非已手术解除心力衰竭的病因)均属Ⅲ级。

4.Ⅳ级

不能进行任何体力活动,休息时仍有心慌、气短等不适。

(三)妊娠合并早期心力衰竭的诊断

(1)轻微活动后即出现胸闷、气促、气短。

(2)休息时心率每分钟超过110次,呼吸频率每分钟超过20次。

（3）夜间常因胸闷而坐起呼吸，或到窗口呼吸新鲜空气。

（4）肺底部出现少量持续性湿啰音，咳嗽后不消失。

四、治疗

（一）终止妊娠

出现以下情况者，应及早终止妊娠。如妊娠已超过 3 个月，一般不考虑终止妊娠。如已发生心力衰竭，则仍以适时终止妊娠为宜。①心脏病变较重，心功能Ⅲ级以上，或曾有心力衰竭病史者；②风湿性心脏病伴有肺动脉高压、慢性心房颤动、高度房室传导阻滞，或近期内并发细菌性心内膜炎者；③先天性心脏病有明显发绀或肺动脉高压症；④合并其他较严重的疾病，如肾炎、重度高血压、肺结核等。

（二）继续妊娠

（1）加强孕期检查。①增加产检次数：心功能Ⅰ级、Ⅱ级的孕妇应增加产检次数，20 周以前每 2 周由心内科、产科医师检查 1 次，以后每周 1 次。②动态观察心脏功能：定期进行超声心动图检查，测定心脏射血分数、每分心排出量、心脏排血指数及室壁运动状态，判断随妊娠进展的心功能变化。

（2）限制体力活动，增加休息时间，每日至少保证睡眠 10 小时。

（3）保持心情舒坦，避免情绪激动。

（4）加强营养，进高蛋白、少脂肪、多维生素饮食。限制钠盐摄入，控制体重的增加速度，使每周不超过 0.5kg，整个孕期体重不超过 12kg。

（5）消除损害心功能的各种因素，如贫血、感染、低蛋白血症、妊娠期高血压疾病。

（6）孕期发现异常、心力衰竭先兆，立即住院治疗。心功能Ⅲ级或有心力衰竭者应住院治疗，并留院等待分娩。

（三）分娩期及产褥处理

1.分娩期处理流程如下

（1）心功能Ⅲ～Ⅳ级：胎儿偏大，产道条件不佳，其他产科剖宫产指征；剖宫产：①术前准备，预防性应用抗生素，术前 2～3 日酌减洋地黄用量；②麻醉：连续硬膜外阻滞，避免应用肾上腺素、麻黄碱；③手术：尽量缩短手术时间，不宜妊娠者，行输卵管结扎术，控制输液量。

（2）心功能Ⅰ～Ⅱ级：胎儿不大，胎位正常，宫颈条件良好；阴道分娩：①第一产程：适当镇静，密切监护，抗生素预防感染；②第二产程：避免用力加压，缩短产程；会阴切开或低位产钳；③第三产程：腹部压沙袋，控制输液量，防治产后出血（禁用麦角新碱）。

2.产褥期处理

（1）继续使用广谱抗生素预防感染。

（2）曾有心力衰竭的产妇应继续服用强心药物。

（3）注意体温、脉搏、呼吸及血压变化，子宫缩复与出血情况。

（4）心功能Ⅲ级以上的产妇产后不哺乳。

（5）短期内不能下床活动者，应考虑抗凝治疗。

（四）心力衰竭的治疗

妊娠合并心力衰竭与非妊娠者心力衰竭的治疗原则类同。针对发生心力衰竭的病因，在心血管内科医师的指导下,可选择以下处理方法。

1.扩血管

(1)扩张静脉,减少静脉回流:硝酸异山梨酯(消心痛)10mg 舌下含服,每日 3～6 次;硝酸甘油,开始以每分钟 5～10μg 静脉滴注,以 20～50μg/min 维持。

(2)扩张动脉,减轻心脏后负荷:酚妥拉明,静脉滴注从 0.1mg/min 开始,每隔 10～15 分钟加 0.1mg/min。

2.利尿

呋塞米 20～40mg 静脉注射,必要时 4 小时后重复 1 次。用药时要注意电解质平衡,警惕低钾血症。

3.强心

应用快速洋地黄制剂以改善心肌状况。

(1)去乙酰毛花苷(西地兰):首选,用 0.4mg 加入 25%葡萄糖液 20mL,缓慢静脉注射,需要时间隔 2～4 小时后加用 0.2～0.4mg,总剂量不超过 1.2mg。

(2)毒毛花苷 K:0.25mg 加 25%葡萄糖液 20mL,缓慢静脉注射,需要时 2～4 小时后再注射 0.125～0.25mg,适当的洋地黄化量为 0.5mg。

(3)地高辛:早期心力衰竭,病情发生缓慢或病情不危急时,可使用作用较慢的洋地黄类药物,如地高辛 0.25mg 口服,每日 2 次,2～3 天后改为维持量 0.125～0.25mg,每日 1 次,用药过程中监测心率。

4.镇静

哌替啶 50～100mg 肌内注射,已有休克或呼吸抑制者慎用。

5.减少回心静脉血量

患者取半坐位,两腿下垂,必要时可用止血带轮流加压四肢。

6.妊娠晚期心力衰竭患者处理

原则是待心力衰竭控制后再行产科处理,应放宽剖宫产指征。如为严重心力衰竭,经内科治疗无效,继续发展可能导致母儿死亡,可边控制心力衰竭边紧急剖宫产,取出胎儿,减轻心脏负担,以挽救产妇生命。

(五)妊娠期间的抗凝治疗

1.抗凝治疗指征

二尖瓣狭窄伴有心房颤动、心脏机械瓣置换术后、有血栓栓塞史的孕妇。

2.药物

(1)妊娠早期:若妊娠前华法林抗凝治疗用量≥5mg,则继续应用华法林,若妊娠前华法林抗凝治疗用量≥5mg,妊娠早期则改用每 12 小时皮下注射调整剂量的低分子肝素或普通肝素。

(2)妊娠中、晚期:华法林(治疗剂量),机械瓣置换术后者可加用阿司匹林 75～100mg,每日 1 次。

(3)分娩前:妊娠期应用华法林的孕妇预期分娩时应提前 3～5 天停用华法林,改为低分子肝素,在分娩前 12 小时停用低分子肝素,使其 INR 接近 1.5。

（4）分娩后：产后或剖宫产术后根据手术出血的情况，在术后 24 小时开始使用低分子肝素和华法林共同抗凝，连续应用 3 天后监测国际标准比值（INR），当 INR 达到治疗范围时（一般术后 7 天）停用低分子肝素。

3.监测

（1）应用华法林，监测国际标准比值（INR），使 INR 达 2.0～2.5 倍。

（2）应用普通肝素，监测部分凝血活酶动时间（APTT），使其达正常对照值 2 倍。

4.并发症处理

出血是常见并发症，可用以下药物进行治疗。

（1）华法林：预期分娩时间不易确定者，在分娩前 4～6 小时静脉注射维生素 K；20mg 以终止抗凝作用，甚至需要输注新鲜冰冻血浆。

（2）普通肝素：普通肝素抗凝所致的出血，轻症状局部处理即可。重症者立即用鱼精蛋白静脉滴注以中和肝素，每 1mg 可中和肝素 100U。

第三节　妊娠合并病毒性肝炎

病毒性肝炎是由肝炎病毒引起的、以肝细胞变性坏死为主要病变的传染性疾病。肝炎病毒分为甲型、乙型、丙型、丁型、戊型等 5 种，其中以乙型肝炎病毒最为常见，我国约 8% 的人群是慢性乙型肝炎病毒携带者。孕妇肝炎发生率是非孕妇的 6 倍，而急性重型肝炎是非孕妇的 66 倍，是我国孕产妇死亡的主要原因之一。

一、分类及发病特点

甲型肝炎病毒（HAV）主要经消化道传播，母婴传播可能性极小，抗 HAV－IgM 阳性即可诊断。HAV 感染后临床症状较轻，肾衰竭发生率低，感染后可获得持久免疫力，不造成慢性携带状态。乙型肝炎病毒（HBV）主要经血液传播，母婴传播是其重要途径之一，HBV 感染后可造成急性、慢性或无症状携带状态，妊娠期容易发展成重型肝炎。丙型肝炎病毒（HCV）主要通过输血、血制品、母婴传播等途径传播，易转为慢性肝炎，进展为肝硬化、肝癌。丁型肝炎病毒（HDV）为一种有缺陷的嗜肝 RNA 病毒，必须依赖 HBV 而存在，传播途径同 HBV。戊型肝炎病毒（HEV）传播途径与 HAV 相似，极少发展为慢性肝炎，但妊娠期感染 HEV，尤其是合并 HBV 感染，易发生重型肝炎。

二、诊断

妊娠期病毒性肝炎的诊断与非孕期相同，但比非孕期困难。应根据流行病学询问病史，结合临床表现及实验室检查综合判断。

(一)病史

与肝炎患者密切接触史，6 个月内曾接受输血、注射血制品史。潜伏期甲型病毒性肝炎平均约为 30 天，乙型病毒性肝炎 90 天，输血所致的丙型病毒性肝炎 50 天，戊型病毒性肝炎 40 天。

(二)临床表现

孕妇出现不能用妊娠反应或其他原因解释的消化道症状,如食欲减退、恶心、呕吐、腹胀、肝区痛、乏力、畏寒及发热等。部分患者有皮肤巩膜黄染、尿色深黄,孕早、中期可触及肝脾大并有肝区叩痛。妊娠晚期受增大子宫影响,肝脏极少触及,若能触及多系异常。甲型、乙型、丁型病毒性肝炎黄疸前期的症状较为明显,而丙型、戊型病毒性肝炎的症状相对较轻。

(三)辅助检查

1.血常规

急性期白细胞常稍低或正常,淋巴细胞相对增多;慢性肝炎白细胞常减少;急性重型肝炎白细胞计数和中性粒细胞百分比可明显增加。

2.肝功能

丙氨酸氨基转移酶、天门冬氨酸氨基转移酶升高。

3.血清学及病原学检测

(1)甲型病毒性肝炎检测血清 HAV 抗体及血清 HAVRNA。HAV－IgM 阳性代表近期感染,HAV－IgG 在急性期后期和恢复期出现,属保护性抗体。

(2)乙型病毒性肝炎检测血清中"乙肝两对半"和 HBVDNA。乙型肝炎表面抗原(HBsAg)为最常用的 HBV 感染指标,该指标阳性是 HBV 感染的特异性标志,其滴度高低与乙型病毒性肝炎传染性强弱有关,可用于预测抗病毒治疗效果。乙型肝炎表面抗体(HBsAb)是保护性抗体,表示机体有免疫力,不易感染 HBV。接种 HBV 疫苗后,HBsAb 滴度是评价疫苗效果的指标。乙型肝炎 e 抗原(HBeAg)通常被视为存在大量病毒的标志,滴度高低反映传染性的强弱。在慢性 HBV 感染时,HBeAg 阳性提示肝细胞内有 HBV 活动性复制。乙型肝炎 e 抗体(HBeAb)阳性表示血清中病毒颗粒减少或消失,传染性减弱。乙型肝炎核心抗体(HBcAb)IgM 型阳性见于急性乙型病毒性肝炎及慢性肝炎急性活动期,IgG 型阳性见于乙型病毒性肝炎恢复期和慢性 HBV 感染。HBVDNA 主要用于观察抗病毒药物疗效和判断传染性大小。

(3)丙型病毒性肝炎检测血清 HCV 抗体阳性可诊断为 HCV 感染,但多为既往感染,不可做为抗病毒治疗的证据。检测血清 HCVRNA 阳性是病毒血症的直接证据。

(4)丁型病毒性肝炎通过检测血清中 HDV 抗体来测知 HDV 感染。

(5)戊型病毒性肝炎常检测 HEV 抗体。由于其抗原检测困难,抗体出现晚,在疾病急性期有时难以诊断,即使抗体阴性也不能排除诊断,需反复检测。

4.妊娠合并重型肝炎的诊断要点

各种类型肝炎病毒均可引起重型肝炎,其中乙型、乙型与丙型、乙型与丁型肝炎重叠感染为重型肝炎的重要原因。孕妇感染戊型肝炎后也容易发生重型肝炎。出现以下情况时考虑重型肝炎:①消化道症状严重;②血清总胆红素>171μmol/L 或黄疸迅速加深,每天上升>17.1μmol/L;③凝血功能障碍,全身出血倾向,凝血酶原时间百分活动(PTA)<40%;④肝脏缩小,出现肝臭气味,肝功能明显异常,酶胆分离,清蛋白/球蛋白比例倒置;⑤肝性脑病;⑥肝肾综合征。妊娠合并重型肝炎早期主要症状有乏力、食欲缺乏、尿频、皮肤巩膜黄染、恶心呕吐、腹胀等,一旦出现以上情况,应引起高度重视,及时行肝功能、凝血功能、肝脏 B 超检查。

若出现以下三点即可临床诊断为重型肝炎：出现乏力、食欲缺乏恶心呕吐等症状；PTA＜40％；血清总胆红素＞171μmol/L。

三、处理

(一)妊娠前及妊娠后一般处理原则

孕前常规检测"乙肝两对半"，若 HBsAb 阴性应接种乙型肝炎疫苗以防妊娠期感染 HBV。感染 HBV 的育龄女性应由感染科或肝病科专科医师评估肝脏功能，在孕前检查肝功能、HBVDNA 以及肝脏 B 超，最佳受孕时机是肝功能及肝脏 B 超正常且 HBVDNA 低水平。若有抗病毒治疗指征，药物首选干扰素，停药 6 个月后可以考虑妊娠。口服抗病毒药物需要长期治疗，最好选用替比夫定、替诺福韦，可延长至妊娠期使用，且具有较强的抗耐药性。若已妊娠，妊娠早期急性肝炎经保守治疗后好转者，可继续妊娠，慢性肝炎妊娠后加重，可能是肝炎急性发作，对母胎均有危害，应及时终止妊娠。妊娠中晚期应尽量避免终止妊娠，因分娩过程或药物可能对肝脏有影响、加重肝损害。加强胎儿监护，积极防治子痫前期。

(二)非重型肝炎的处理

1.内科治疗

原则与非孕期相同：①应适当休息、避免过量活动。饮食以清淡高营养高热量、低脂肪易消化的食物为主，必要时予葡萄糖静脉滴注，避免服用可能损害肝脏的药物；②保肝治疗可应用葡醛内酯、多烯磷脂酰胆碱、腺苷蛋氨酸、门冬氨酸钾镁及还原型谷胱甘肽等保肝药物；③可予大量维生素 C 增加抗感染能力并促进肝细胞再生与改善肝功，可予维生素 K_1 促进凝血酶原、纤维蛋白原和某些凝血因子合成作用；④治疗期间严密监测肝功能、凝血功能等指标。

2.产科处理

患者经内科治疗后病情好转，可继续妊娠。治疗效果不好，肝功能及凝血功能等指标继续恶化的孕妇，应考虑终止妊娠。近期的研究证明，慢性 HBV 感染孕妇的新生儿经正规预防后，剖宫产与自然分娩的新生儿 HBV 感染率比较，差异无统计学意义，说明剖宫产并不能降低 HBV 的母婴传播率。因此，不能以阻断 HBV 母婴传播为目的而选择剖宫产分娩，分娩方式以产科指征为主，分娩前数天肌内注射维生素 K_1，每天 20～40mg，根据凝血功能障碍程度，备新鲜血、凝血因子、血小板等，阴道分娩中，防滞产，必要时可行产钳或胎头吸引器助产，缩短第二产程，以降低肝炎病毒母婴传播风险并减轻肝脏负担，注意防止产道损伤，胎盘娩出后，加强宫缩，减少产后出血，但对于病情较严重、短期内不能经阴道分娩者或胎儿有存活希望但血清胆汁酸严重升高者可考虑行剖宫产终止妊娠。

(三)重症肝炎的治疗

重症肝炎的病理学基础是肝细胞广泛坏死，但是该病又不仅仅是肝脏本身的严重病变，还可引起低蛋白血症、低凝血因子、低血糖、低血钾、高血氨等多方面的病理生理变化。妊娠合并重症肝炎患者与非孕期重症肝炎患者相比，病情更为凶险，是我国孕产妇死亡的主要原因之一。妊娠合并重症肝炎并无特异治疗方法，目前仍以保护肝脏、防止和治疗肝性脑病、积极处理 DIC 和肝肾综合征，尽早终止妊娠为主。

1.内科治疗

(1)一般治疗：此类患者入院后，一律按照急症处理。绝对卧床休息，严格消毒隔离，防止，交叉感染,对于意识障碍患者还应注意皮肤、口腔护理,避免压疮和呼吸道感染。重症肝炎患者常常发生低血糖和低蛋白血症。低血糖和低蛋白血症不利于肝细胞修复,因此保证充足热量对于肝细胞修复是十分必需的。予足量的高糖类和维生素、适量蛋白质(肝性脑病患者低蛋白饮食)、低脂饮食,保持水电解质和酸碱平衡。对于消化道症状严重患者,应以静脉营养治疗为主,但注意要限制液量,以免诱发肺水肿、脑水肿,加重腹腔积液,一般应限制在 1500~2000mL/24h。

(2)纠正低蛋白血症、低血糖及凝血功能障碍:隔日输注入体清蛋白,可减少体内原有蛋白质的消耗,减轻肝脏负担,有利于防止肝细胞坏死和低蛋白血症,促进肝细胞的再生。补充新鲜血、凝血酶原复合物。一次可输注 400~800 单位凝血酶原复合物,能有效防治凝血功能障碍所致的出血。尚可静脉注射维生素 K_1,10~20mg/次,2 次/天,能促进凝血因子 Ⅱ、Ⅶ、Ⅸ、Ⅹ 的合成。如有上消化道出血,还应给予抑制胃酸保护胃黏膜的药物,奥美拉唑,40mg/次,1 次/天,静脉滴注。

(3)促进肝细胞再生,防止肝细胞坏死。

1)胰高血糖素-胰岛素疗法:胰高血糖 1mg,胰岛素 10U,加入到 10% 葡萄糖液 500mL,静脉滴注,1 次/天。该方法能作用于肝细胞受体,启动肝内的 DNA 合成,使肝细胞再生并且防止肝细胞进一步坏死。

2)促肝细胞生长素和前列腺素 E:促肝细胞生长素为从乳猪肝中提取的小分子多肽类活性物质,能刺激肝细胞增生和 DNA 合成,促进肝细胞再生,80~100mg/次,溶于 10% 葡萄糖液 100mL,缓慢静脉滴注。PGE_1 有保护肝细胞膜的作用,能改善肝脏血液循环,减少肝细胞坏死,促进肝细胞再生。

3)辅助肝脏解毒与护肝治疗:该类药物有葡醛内酯、甘利欣、美能、易善复及抗氧化剂等。人工肝支持系统是近年出现的新技术,应用此装置,可快速、高效的纠正内环境紊乱,清除血循环中因肾衰竭而产生的有害物质,补充有效凝血因子和正常的营养物质。随着以培养肝细胞为材料的新型生物人工肝的日益成熟,人工肝支持系统已经成为肾衰竭的理想的辅助支持手段,为肝细胞的再生赢得时间,同时也为择期肝脏移植提供了时机。

(4)抗病毒治疗:对于妊娠合并重症肝炎是否需要抗病毒治疗,目前尚没有成熟的观点和结论,但应禁用干扰素和利巴韦林。

(5)免疫调节治疗。

1)肾上腺皮质激素:妊娠合并重症肝炎患者不宜使用激素。

2)胸腺素制剂:胸腺素 α_1 是一种人工合成的高纯度多肽,可以调节机体免疫功能,抑制乙型肝炎病毒的复制,1.6mg/d,连用 10~14 天,皮下注射。

(6)防治肝性脑病。

1)脱氨药物:根据患者的具体情况,偏于碱中毒时,可选用精氨酶,10~20mg/d,加入葡萄糖液中静脉滴注;偏于酸中毒时,可选用醋谷胺,1g/d。

2)补充支链氨基酸:妊娠合并重症肝炎时,蛋白质代谢障碍,支链氨基酸/芳香族氨基酸<1,补充支链氨基酸防治肝性脑病,常用制剂为 6 合氨基酸,250mL/次,2 次/天,加等量葡萄糖液静脉滴注,7 天一个疗程。

(7)防治肝肾综合征:除了注意控制补液量及不应用对肝肾功能有损害的药物,另外:①停用凝血酶原复合物,因其可引起肾血管内血栓形成而凝血。②使用利尿剂,如呋塞米、螺内酯。③多巴胺可扩张肾血管、改善肾血流量,20～80mg 加入 10％葡萄糖液 500mL 中,静脉滴注。④654-2 有改善微循环的作用。

(8)防止产后大出血及 DIC:如需剖宫产终止妊娠,采用局部填塞、加压等方法减少手术切口出血,并防治消化道出血。纠正凝血功能,补充凝血因子。对出血患者,需严密监测血压、脉搏、呼吸及意识状态,准确记录出血量。输液开始宜快,在 1～2 小时内输入丢失量的 1/4～1/3,防止发生肺水肿。常规行 DIC 筛查,尽早使用肝素,补充凝血因子和血小板,同时监测凝血时间。

(9)抗感染:由于患者肝脏功能严重损害,机体免疫力低,容易出现感染。必要时可预防性应用抗生素,但需选用杀菌效果好,释放内毒素少的抗生素。

2.外科治疗—肝移植

肝移植是终末期肝病的最终治疗手段,目前国内外已有多例孕产妇肝移植成功的报道,但费用比较昂贵,且受肝脏来源、免疫排斥及保存供体时间的限制。肝细胞移植近年发展较快,随着基因研究的进展,还可在肝细胞内导入目的基因。有人认为,肝细胞移植在将来可能会部分取代肝脏整体器官移植。

3.产科处理

妊娠合并重症肝炎对孕产妇危害极大,早期诊断、密切监测、综合治疗、及时产科处理及减少并发症是决定预后好坏的关键。目前一致认为,早孕患者积极进行内科治疗,待病情稳定后施行人工流产术。对于妊娠中晚期合并重症肝炎患者,多数学者认为,经综合治疗,凝血功能、清蛋白、总胆红素等指标和生命体征相对平稳 1～2 天后,剖宫产及时终止妊娠。终止妊娠的时机:①治疗后病情平稳或胎儿窘迫,且胎儿已可宫外存活;②临产;③经积极治疗病情无好转而胎儿已可存活或为了挽救母亲的生命。

行剖宫产患者的病死率比经引导分娩者明显下降,如果同时行子宫切除术还能预防产后出血和产褥感染。对于已临产或分娩结束 12 小时内不宜使用肝素,以防发生致命的大出血,而以补充血制品及凝血酶原复合物为宜。剖宫产术前做好各项抢救准备工作,行颈静脉插管开放静脉通道、备血;麻醉以硬膜外麻醉为宜,术中、术后避免使用镇静药;胎儿取出后暂不关腹,视出血情况果断决定是否行子宫切除。产后加强抗感染,继续治疗,防止和减少并发症的发生。

妊娠合并重症肝炎病情复杂,且病死率高,应充分认识该病,做到早期诊断、综合治疗,以减少母婴病死率。

第四节 妊娠合并贫血

一、定义

贫血是妊娠期常见并发症:不同国家和地区对妊娠期及产褥期贫血的诊断标准略有差异。我国多参考世界卫生组织规定,孕妇外周血 Hb<110g/L 及血细胞比容<0.33 为妊娠期贫血,Hb≤60g/L 为重度贫血。WHO 资料表明,50%以上孕妇合并贫血,其中 95%为缺铁性贫血。我国广东、广西、海南、湖南、湖北、四川、重庆等地区为地中海贫血高发病区。巨幼红细胞性贫血及再生障碍性贫血较少见。

二、主要分类及临床表现

(一)缺铁性贫血(IDA)

是妊娠期最主要的贫血类型。妊娠期铁的需要量增加是妊娠期妇女缺铁的最主要原因,另外不少妇女体内铁储备不足或食物中铁摄入不够,均可引起缺铁性贫血。症状和体征主要取决于体内缺铁的程度,在隐性缺铁阶段,仅骨髓内贮存铁减少,临床上可无任何贫血的表现;随后进入早期缺铁性贫血阶段,贮存铁耗尽,血清铁开始下降,红细胞数量和血红蛋白减少,出现正细胞性贫血,可有皮肤黏膜稍苍白等轻度贫血的症状,当发生重度贫血时,骨髓造血发生明显障碍,红细胞系均呈代偿性增生,出现小细胞低色素性贫血,可有头昏乏力、心悸气短、食欲减退、腹胀腹泻、皮肤黏膜苍白、皮肤毛发干燥、指甲脆薄、口腔炎、舌炎甚至贫血性心脏病等症状体征。孕妇发生妊娠期高血压疾病、早产、胎儿生长受限及死胎等风险增加。

(二)珠蛋白生成障碍性贫血

即地中海贫血,是一组性质相似的遗传性疾病。由于常染色体的遗传缺陷,一种或几种组成珠蛋白的肽链合成减少或不能合成,造成血红蛋白分子结构异常,使血红蛋白合成不足而发病。根据缺乏的珠蛋白的肽链不同,可分为 α 地贫和 β 地贫,其中 β 地中海贫血常见。地中海贫血分为轻型和重型。重型 α 地贫患者多为死胎(Hb Bart 胎儿水肿综合征),或出生后即死亡;重型 β 地贫患者往往出生时无表现,数月后出现贫血的表现,并逐渐加重,常需间断输血来维持生命。可以妊娠者多为轻型患者,为 α 或 β 基因的杂合子,常没有症状或可有小细胞低色素性轻度贫血,大多妊娠经过顺利。但如果孕妇的丈夫也为同类型地贫患者(多为轻型),则胎儿有 1/4 的机会为重型地中海贫血,因此,对这类妊娠需进行产前诊断以避免重型地贫新生儿的出生。

(三)巨幼细胞性贫血

是由叶酸或维生素 B_{12} 缺乏引起 DNA 合成障碍所致的贫血。外周血呈大细胞血红蛋白性贫血。国外报道,妊娠期发病率为 0.5%~2.6%,国内报道为 0.7%。妊娠期罹患此病 95%是因叶酸缺乏,少数是因维生素 B_{12},缺乏。引起叶酸或维生素缺乏的原因:来源缺乏或吸收不良、妊娠期需要量增加、叶酸排泄增多等。临床表现:起病急,多在妊娠中晚期发病,多为中重度贫血,除有缺铁性贫血症状体征外,若病因系维生素 B_{12} 缺乏,可有周围神经炎症状如手足麻木、针刺、冰冷等感觉异常以及行走困难等,低热、水肿、脾大、表情淡漠者也较常见。妊娠期重症患者可发生流产、早产、胎儿宫内发育不良或死胎,有明显的出血或感染的倾向,胎儿的神经管畸形发生率明显增加。

(四)再生障碍性贫血

是骨髓造血干细胞数量减少和质的缺陷导致造血障碍,引起外周全血细胞(红细胞、白细胞、血小板)减少为主要表现的一组综合征。国内报道,妊娠合并再障占分娩总数 0.3%～0.8%。再障是一种严重并发症。再障病因较复杂,可能由药物、物理化学因素、感染、遗传免疫性因素所诱导,但半数原因不明。妊娠不是再障的原因,但妊娠可能使原有病情加重。临床表现为进行性贫血、皮肤黏膜及内脏出血、反复感染。产后出血和感染是造成再障孕产妇死亡的主要原因,妊娠期高血压疾病、胎盘早剥等风险也增加。一般认为,Hb>60g/L 对胎儿影响不大,Hb≤60g/L 对胎儿不利,可致流产、早产、胎儿生长受限死胎死产等。再障可分为急性型和慢性型,孕妇以慢性型居多。

三、诊断

(一)妊娠期铁缺乏和缺铁性贫血的诊断根据

2014 年我国妊娠期铁缺乏和缺铁性贫血诊治指南的建议,血清铁蛋白浓度<20μg/L 诊断铁缺乏。缺铁性贫血根据储存铁水平分为 3 期:①铁减少期:体内储存铁下降,血清铁蛋白<20μg/L,转铁蛋白饱和度及 Hb 正常;②缺铁性红细胞生成期:红细胞摄入铁降低,血清铁蛋白<20μg/L,转铁蛋白饱和度<15%,Hb 水平正常;③缺铁性贫血期:红细胞内 Hb 明显,减少,表现为平均红细胞体积(MCV)、平均红细胞血红蛋白含量(MCH)及平均红细胞血红蛋白浓度(MCHC)均降低的小细胞低色素性贫血,血清铁蛋白<20μg/L,Hb<110g/L。血清铁蛋白能较准确地反映铁储存量,是评估铁缺乏最有效和最容易获得的指标,故该指南建议,有条件的医院应对所有孕妇包括珠蛋白生成障碍性贫血的孕妇检测血清铁蛋白。

(二)珠蛋白生成障碍性贫血的诊断

(1)出现上述临床症状。

(2)外周血常规提示小细胞低色素性贫血,MCV<80fl,进一步行血红蛋白电泳,α 地中海贫血 HbA2<1%,β 地中海贫血 HbA2>3.5%,重型 β 地中海贫血 HbF>2%甚至 30%,HbH 病 HbH 为 12.7%～17%。

(3)地中海贫血基因检测可明确诊断。

(三)巨幼细胞性贫血的诊断

(1)起病急,出现贫血的症状体征、周围神经炎症状或伴有低热、水肿、脾大、表情淡漠。

(2)外周血常规:Hb<110g/L,血细胞比容降低,为大细胞性贫血,MCV>100fl,MCH>32pg,大卵圆形红细胞增多,中性粒细胞分叶过多,网织红细胞减少,血小板通常减少。

(3)红细胞系呈巨幼细胞增生,不同成熟期的巨幼细胞占骨髓细胞总数的 30%～50%。

(4)血清叶酸<6.8nmol/L、红细胞叶酸<227nmol/L 提示叶酸缺乏,血清维生素 B_{12}<90pg,提示维生素 B_{12} 缺乏。

(四)再生障碍性贫血的诊断

(1)出现上述临床表现。

(2)外周血常规提示贫血呈正细胞型、全血细胞减少。

（3）骨髓象见多部位增生减低或严重减低，有核细胞甚少，幼粒细胞、幼红细胞、巨核细胞均减少，淋巴细胞相对增多。

四、处理

（一）缺铁性贫血

1.补充铁剂

主要方法是口服铁剂，常用硫酸亚铁片剂 0.2～0.3g，每日 3 次，饭后服用，以减少对胃肠道的刺激。琥珀酸亚铁 0.2～0.4g，每日 3 次，其含铁量高，且吸收好，生物利用度高，不良反应小。同时服用维生素 C 可保护铁不被氧化，促进铁吸收。

（1）注射铁剂的应用指征：①口服铁剂消化道反应严重；②原有胃肠道疾病或妊娠剧吐；③贫血严重；④妊娠中、晚期需要快速补铁。

（2）注射用铁剂有右旋糖酐铁及山梨醇枸橼酸铁两种剂型。

1）右旋糖酐铁：首剂 20～50mg，深部肌内注射，如无反应，次日起每日或隔 2～3 天注射 100mg。右旋糖酐铁也可供静脉注射，由于反应多而严重，一般不主张，初用者使用前需作皮内过敏试验。总剂量为每提高 1g 血红蛋白需右旋糖酐铁 300mg，也可按以下方法计算：右旋糖酐铁总剂量（mg）＝300×（正常血红蛋白克数－患者血红蛋白克数）＋500mg（补充部分贮存铁）。

2）山梨醇铁剂：有吸收快、局部反应小的特点，115mg/（kg·次），肌内注射。每升高 1g 血红蛋白需山梨醇铁 200～250mg，总剂量可参考上述公式。

2.输血

缺铁性贫血一般不需输血，仅适用于严重病例和症状明显者，当血红蛋白＜60g/L，接近预产期或短期内需分娩者应少量多次输注浓缩红细胞悬液，每次输 1 单位，输注时必须掌握速度避免加重心脏负担或诱发急性左心衰竭，对有心功能不全者更应注意。

3.产科处理

（1）临产后应配血：以防出血多时能及时输血。

（2）预防产后出血：严密监测产程，第一产程避免时间过长，第二产程尽可能缩短，必要时予以助产；胎儿前肩娩出后，药物促进子宫收缩，促进第三产程；产后尽快仔细检查和缝合损伤的软产道，减少产后出血量。

（3）预防感染：产程中严格无菌操作，产后应用广谱抗生素。

（二）巨幼细胞性贫血

妊娠期重点在预防，积极治疗原发病，对有高危因素的孕妇应早期预防，每天口服叶酸 0.5～1mg。孕妇应改变不良饮食习惯，进富含叶酸、维生素 B_{12} 及含铁丰富的饮食。确诊巨幼细胞性贫血后应每天口服叶酸 15mg 或肌内注射叶酸 10～30mg，直至症状消失、贫血纠正，有神经系统症状者予维生素 B_{12} 100～200μg 肌内注射每天 1 次，2 周后改为每周 2 次，直至血红蛋白恢复正常。检查发现缺铁，应适当补充铁剂及维生素 C。Hb≤70g/L 应少量多次输注红细胞悬液或新鲜血。

分娩期处理同缺铁性贫血。

(三)再生障碍性贫血

再生障碍性贫血明确诊断后其治疗应由产科和血液科的医生共同管理。

1.非重型再生障碍性贫血治疗

非重型再生障碍性贫血没有理想的治疗方案,可自发缓解、较长时间病情稳定,部分进展为重型再生障碍性贫血。妊娠期发现及诊断者可以继续妊娠,孕期以观察为主,只有疾病进展才考虑治疗,否则均在妊娠结束或病情发展才开始治疗。

2.重型再生障碍性贫血治疗

再障患者妊娠后对母儿均存在极大的威胁,因此再障患者在病情未缓解之前应该避孕。

(1)妊娠期。

1)治疗性人工流产:若在妊娠早期,需要使用肾上腺皮质激素,且再障病情较重者,应做好输血准备的同时行人工流产。妊娠中晚期患者,因终止妊娠有较大危险,预防和治疗血细胞减少相关的并发症,加强支持治疗,在严密监护下继续妊娠直至足月分娩。

2)支持疗法:注意休息,左侧卧位,加强营养,间断吸氧,少量、间断、多次输入新鲜血,提高全血细胞,或根据缺少的血液成分间断成分输血。

3)糖皮质激素:血小板很低,有明显出血倾向时免疫抑制剂的使用起到暂时止血的作用,使用量泼尼松 10～20mg,每日 3 次口服。

4)雄激素:有刺激红细胞生成的作用,50～100mg/d 肌内注射,或司坦唑醇 6～12mg/d 口服。应用大剂量雄激素,可能有肝毒性反应或对女胎有影响,应用时应慎重考虑。

5)输血治疗:输血指征:①Hb＜60g/L 或有心功能代偿不全时输浓缩红细胞,使红细胞容积维持在 0.20 左右,血红蛋白升至 80g/L 以上;②在急性感染时,可以输入粒细胞;③血小板＜10×10⁹/L 或发热时血小板＜20×10⁹/L,有出血倾向时予预防性输注血小板。

6)感染的预防和治疗:不主张预防性应用抗生素,但发生感染时,应选用对胎儿影响小强有力广谱的抗生素。在白细胞极低的情况下,应做好保护性隔离防治感染的工作,能入住空气层流设备的房间更合适,口腔清洁护理、病房限制探视、空气消毒、分娩的无菌操作等预防措施非常重要。

(2)分娩期。①分娩前尽量改善血常规,实行计划分娩,减少分娩的并发症。②无产科剖宫产指征时,尽量行阴道分娩,减少手术产。阴道分娩避免产程延长,因第二产程腹压增加可造成孕妇颅内出血或其他重要脏器出血,故应缩短第二产程。③分娩过程严格无菌操作,胎儿娩出后预防性应用宫缩剂,分娩操作后认真检查和缝合伤口,避免产道血肿,减少产后出血。④手术指征应放宽,有指征手术时,根据血小板数量选择适宜麻醉,术后必要时可于腹壁下放置引流条。术中一旦出现子宫不可控制的出血时,可考虑行子宫切除术,子宫切除的指征也应放宽。⑤产后继续支持疗法,预防产后出血,预防性应用广谱抗生素,预防感染。

可输入抗胸腺细胞球蛋白或应用环孢霉素免疫抑制剂。

3.异基因造血干细胞移植和免疫抑制治疗

这是重型再生障碍性贫血的目标治疗,能提高存活率、远期疗效和生存质量,适用于产后或妊娠终止后,病情仍不能缓解者。

年龄＜30 岁、无特殊禁忌证、有 HLA 相合同胞供者首选造血干细胞移植治疗;无 HLA

相合同胞供者或年龄＞40 岁者则首选免疫抑制治疗,同时启动 HLA 相合无关供者筛选;年龄 30～40 岁者,一线治疗采用造血干细胞移植或免疫抑制治疗患者获益大致相同。

造血干细胞移植治疗重型再生障碍性贫血重建造血快、完全治疗反应率高、复发少、患者生活质量高。影响重型再生障碍性贫血骨髓移植疗效的主要原因为移植排斥和急慢性移植物抗宿主病。

免疫抑制剂治疗(IST)的标准方案为抗胸腺球蛋白(ATG)＋环孢素 A(CsA),IST 短期疗效与骨髓移植相当,且不受年龄和 HLA 相合供者限制,更适用于多数患者,为无条件骨髓移植者的治疗首选。

(四)珠蛋白生成障碍性贫血

妊娠合并地中海贫血的重点是如何防止重型地中海贫血患儿(Hb Bart 水肿胎儿及重型 B 地中海贫血胎儿)出生,有效措施是对夫妻双方为地中海贫血携带者的孕妇行产前诊断,及时终止妊娠,妊娠期一般不需特殊治疗,一般治疗包括:加强营养,避免使用影响骨髓造血功能及促进红细胞破坏的药物,若合并缺铁性贫血,予补铁治疗,重度贫血宜少量多次输注红细胞悬液。

分娩期处理同缺铁性贫血。

第五节　妊娠合并特发性血小板减少

属于免疫性血小板减少性紫癜,急性发病 90％为儿童,成人多为慢性发病,而且常发生于生育年龄妇女,故妊娠期并不少见。

一、发病机制

特发性血小板减少性紫癜的特征为外周血小板减少,血小板生存时间短,仅为 48～230 分钟(正常平均为 9.9 天)。

(一)血小板抗体

(1)血小板结构抗原发生变化产生自身抗体。

(2)脾脏产生特异性血小板抗体(IgG),即血小板相关抗体(PAIgG),与血小板表面结合,使血小板在脾脏被破坏。

(二)单核巨噬细胞的作用

巨噬细胞的 Fc 受体与附着于血小板表面的糖蛋白上的抗血小板抗体的 Fc 受体片段结合,继而吞噬血小板。

(三)巨核细胞的作用

血小板与巨核细胞的抗原结构相似,特发性血小板减少性紫癜患者的抗血小板抗体不仅能与血小板相关抗原结合,而且也作用于巨核细胞相关抗原,其结果导致巨核细胞生成血小板减少。

（四）妊娠期激素的作用

妊娠期雌激素水平升高,增加脾脏对血小板的吞噬和破坏作用。

二、诊断

（一）出血

当血小板计数＜50×10^9/L 时,毛细血管脆性增加,仅轻微的创伤和血压升高,皮肤黏膜即会出现瘀斑,甚至发生自发性出血。90％表现为紫癜,其他如齿龈、鼻出血等。

（二）实验室检查

（1）血小板计数在$(30\sim80)\times10^9$/L,红细胞、白细胞数量和形态均正常。

（2）血小板形态及血小板大小不同,有的可见巨大及畸形的血小板。

（3）止血和凝血功能改变:表现为出血时间延长,血块退缩不良,血清凝血酶原消耗不良,凝血酶原及凝血时间均正常。

（4）血小板抗体(IgG)80％～90％升高。

（三）骨髓检查

巨核细胞数正常或增加,但成熟产板型减少。

三、治疗

（一）早期妊娠

妊娠合并特发性血小板减少性紫癜如病情稳定,仅表现为单项血小板计数偏低,若继续妊娠者应动态观察血小板计数的变化。当有下列情况时应终止妊娠:①活动性特发性血小板减少性紫癜;②激素治疗中;③妊娠后病情恶化。

（二）中晚期妊娠

以保守治疗为主,对血小板计数＞50×10^9/L 无症状者可不予治疗。血小板计数＜50×10^9/L 或有出血倾向者应用药物治疗。治疗方法为:

1.肾上腺皮质激素

为首选药物。作用机制:①抑制单核巨噬细胞系统的吞噬作用,延长血小板的寿命;②抑制抗体生成,限制抗原抗体反应,减少血小板破坏,增加血小板有效生成;③降低毛细血管脆性。

主张应用大剂量皮质激素冲击治疗:地塞米松 40mg/d 连用 5 天,或甲泼尼龙首剂 30mg/(kg·d),次日 20mg/(kg·d)连用 3～7 天,每日早晨 8 时服用,有效率＞80％。

2.免疫球蛋白

免疫球蛋白封闭单核巨噬细胞的 Fc 受体抑制抗体产生及与血小板结合,减少或避免血小板被吞噬。

常用方案:400mg/(kg·d),静脉滴注,连续 2～5 天,治疗后约 75％的特发性血小板减少性紫癜患者血小板计数可上升,50％达到正常水平,但停药后有反跳现象。

3.补充血小板

特发性血小板减少性紫癜患者的抗血小板抗体可攻击输入的血小板,因此只作为应急措施使用。

使用指征:血小板计数＜10×10^9/L 或伴有出血倾向,为防止重要器官出血,或产妇临产即将分娩或在施行剖宫产术时预防产时、产后出血时应用。

用量:按每10kg体重给1u(机采)浓缩血小板悬液,或6~10u(手工)血小板悬液。

4.小剂量肝素与肾上腺皮质激素

利用肝素可中和血小板第4因子对巨核细胞的抑制,促进巨核细胞生长发育的机制。

方法:肝素每次1250u皮下注射,Q12h,同时口服泼尼松10mg/d,有70%~80%的患者血小板上升。

5.脾切除

不主张妊娠期应用。

6.其他

血浆置换用于急性特发性血小板减少性紫癜,对慢性特发性血小板减少性紫癜效果较差。免疫抑制剂或化疗药物妊娠期不宜应用。

(三)分娩期处理

1.分娩方式选择

阴道分娩可造成新生儿颅内出血的可能,应放松剖宫产的指征,以下情况必须予以剖宫产:①血小板计数<50×10^9/L;②有脾切除指征者。

2.分娩期处理

血小板计数<50×10^9/L或有出血倾向者剖宫产时应联合使用肾上腺皮质激素、丙种球蛋白和输注血小板悬液,目的是减少抗体生成,除去已生成的抗体,改变细胞免疫机制,减少出血量。胎儿娩出后立刻给予宫缩剂,仔细缝合伤口,切口加压包扎,防止发生伤口血肿。

3.麻醉选择

血小板计数>50×10^9/L可用硬膜外麻醉,<50×10^9/L以气管全身麻醉或局部浸润麻醉配合静脉麻醉为宜。

(四)产后处理

继续观察子宫出血量,产前使用激素者产后继续应用,待血小板升至正常后再逐渐减量至停用;给予广谱抗生素预防产褥感染。

(五)新生儿处理

半数新生儿可发生血小板减少,故应常规留脐血检测血小板。当新生儿血小板<50×10^9/L,或伴有紫癜者应使用肾上腺皮质激素,重症者加用丙种球蛋白,因母乳中有可能含有抗血小板抗体者,暂以人工喂养为宜。

第六节　妊娠合并感染性疾病

一、绒毛膜羊膜炎

绒毛膜羊膜炎(CAM)也称羊膜腔感染综合征(IAIS),主要是指羊膜腔、胎盘及(或)蜕膜组织在妊娠期或分娩期发生非特异性感染。国外报道,妊娠妇女绒毛膜羊膜炎的发生率为

1%～5%,早产者则可能达到 25%。

（一）病因

各种病原体通过生殖道上行感染或者通过血液系统经胎盘导致绒毛膜羊膜炎。

1.非特异性细菌感染

非特异性细菌感染为绒毛膜羊膜炎的主要原因。大部分阴道寄生的细菌为非致病菌,但当机体免疫力下降、阴道防御功能降低时,这些细菌上行引起羊膜及羊膜腔感染,导致绒毛膜羊膜炎。研究发现,细菌性阴道病(厌氧杆菌及阴道加德纳菌)及阴道 B 族溶血性链球菌感染占非特异性细菌性绒毛膜羊膜炎的 80% 以上。

2.TORCH 感染

妊娠期发生 TORCH 感染,即巨细胞病毒感染、单纯疱疹病毒感染、弓形虫感染、风疹病毒感染、B-19 微小病毒感染,均可通过胎盘或血液感染胎儿,引起胎盘、羊膜腔感染。

3.性传播疾病

妊娠期患淋病、梅毒、艾滋病、衣原体感染、支原体感染等性传播疾病,可通过阴道上行感染或血液经胎盘引起绒毛膜羊膜炎。

4.其他诱因

(1)胎膜早破:阴道或羊膜本身的炎症常常是导致胎膜早破的原因,胎膜破裂后,炎症上行感染,导致绒毛膜羊膜炎。

(2)宫颈环扎术:尤其是紧急宫颈环扎术,因环扎的指征常为宫颈口松弛甚至羊膜囊外凸,此类情况下,已经失去了宫颈管内黏液保护栓的保护作用,胎膜与阴道的细菌丛直接接触,且环扎线/带可能产生一定的异物或炎症反应。

(3)有创性产前诊断方法:绒毛活检、羊膜腔穿刺、胎儿镜等有创性操作,如消毒不严格、手术时间长、患者抵抗力差或患者本身有某种潜在性感染因素,可能造成羊膜腔感染。

(4)死胎滞留宫内可继发羊膜腔感染。

（二）诊断

本病轻症患者常没有明显的临床症状和体征,呈现隐匿性感染,早期诊断困难。即使是有症状的绒毛膜羊膜炎,其临床表现也无特异性,常表现为母体发热(>38℃),同时伴有下列至少一项指标异常:孕妇白细胞升高、孕妇或者胎儿心动过速、宫体压痛或羊水异味。羊水或宫腔分泌物的细菌培养有助于诊断,胎盘及胎膜的病理组织学检查可最后确定诊断。

1.临床表现

(1)发热:孕妇体温超过 38℃,无其他原因可以解释,注意需排除因区域麻醉后所致的发热。

(2)脉率加快:孕妇脉率>100 次/分,排除麻醉、疼痛及药物等以外的因素。

(3)胎心率加快:绒毛膜羊膜炎严重时,致使胎儿感染,胎儿发生宫内缺氧和酸中毒,表现为胎心率加快,常≥160 次/分,除外母体用药及其他原因胎儿缺氧等因素后。

(4)羊水异味:多数患者首先表现为胎膜早破,胎膜破裂后开始可能为清亮的羊水,逐渐会变得混浊,继而发展为脓性,严重时会有腐臭味。

(5)子宫压痛:绒毛膜羊膜炎刺激和感染子宫肌层后,会引起子宫压痛。但需同胎盘早剥引起的子宫压痛相鉴别。

(6)感染性休克:病情严重时可导致感染性休克甚至死亡。

2.辅助诊断

(1)血常规:孕妇外周血白细胞计数明显增多,可≥15×10^9/L,并出现核左移现象。注意,如仅为临产后的非感染性白细胞升高,外周血白细胞计数不会超过 20×10^9/L。

(2)C-反应蛋白(CRP):炎症急性期血清 C-反应蛋白增高。在细菌感染发生时,CRP 的上升可早于 WBC 的上升及发热的出现,而炎症一旦消失,迅速降至正常,具有较高的敏感性。

(3)血清及羊水白介素 6(IL-6):正常值不超过 150.33pg/mL。随着破膜时间延长,绒毛膜羊膜炎的发生率明显升高,母血及羊水中 IL-6 水平也随之增高,浓度可高达正常状态下的 100~1000 倍。IL-6 对亚临床绒毛膜羊膜炎预测的敏感性达 72%、特异性达 68%;而对于有临床表现的绒毛膜羊膜炎诊断敏感性达 100%、特异性达 83%,且随着浓度的进一步升高,其组织学绒毛膜羊膜炎程度也随之升级,但临床应用不多。

(4)细菌等病原体的培养:对于革兰阴性杆菌,可行革兰染色快速诊断;同时可行外周血或羊水的细菌培养、支原体培养及衣原体抗原检测,有助于诊断。

(5)基质金属蛋白酶(MMP):羊水中检测 MMP-8 及 MMP-9,如阳性,可协助诊断。MMP-8 的敏感性为 92%、特异性达 60%;MMP-9 敏感性达 77%、特异性达 100%,较传统的 CRP、IL-6 的诊断价值更高,但临床并不常用。

(三)治疗

一旦诊断绒毛膜羊膜炎,应立即予以广谱抗生素,然后予催产素引产,尽快结束妊娠。期待治疗没有任何帮助。

1.抗生素应用的探讨

(1)抗生素应用的时机:一旦诊断,立即开始使用,不论是否终止妊娠。有两个回顾性研究和一个随机对照研究均发现,产前即开始应用广谱抗生素可明显降低母胎并发症。即使是对于那些诊断后 1 小时内已经终止妊娠的绒毛膜羊膜炎孕妇,如果其仅于分娩后开始应用抗生素,与分娩前即给予规范抗生素治疗的孕妇相比,其新生儿败血症发生率(19.6% vs 2.8%,P<0.001)及新生儿病死率(4.3% vs 0.9%,P=0.07)均相对较高,而且后者血培养阳性的新生儿败血症的发生率也偏低(P=0.06)。

(2)抗生素种类的选择:妊娠期及临产时需注意药物对孕产妇及胎儿的影响。孕产妇应用抗生素后,药物可在短时间内通过胎盘屏障而进入胎体,有些抗生素可引起孕产妇及胎儿的毒性反应,应注意各类抗菌药物的药理特性和副作用。

由于绒毛膜羊膜炎常为大肠埃希菌、变形杆菌、厌氧菌及葡萄球菌等的混合感染所致,所以需选用对杆菌及球菌都有效的抗生素,通常使用氨苄西林 2g 或青霉素 500 万 U 静脉滴注,每 6 小时重复一次;对于有厌氧菌定植的绒毛膜羊膜炎,可考虑加用甲硝唑或奥硝唑等抗生素覆盖抗菌谱。对于一些耐药菌株,可根据细菌培养的药敏结果,调整抗生素应用,必要时可以使用万古霉素等抗生素。

(3)分娩后抗生素使用的探讨:关于分娩后的抗生素使用问题,虽然有一定的争议,但多个随机临床试验均发现,只要是分娩前已经采用规范抗生素治疗,那么:①不论何种分娩方式,分娩后加用单次抗生素的效果与长时间加用抗生素效果相当;②分娩后是否应用口服抗生素对孕妇产后并发症的发生无明显影响。

2.糖皮质激素应用探讨

对于绒毛膜羊膜炎的孕妇,如果评估会在孕34周前早产分娩,是否应用糖皮质激素是非常有争议的话题。根据糖皮质激素的作用原理,可加重母胎感染状况,因此美国国立卫生研究院(NIH)发布的共识中,将糖皮质激素列为绒毛膜羊膜炎治疗的禁忌证。但还是有一些观察性的回顾研究认为,糖皮质激素的应用,尤其是对于孕周<32周的绒毛膜羊膜炎孕妇,使用后并未使新生儿的预后恶化。荷兰的一个meta分析认为,对于有亚临床绒毛膜羊膜炎的孕33周前分娩的孕妇,使用糖皮质激素是安全有效的。不过,目前仍需要更多的随机对照临床研究来对其安全性及有效性进行评估,所以我们在临床应用中仍需谨慎。

3.分娩方式的选择

(1)分娩时机的选择:羊膜腔感染一经确诊,无论孕周大小应尽快结束妊娠。因为感染时间越长,产褥病率越高,新生儿感染和死胎的可能性越大。所以处理的关键在于及早给予足够的抗生素后及时终止妊娠。

(2)分娩方式的选择:剖宫产不是绒毛膜羊膜炎孕妇唯一的分娩方式,应结合产科情况综合判断:①宫颈成熟者,引产成功率高,如已临产产程进展顺利,能在短时间内结束分娩者,在抗生素应用同时,应积极促进孕妇经阴道尽快分娩。②如综合评估,认为孕龄小胎儿成活可能性低,也应尽量争取阴道分娩,减少母体手术并发症。③对于感染严重但又不具备阴道分娩条件者,则应以剖宫产终止妊娠;由于抗生素的发展,对腹膜外或经腹膜内剖宫产已无特殊要求。

(3)新生儿处理:产程中应连续胎心监护,如有胎儿基线变异减小或出现晚期减速预示可能胎儿酸中毒,如出现持续的胎儿心动过速预示着胎儿败血症可能,以上均需尽快结束分娩并作好新生,儿娩出时的复苏准备。新生儿应加强监护并使用抗生素防治感染。

二、妊娠期人免疫缺陷病毒感染

艾滋病(AIDS)是由人免疫缺陷病毒(HIV)感染引起的一种以细胞免疫功能严重损害为临床特征的恶性性传播疾病,常合并各类感染及患各种恶性肿瘤,临床病死率极高。据统计,全球约有3400万HIV感染者,其中250万为新感染者(包括33万15岁以下儿童)。母婴/胎垂直传播是儿童感染HIV的主要途径,其中2/3来自妊娠期及分娩时的感染,1/3为母乳喂养导致。近年来,我国HIV感染者逐年增加,由此引发母婴传播病例也增加,应引起产科医师的重视。

(一)病因

1.病原体

艾滋病是由一种逆转录RNA病毒—HIV所引起。HIV侵入人体后主要是破坏T_4辅助淋巴细胞,它与T_4细胞表面的CD4受体结合,利用其逆转录酶将T_4细胞的DNA转变成RNA来复制自己,机体大量T_4细胞遭破坏而致严重免疫缺陷,易患条件致病性感染与肿瘤。

2.传播方式

HIV存在于精液、血液、眼泪、白带、唾液、胎盘和乳汁中,并通过性接触、血行传播、母婴/

胎垂直传播等方式扩散。妇女感染 HIV 的主要途径有：与 HIV 感染者性接触；使用污染的血制品；使用污染针头与注射器。而 HIV 感染妇女，在妊娠期可以通过胎盘感染胎儿，在分娩过程中（无论是经阴道分娩或剖宫产）胎儿可通过吸入带有 HIV 的羊水或血受到感染，出生后通过母乳喂养，也可使新生儿受染，称为母婴/胎垂直传播。在 HIV 感染产妇的阴道、宫颈分泌物及羊水、血等体液中均分离出 HIV，且现在已经证实大多数儿童 HIV 感染是由母婴/胎传播所致。

（二）诊断

1.临床表现

大约 82% 的 HIV 感染孕妇无症状，12% 有 HIV 相关症状，仅 6% 为艾滋病。

（1）艾滋病进展的主要临床表现为体重下降、疲劳、持续发热、盗汗、腹泻、厌食、恶心、呕吐、咽痛、关节痛等。

（2）条件致病性感染：由于 HIV 导致全身免疫功能低下，有些患者可出现 HIV 相关的条件致病性感染，如卡氏肺孢子虫病肺炎、弓形虫病、全身真菌感染、活动性肺结核、巨细胞病毒感染、囊球菌性脑膜炎等。并可伴有其他性传播疾病，如梅毒、尖锐湿疣、沙眼衣原体感染等。

（3）恶性肿瘤：其中 Kaposi 肉瘤（KS）最常见，约 1/3 的患者初诊时已有 KS，呈现为多灶性的肿瘤，表现为皮肤多发的血管结节，少数可侵犯内脏。少数患者可患有淋巴母细胞肉瘤、霍奇金病等。

2.辅助诊断

（1）外周血常规：血小板计数减少，血色素下降，CD4 淋巴细胞计数 $<200/\mu L$，或 $200\sim500/mL$，但 CD4/CD8<1，可协助 AIDS 的诊断。

（2）血清学诊断：酶联免疫法（ELISA）查 HIV 抗体可用于筛查，敏感性$>99.5\%$。如阳性则应进一步用 Westernblot 确定抗原的特异性病毒蛋白，或用免疫荧光试验（IFA）确定诊断。但抗体检测阳性不能排除既往 HIV 感染，对于新近 HIV 的感染需用 ELISA 法测 P24 核心抗原或 PCR 法测 HIVRNA。

如抗 HIV 抗体阳性，无任何临床表现，CD4 淋巴细胞总数正常，CD4/CD8>1，血清 P24 抗原阴性，应诊断为无症状 HIV 感染。

如血清学检测阳性，并出现一些常见的临床症状，如淋巴结病、口腔黏膜白斑病、口疮、血小板减少，或获得肿瘤病理依据，即可诊断 AIDS。

（三）治疗

1.关于抗病毒治疗探讨

（1）抗病毒药物的选择：目前比较成熟的抗病毒药物为逆转录酶抑制剂及蛋白酶抑制剂，妊娠期治疗方案与非孕期相同，核苷逆转录酶抑制剂齐多夫定（叠氮胸苷，ZDV）为首选。通过对所有 HIV 阳性孕妇用 ZDV 的多中心研究肯定了 ZDV 能降低母婴 HIV 传播；用 ZDV 治疗的母婴传播率为 8.3%，而用安慰剂的高达 25.5%。大量的研究资料表明，核苷逆转录酶抑制剂（ZDV、TDF 等）与抗病毒的蛋白酶抑制剂（indinavir、ritonavir 等）的联合运用可明显减少 HIV－RNA 水平，提高短期生存率，降低发病率。因此，美国围生期 HIV 指南工作小组建议妊娠期 HIV 感染者使用联合治疗方案。

（2）抗病毒用药的时机：不同的回顾性研究发现，如用药为孕 14～34 周、分娩期以及产后对新生儿用药 6 周且无母乳喂养者，出生后 18 个月时对病毒的抑制率仍能达到 66.2%；而对于母乳喂养者，即使联合了 ZDV 和拉米夫定（3TC），自孕 36 周起开始治疗至分娩后 7 天，同时新生儿用药 7 天，在出生 4～8 周时对病毒的抑制率可达 62.75%，但治疗效果不能维持到 18 个月时。

2.关于分娩方式的探讨

HIV 感染孕妇的分娩方式一直存在争议。一些学者认为 HIV 感染不是剖宫产指征，因为胎儿在宫内往往已感染 HIV。剖宫产不能防止母婴传播。1995 年国际围产期 HIV 小组一项包括 15 个前瞻研究的 Meta 分析结果显示，剖宫产可使 HIV 的垂直传播率减少 1/2。HIV 感染的孕妇妊娠期、产时和产后用抗病毒治疗，以及分娩时选择剖宫手术可减少 87% 的 HIV 垂直传播。根据此项资料及其他研究结果，美国妇产科医师学会（ACOG）于 2000 年建议对 RNA＞1400copies/mL 的 HIV 感染孕妇于孕 38 周采取择期剖宫产手术终止妊娠。如需急诊手术，也尽量选择在临产或胎膜破裂前进行剖宫产。

3.关于母乳喂养的探讨

母乳喂养明显增加母婴传播概率，因此即使经过抗病毒治疗的孕妇，也不建议母乳喂养。如因经济因素等坚持母乳喂养者，建议哺乳期＜6 个月，以尽量降低母婴传播。

三、妊娠合并梅毒

梅毒是由苍白密螺旋体即梅毒螺旋体引起的慢性传染病，是严重危害人类健康的性传播疾病。梅毒螺旋体自表皮或黏膜破损处进入体内，经 3～4 周的潜伏期后发病，早期外阴部、宫颈及阴道黏膜发红、溃疡，如果没有得到及时治疗约有 1/3 发展为晚期梅毒，本病传染力虽弱，但可引起神经梅毒及心血管梅毒等，后果严重。

（一）病因

1.病原体

为梅毒螺旋体，亦称苍白密螺旋体，在暗视野可见其运动似波浪形、摆动或绕长轴旋转。其在人体外生活力较弱，不耐高温，在干燥环境下或阳光直射下迅速死亡。

2.传播方式

传染者的皮肤或黏膜上均存在有梅毒螺旋体，主要通过性交，也可通过接吻、哺乳、输血及意外直接接种（如处理污染物品及标本或手术时不慎被感染）进行传播。孕妇感染后可通过胎盘或产道传给胎儿，即称母婴/胎垂直传播。妊娠 14 周前，胎盘绒毛膜有合体滋养层与细胞滋养层两层细胞，梅毒螺旋体不易穿透胎盘；14 周后滋养细胞减少并逐渐萎缩，其可通过胎盘经脐静脉进入胎儿体内，造成胎儿感染（胎传梅毒）。不过，通常孕妇感染时间越短，传染性越强胎儿被感染机会越大；而晚期梅毒孕妇传染性低，故发生胎传梅毒概率较小。

（二）诊断

结合孕妇的病史、体格检查、实验室检查、影像学检查以及分娩后的胎盘检查来综合分析，得出诊断。

1.临床表现

按照病程，可分为三期。

(1)一期梅毒:主要表现是硬性下疳,多见于外阴前庭部、子宫颈及阴道,常为单个病灶。初起时局部发红,逐渐形成圆形或椭圆形表浅溃疡,边缘较硬,创面覆盖灰色薄层,内含大量梅毒螺旋体。初期感染后,可引起淋巴结炎,有时可触及腹股沟淋巴结肿大,无触痛。

(2)二期梅毒:一般于硬性下疳 6~8 周后,开始出现二期梅毒疹,多见于阴道下段及前庭部,呈多种形态,同时存在斑疹、丘疹、滤泡或结节等,并于阴唇、会阴及肛门周围形成多发性淡红色湿疣状突起,融合成扁平湿疣。此期梅毒螺旋体已进入血液循环,可累及身体任何器官,胸部和四肢皮肤可见红棕色斑疹,口腔、咽喉部的黏膜出现红斑或灰白色糜烂面。此外,患者常发生暂时性脱发,检查发现腹股沟、腋窝、颈部和枕后等处淋巴结肿大。

(3)晚期梅毒:约有 1/3 未经治疗的梅毒患者发展成晚期梅毒。患者外生殖器及阴道壁出现"梅毒瘤"样病变,有时形成溃疡,溃疡愈合后遗留瘢痕,可形成阴道狭窄。晚期梅毒虽然传染力弱,血清反应可能阴性,但由于病变可侵入和破坏任何组织和器官,一般于感染 10~20 年后发生神经梅毒及心血管梅毒及其他脏器的损害,后果严重。

2.辅助诊断

(1)病原体检查:早期梅毒、复发性梅毒及早期先天性梅毒的病变处,可取创面渗出物涂片,进行暗视野镜检,查找梅毒螺旋体,应连续检查 2~3 次,晚期梅毒此检查常为阴性。

(2)血清学检查:包括非螺旋体血清试验(NTTs)和螺旋体血清试验(TTs)两类。NTTs 常采用性病研究实验室试验(VDRL)和快速血浆反应素试验(RPR),可做为大量人群中的筛查试验和治疗监测,在一期梅毒中的阳性率为 75%,在二期梅毒中的阳性率为 100%,但在妊娠、自身免疫性疾病及感染状态下,有时可出现假阳性。一期梅毒足量治疗 1 年后以及二期梅毒治疗 2 年内,NTTs 常可转阴。TTs 常采用梅毒螺旋体颗粒凝集试验(TPPA)和荧光螺旋体抗体吸收试验(FTA−ABS),可做为确诊试验,在一期梅毒中的阳性率为 75%(TPPA)和 85%(FTA−ABS),在二期梅毒中的阳性率为 100%,但一些由其他螺旋体引起的疾病(如莱姆病、钩端螺旋体病等),检测可呈假阳性。

(3)影像学检查:对于妊娠梅毒孕妇的胎儿进行超声检查时,如发现胎儿水肿、肝脾大、羊水过多伴胎盘增厚等情况,可高度怀疑胎儿梅毒感染。

(4)介入性产前诊断:通过羊膜腔穿刺和经皮脐静脉穿刺获得羊水和脐血,进行病原学检测、胎儿血生化检查(转氨酶升高、贫血、血小板减少等则预示着胎儿感染)。

(三)治疗

妊娠期梅毒治疗有双重目的,一方面治疗孕妇,另一方面可预防或减少胎儿梅毒的发生。

1.抗生素治疗时机探讨

因妊娠 14 周后梅毒螺旋体即可感染胎儿引起流产,妊娠 16~20 周后梅毒螺旋体可通过感染的胎盘播散到胎儿所有器官。未经治疗的一期梅毒及二期梅毒早产率及先天梅毒发生率均达 50%;在早孕期进行治疗,先天梅毒发生率为 16.1%;在孕 25 周以后治疗,先天梅毒发生率达 46%。因此应予早期、足量、正规的抗梅毒治疗。如首次治疗 30 天内分娩或者分娩时梅毒血清滴定效价较治疗前升高 4 倍,则考虑治疗量不足,不能改善胎儿出生结局。

2.抗生素种类选择

(1)对一期、二期梅毒及早期隐性梅毒孕妇:可应用苄星青霉素,240 万 U 肌内注射,单剂应用。

（2）对晚期隐性梅毒或病程不明的隐性梅毒孕妇：应用苄星青霉素，240万U肌内注射，每周一次共三次，总量720万U。

（3）对于神经梅毒孕妇：需用大剂量水溶性青霉素G，总量1800万～2400万U/天，连续静脉滴注或者300万～400万U静脉应用，每4小时重复一次，持续10～14天。

（4）如孕妇对青霉素过敏，建议进行青霉素脱敏治疗成功后，继续使用青霉素，因为只有青霉素能很好地医治胎儿。

（5）对于合并HIV感染的梅毒孕妇：目前还没有成熟的治疗方案，因此遵循神经梅毒的治疗方法。

3.新生儿处理

梅毒孕妇婴儿出生后，应予隔离观察，对确诊为胎传梅毒者，予以评估身体状况后，即刻给予青霉素治疗。般选用水溶性普鲁卡因青霉素G，总剂量为每千克体重10万～20万U，分10次肌内注射，每天1次。

关于母乳喂养，如孕妇已接受正规、足量的抗梅毒治疗，可以母乳喂养。

4.分娩时机和分娩方式

（1）分娩时机：尽量在开始正规抗梅毒治疗30天后或梅毒血清滴度效价较治疗前下降4倍后，即使胎儿获得保护后，可以安排分娩。

（2）分娩方式：已完成足量的抗梅毒治疗，如产道无明显梅毒下疳或梅毒疹，可经阴道分娩。因此，妊娠合并梅毒并不是独立的剖宫产指征。

第四章　妊娠急腹症

第一节　妊娠合并急性阑尾炎

妊娠合并阑尾炎的发病率为 0.02%～0.1%,妊娠并不诱发阑尾炎,妊娠期阑尾炎的发生率亦不高于非孕期。但阑尾炎穿孔、破裂的发生率却多于非孕期 1.5～3.5 倍。

妊娠期消化道的移位及其他妊娠期改变,致使妊娠期阑尾炎的临床表现与非孕期的很不相同,常使诊断发生困难。因而及早准确地诊断妊娠期急性阑尾炎,对降低孕产妇并发症的发生率和病死率有重要意义。

一、病因

1.阑尾腔梗阻:阑尾腔梗阻或阻塞,致内容物滞留,引起炎症发生。常见的原因如粪石阻塞;妊娠期增大的子宫使阑尾移位发生扭曲,或使管腔狭窄等。

2.细菌感染:细菌可经受损的阑尾腔黏膜直接侵入,可由其他感染部位经血运传入,也可继发于临近脏器的感染。

3.胃肠功能失调:由于神经反射的作用,胃肠功能失调可致阑尾的痉挛或损害,而引起急性炎症。

4.慢性阑尾炎复发。

二、发病机制

1.随着妊娠子宫逐渐增大,阑尾位置也因子宫的推挤而逐月有所改变。约在妊娠 3 个月,阑尾根部在髂嵴下两横指,5 个月后相当于髂嵴高度,孕 8 个月底到达最高度,位于髂嵴上方 3～4cm,分娩后 10 日始复位。在上移同时,阑尾逆时针向旋转,其长轴从原来指向内下方变成水平位,尖端指向脐部。最后有 60% 的阑尾呈垂直位,尖端向上,部分为增大的子宫所覆盖。如盲肠位置固定,则妊娠期阑尾位置并不变动。这种部位上的变动对妊娠期急性阑尾炎的诊断和预后有一定重要性。

2.妊娠早期阑尾炎的症状和体征可与非妊娠期阑尾炎临床表现一样,但是,恶心、呕吐,腹痛等表现常可能被误认为是妊娠反应或先兆流产。妊娠中期因子宫胀大,随阑尾的位移压痛点也发生变化,腹部体征可不明显。

3.妊娠期阑尾炎穿孔及继发弥散性腹膜炎不仅较非孕期多,且发生亦早。其原因是:在妊娠期肾上腺皮质激素增高等影响下,组织蛋白溶解功能提早并加强,毛细血管壁渗透性增高,致使局部防御及自行局限过程不能建立,炎症迅速扩散。此外,大网膜及肠袢被增大的子宫推挤而移位,不能发挥非孕时的局部防御性反应,将病变阑尾包裹使感染局限;又由于妊娠期盆腔充血及子宫收缩、阑尾位置经常变动,所以感染不易局限;而在分娩或早产后,子宫体迅速缩小,亦可使已局限的感染重新扩散。如果不能及时救治,炎症迅速发展,波及全腹,形成弥散性腹膜炎,严重者可致脓毒血症,麻痹性肠梗阻,菌栓可致广]静脉炎或多发性肝脓肿等,危及母儿生命。

三、临床表现

早期妊娠阶段其临床表现与非孕时相同。至中期妊娠后,随子宫增大,使阑尾距腹壁腹膜较远,其炎症反应不易反映到腹壁,加之阑尾移位,临床症状和体征有了明显变异。其表现如下:

(一)症状

1.腹痛

转移性右下腹痛较少见,腹痛局限于右下腹不显著,常有感到右,上腹部或腹部其他部位疼痛者。腹痛的性质和程度,一般与病理类型有关:单纯性阑尾炎多表现为持续性钝痛或胀痛;化脓性或坏死性阑尾炎呈阵发性剧痛或跳痛;阑尾腔梗阻者多为阵发性绞痛。

2.消化道症状

多数患者伴有恶心、呕吐、腹泻等。而上述症状却为早孕期间所常有,往往被忽视。

3.全身症状

有全身不适、乏力、发热,甚至寒战等。

(二)体征

1.腹部压痛

随妊娠进展,压痛点上移。因发炎阑尾移位至子宫体侧后方深处,虽经反复检查可能不存在腹部压痛,或在侧腹壁及后腰部可能有压痛;腹肌紧张及腹壁强直现象亦不明显,甚至阑尾穿孔已发展成弥散性腹膜炎时,上述体征也不显著。以下检查方法有助于诊断:①Bryan试验:令患者右侧卧位,妊娠子宫移致右侧而引起疼痛,提示疼痛非妊娠子宫所致,可做为区别妊娠期阑尾炎与子宫疾病的可靠体征。②Alder试验:检查者手指放于最明显压痛点上,令患者左侧卧位,使子宫倒向左侧,如压痛减轻或消失,说明疼痛来自子宫,若疼痛较仰卧时明显,提示疼痛来自子宫以外病变,阑尾炎的可能性大。③腰大肌阳性体征:检查者手放在患者的右下腹部,用手指向下加压,同时患者逐渐抬高伸直的下肢,阑尾即挤压在手与腰大肌之间引起压痛。

2.子宫收缩及胎儿情况

妊娠期急性阑尾炎时,胎儿的病死率与阑尾炎的进程呈正相关,穿孔型的病死率约为20%,故应密切观察胎动、胎心及子宫收缩情况。

(三)辅助检查

1.血细胞分析

白细胞计数升高,核左移。

2.B超检查

阑尾呈低回声管状结构,横切面呈同心圆似的靶样图像,直径≥7mm时为阑尾炎的超声诊断标准。

四、诊断要点

诊断时应注意如下情况:①疼痛点高于非妊娠位置;②反跳痛不明显,随孕周增加,症状更不典型;③阑尾炎伴随的恶心、呕吐、腹泻等消化道症状易与妊娠剧吐相混淆;④注意区分腹痛与阵痛,在妊娠后期难以区别宫缩所致的腹痛和阑尾炎的腹痛,且初发症状常是阵痛;⑤白细胞总数增多,升至 $12 \times 10^9/L$ 以上有临床意义。

五、鉴别诊断

(一)与妊娠有关的疾病

考虑腹痛是否由于早产、临产子宫收缩或发生胎盘早期剥离所致。

(二)子宫以外的腹腔或腹壁内出血

如卵巢静脉丛破裂、腹直肌血肿等。后者常为突然增加腹压,如咳嗽等所诱发。凡内出血者均有失血性休克的前兆,患者烦躁不安,与腹膜炎患者的安静呈鲜明对比。但由于这几种均须手术治疗,即使相互混误亦不发生任何危害。

(三)急性肾盂肾炎及胆囊炎

鉴别主要放在与这两种疾病上,因这两种疾病均须进行内科治疗,不宜误诊。

六、治疗

急性阑尾炎不论处于妊娠哪一阶段,一经确诊均须立即手术治疗。日前急性阑尾炎发生严重并发症主要是由于延误手术时机所造成。凡高度怀疑急性阑尾炎者,宜将病情及利害关系与孕妇本人或其家属详细说清并征得同意后,及早进行剖腹探查,绝对不能犹豫不决。手术前后须应用抗生素。

如手术及时,术中防止孕妇缺氧及低血压,一般能很快恢复健康。中期妊娠阶段多可使妊娠继续。早孕手术后可有 20% 诱发自然流产,晚期妊娠手术后亦有近 20% 在几天内发动临产。因此,术后宜应用镇静剂,每天地西泮(安定)20~40mg 及大剂量黄体酮肌内注射。

为便于暴露病灶及少干扰妊娠子宫,手术切口宜采用右侧腹直肌旁切口,约在子宫体上 1/3 的部位。腹壁切口愈合后,除分娩时局部稍有疼痛外,不影响阴道分娩。初产妇宜在第 2 产程,胎头到达盆底后,行会阴切开,低位产钳娩出胎儿,要避免过度使用腹压。

已有阑尾周围炎性肿块或周围脓肿形成或已发展成弥散性腹膜炎时,应按腹膜炎治疗,大量抗生素静脉滴注,静脉补液及适量多次输血,以纠正水及电解质紊乱。手术操作要轻柔、简便。如病灶粘连不易清除时,可在盲肠部位或在子宫直肠窝行引流术。无产科剖宫产指征,不应同时行剖宫产术。如感染严重而产科存在剖宫产术指征,则在剖宫取胎后以同时行子宫切除手术为宜。

围生儿死亡主要是由于手术操作所致早产和重症阑尾炎发生化脓性腹膜炎对母儿的侵害。

第二节　急性胰腺炎

急性胰腺炎是南于胰腺消化酶被激活,对胰腺组织自身消化所致的急性化学性炎症。近年随着人们生活水平的提高,饮食结构的改变而出现上升趋势,成为一种常见病,可见于任何年龄,以青壮年者居多,女性多于男性。常与胆结石伴发。但妊娠并发急性胰腺炎不常见,可发生于妊娠的任何时期,以妊娠晚期及产褥期较多。重症急性坏死性胰腺炎是凶险的疾病,发病急,病情重,更是威胁母婴生命最危险的消化系统并发症之一,孕妇病死率据 Wilkinson 报道高达 37%,较非孕青年妇女病死率 3%~60% 高出约 10 倍。

一、病因及发病机制

急性胰腺炎的致病原因很多,主要诱发因素为暴饮暴食,过量饮酒,胆结石对这一疾病的发病也有一定的关系。国内以胆道疾病多见,约占 50%,其次为饮食因素,约占 30%,国外以酗酒为主要病因。此外,急性胰腺炎的发病与家族性高血脂有关。后者为常染色体隐性遗传,属家族性脂蛋白脂酶缺乏症。

发病机制:①血液黏稠度增加,影响胰腺血液循环,导致胰腺组织缺氧;②血清中的脂质颗粒在胰腺血管内凝聚,形成栓塞及三酰甘油被脂肪酶水解后释放的大量游离脂肪酸破坏微血管,引起胰腺缺血、坏死。这类患者常反复发作,出现严重腹痛,但无其他胰腺炎的临床表现,实验室检查,血淀粉酶亦无明显升高,但需按胰腺炎治疗,腹痛才能缓解。

(一)妊娠对急性胰腺炎的影响

(1)妊娠期胆囊增大,张力减弱,胆汁浓缩,Oddis 括约肌痉挛,加之子宫增大,机械性压迫胰管。在高脂、高蛋白饮食后,胆汁及胰液排出受压,并与肠液沿胰管逆流入胰腺,从而激活胰蛋白酶原变成蛋白酶,引起胰腺自溶。

(2)妊娠期体内胎盘催乳激素等内分泌因子浓度剧增,使血清中三酰甘油降解,释出大量游离脂肪酸,不仅引起胰腺细胞的急性脂肪浸润,还可造成胰腺小动脉及微循环急性酯性栓塞,引起胰腺坏死。

(3)妊娠期各系统的适应性生理变化使病情加重,易发生代谢性酸中毒、休克等严重并发症。

(4)受妊娠状态的影响,临床表现往往不典型,诊断易被延误,导致病情严重。妊娠期,尤其妊娠后期,逐渐增大的子宫使胰腺相对位于腹腔深部,尤其被推移在上腹部的胃肠所覆盖,以致局部体征,如压痛点、板样强直的腹肌紧张不明显。尤其当胰腺坏死或炎性渗液激惹子宫,引起子宫平滑肌收缩,可掩盖本病典型的撕裂性上腹部疼痛或混淆为临产后的宫缩痛。

(二)胰腺炎对妊娠的影响

妊娠子宫可受胰腺坏死或炎性渗液所激惹,引起宫缩而致早产或造成子宫胎盘血液循环障碍,导致胎儿严重缺氧、宫内窒息或胎死宫内,因而围生儿病死率可高达 37.9%。

二、临床特征

(一)症状

1.中、上腹部疼痛

起病急骤,轻者钝痛,重者持续性绞痛、钻痛或刀割样痛,阵发性加剧。常位于中、上腹部,疼痛向左肩部或腰背部呈束带状放射。

2.胃肠道症状

往往有恶心、呕吐、上消化道胀满感等,有的胀闷难受甚于腹痛,少数患者可发生消化道出血。

3.发热

多为中等度发热,发病1～2日后出现,3～5日消退,如持续不退或超高热,应考虑继发感染。

4.黄疸

约25%的患者出现黄疸。

5.休克

常见于急性出血坏死型。通常在起病后3～4日发生,患者皮肤呈大理石样斑状青紫,四肢湿冷,脉搏细数,血压下降,少尿或无尿。

6.出血坏死型胰腺炎

还可出现急性呼吸衰竭、急性肾衰竭、心功能不全和猝死。炎症侵及肠膜和肠系膜可引起肠梗阻、肠麻痹,有的患者还可出现一过性脑病。

(二)体征

急性胰腺炎的腹部体征与其所致的剧烈腹痛相比,相对较轻是本病特征之一。晚期妊娠时受增大的子宫遮盖,可能更不典型。常有中、上腹压痛,腹肌紧张,并常有腹胀、肠鸣音消失等肠麻痹表现。胰液刺激腹膜和膈肌可致发生腹腔积液、胸腔积液。出血坏死型者,可因血液或胰酶透过腹壁进入皮下,在腰部两侧或脐部出现瘀斑。低血钙时可有手足搐搦。并发黄疸、休克、呼吸困难综合征、多脏器功能衰竭及脑病时有其相应的体征。

(三)实验室检查

1.淀粉酶

血清淀粉酶增高是非孕状态时的主要实验室诊断依据,可是正常妊娠常伴有血清淀粉酶增高,据Kaiser(1975)报道,中期妊娠血清淀粉酶增长值可为早孕期的4倍,因而其诊断价值大大降低。为此,宜连续检测血清淀粉酶及血清脂肪酶值,如持续升高,仍有助于对本病的确诊。但其升高值与病变的严重性无相关关系。胰腺严重破坏,淀粉酶非但不升高,反而下降。因此,血清淀粉酶正常,决不能排除急性胰腺炎。

2.血钙

急性胰腺炎时由于腹内脂肪坏死与钙结合皂化致血钙降低,与胰腺炎严重程度有关,<1.75mmol/L(7mg)者预后不良。

3.血清胰蛋白酶

应用放射免疫法测定,血清胰蛋白酶正常人及非胰病患者的平均值为400ng/mL,在急性胰腺炎时>1000ng/mL,在出血坏死型胰腺炎时>4000ng/mL。

(四)B超扫描

近年发现B超检查对胰腺病变的诊断及处理可提供可靠依据,具有重要临床价值。可显示胰腺肿大,界限模糊,脓肿,钙化或假性囊肿,胰管扩张,胆道结石及其他异常。

三、诊断

1.有胆道疾患病史,饮食不当,暴饮暴食,常为其诱发因素。

2.综合分析临床症状、体征及实验室检查不难诊断。

四、治疗

须根据病情轻重,确定处理原则。目前一般认为急性胰腺炎的治疗原则是实行全面的综合治疗,除有显著的立即手术指征外,一般进行非手术的综合治疗方法,即:抑制胰酶分泌,改善胰腺血液循环,抑制消化液分泌,控制感染,纠正水电解质紊乱。经内科或 ICU 观察治疗 24～48 小时,视病情决定继续非手术或手术治疗。期间给予安胎治疗,并随时处理产科情况。

(一)监测病情变化

包括血压、脉搏、尿量、体温等,每日测血细胞分析、血淀粉酶、m 钙、血糖、电解质、肌酐、尿素氮及血气分析等,密切观察心、肺、肾并发症的发生以及产科胎心、胎动、宫缩等。

(二)轻症胰腺炎的处理

一般采用禁食、胃肠减压(保持胃内空虚、减轻腹胀,从而减少胃酸分泌)及解痉、抗感染、抑制胰腺分泌、营养支持等疗法。

1.营养支持及抗感染

静脉输液,纠正水、电解质紊乱,需每日至少补充 5％葡萄糖盐水 1000mL、10％葡萄糖液 2000mL。近年提倡输入高渗葡萄糖进行高热量疗法。此外,及时应用广谱抗生素抗感染。

2.止痛、解痉

最理想的止痛药是哌替啶 50～100mg,2～6 小时肌内注射 1 次。或者吗啡 10mg 肌内注射,并同时加用阿托品。应用止痛药的同时观察呼吸情况及胎心改变,痛止后或必要时即减量或停药。解痉可用阿托品 0.5mg 肌内注射,3 或 4 次/天,或溴丙胺太林(普鲁苯辛)15mg,4 次/天,用药时注意观察肠蠕动并注意与肠麻痹鉴别。

3.抑制胰液分泌

抑肽酶 10 万 U,静脉点滴,2 次/天,可以抑制胰蛋白酶及糜蛋白酶的分泌和阻断胰腺中其他活性蛋白酶的激活和胰蛋白酶原的自身激活。

4.中药治疗

除上述常规治疗外配合中医中药及手术治疗,大大减少了重型胰腺炎并发多脏器功能衰竭的发病率,病死率下降到 16.6％。发病初期应用大黄、芒硝、甘遂等组成的清胰陷胸汤通里攻下、活血化瘀;进展期应用柴胡、黄芩、木香、延胡索(元胡)为主的清胰承气汤清热解毒、活血化瘀、通里攻下。

(三)重症坏死性胰腺炎的处理

重症急性胰腺炎是临床常见的急腹症,来势凶猛,发展迅速,预后极差,是历来外科病死率较高的疾病之一。

1.积极治疗休克

过去对于胰腺炎的发病机制侧重于胰腺自身消化学说,认为胰腺发炎时会分泌大量胰酶,造成胰腺自身的消化而加速、加重病情,近年研究表明,胰腺缺血也是胰腺炎发生和发展的重要因素,应该在胰腺炎早期就积极改善胰腺的血供情况,改善胰腺微循环和抑制胰腺自身消化两者密切结合,对预后的改善起重要作用。一开始即应给予有力的抗休克治疗。①纠正电解质紊乱,增加血容量:快速输入平衡液、右旋糖酐－40,血浆、人体清蛋白等以增加血容量及恢复有效循环量;②低血压的治疗:需避免应用血管收缩剂提升血压,如血容量及酸中毒已纠正,而血压仍偏低时,可适量应用多巴胺提升血压。

纳洛酮是阿片受体纯拮抗剂,许多学者发现,纳洛酮能迅速解除实验动物的低血压,近年来国内外临床医生也将它试用于一些重危并发休克、心力衰竭、呼吸抑制患者,并取得了良好效果。用法:纳洛酮 1.8～2.4mg 加入 10％葡萄糖溶液 250～500mL 或生理盐水静脉滴注,1 次/天。

2.给予营养支持治疗

一般采用胃肠外静脉营养,包括脂肪乳剂、氨基酸、蛋白质及维生素等。

3.短时血液滤过治疗

由于血脂过高可诱发急性坏死性胰腺炎,须采用"血滤"方法清除过高的血脂和细胞毒素。近年还发现炎性细胞因子释放紊乱是重症急性胰腺炎发病早期病情加重的重要因素,采用短时血液滤过治疗,通过调控细胞因子的释放,可终止过度的炎症反应。

(四)外科治疗

1.手术时间

(1)经内科积极治疗 48 小时以上,症状体征不见好转。

(2)病情已相对稳定,如腹腔内还有感染,可剖腹清除血性渗液,并可多次清除腹腔坏死组织及腹腔灌洗手术。

2.手术指征

(1)已形成脓肿、消化道瘘等。

(2)不能确定诊断,特别是疑有腹内脏器穿孔、内出血或严重腹膜炎者。

(3)合并胰胆管梗阻。

(4)并发胰腺脓肿、假性囊肿,须引流或切除者。重症者,CT 发现胰腺实质有融合性坏死和外浸,尤其后腹膜有大量毒性渗液造成胰腺压迫者。

3.手术方式

不必过多考虑胎龄及胎儿存活问题,早期剖腹探查。先行剖宫取胎,使子宫迅速缩小,以利于病灶清除。手术以清除坏死的胰腺组织,充分灌洗、引流胰床及腹腔内的血管活性及毒性物质,阻断疾病进展的恶性循环。除手术清创引流或做相应处理外,一般不做超范围的清除手术,以减少并发症。术后关腹前,放置烟卷引流,引流条的多少及放置的位置务必达到引流充分为原则。这样才能挽救孕妇生命。患者痊愈出院后要密切随访,因为有可能形成胰腺假性囊肿而致反复疼痛或复发炎症,甚至可发生破裂。

第三节　急性肠梗阻

妊娠期急性肠梗阻较为罕见。文献报道其发病率差异很大,从 1∶66431 次妊娠至1∶1500次妊娠。妊娠期肠梗阻不论对孕妇或胎儿都带来很大的危险性,有文献报道,孕妇病死率为 6％,胎儿病死率为 26％。因此,当临床怀疑肠梗阻时,应积极处理,以降低孕妇肠梗阻的并发症及围生期母胎病死率。

一、病因

妊娠期肠梗阻,有认为与妊娠无关。但有认为由于妊娠子宫增大,推移肠袢,使原来无症状的肠粘连因受压或扭转形成肠梗阻;或因先天性肠系膜过短,受增大的子宫推移而限制肠活动度,过度牵拉和挤压,都可导致机械性肠梗阻。

妊娠各期均可发生肠梗阻,从临床观察,在妊娠 12～20 周时,子宫进入腹腔,或妊娠 32～36 周时,胎头降入盆腔,或产后子宫突然缩复,使肠袢急剧移位,更易发生肠梗阻。

在各种引起肠梗阻的原因中,以肠粘连为多见,其次为肠扭转和肠套叠等。Perdue 等报道妊娠期和产褥期 66 例肠梗阻中,肠粘连占 58%,肠扭转占 24%,肠套叠占 5%。

二、病理

(一)单纯性肠梗阻

是指肠内容物通过受阻,而无肠管血运障碍。单纯性肠梗阻可以是慢性不完全性或急性完全性,妊娠期肠梗阻多表现为后者。病理变化有:

1.肠袢中积气和积液

梗阻以上肠腔内有大量积气和积液,造成肠袢膨胀。梗阻肠袢中气体来源:①消化过程中产生的气体。②从血液弥散到肠管中的气体。③下咽的气体。

有报道梗阻肠管中的气体 68% 是咽下的空气,其余 32% 是机体自身产生(其中 70% 是自血液中弥散到肠腔,30% 则主要由糖类和纤维素经肠道内细菌分解作用而产生)。

肠道中的积液全部来自消化道的分泌。正常消化道每天的内源性分泌液一般约 7000mL,到达小肠末段,几乎全部被吸收,估计每天仅有 400mL 液体通过回盲瓣进入结肠。在肠梗阻时,这些液体只能滞留在肠腔内,梗阻位置越高,再吸收的液体越少,亦即液体损失量越大。

2.呕吐和脱水

呕吐和脱水程度决定于肠梗阻部位和性质,梗阻部位越高,其积滞和呕吐的肠液越多,丧失的液体量和电解质也越大。

在空肠上段的高位肠梗阻,由于频繁呕吐,使水分及电解质大量丢失,特别是 Na^+、K^+、H^+ 和 Cl^- 的丢失。

在空肠远段及结肠部之低位肠梗阻,虽呕吐不剧烈,但大量液体潴留于肠腔,使梗阻之近侧肠管明显扩张,肠管过度膨胀,直接影响肠壁静脉回流,使肠壁水肿和血浆向肠壁、肠腔和腹腔渗出,其失液量随水肿肠管的范围、程度和梗阻时间而加剧。一般小肠梗阻以后可导致严重脱水、血液浓缩、低血容量休克。在低血容量和缺氧情况下酸性代谢物剧增,加之缺水、少尿所造成的肾排 H^+ 和再吸收 $NaHCO_3$ 受阻,可引起严重的代谢性酸中毒。此外还有大量 Na^+、K^+、Cl^- 和 Mg^+ 等离子的丢失,特别是前两者丢失更多。严重缺钾可加重肠膨胀、引起肌肉无力和心律失常,特别在酸中毒纠正后,钾向细胞内转移,或随尿排出,更易发生低钾血症。

3.肠动力紊乱

肠梗阻近侧肠管为克服肠内容物通过受阻而增强肠管蠕动力,产生腹部阵发性疼痛及肠鸣音亢进。随着病程延长和病情进展,肠扩张加剧,最后导致肠壁平滑肌收缩无力而肠麻痹。

4.感染和毒血症

在梗阻以上的肠腔内由于肠壁血运障碍,使肠腔内细菌大量繁殖,并产生强烈的毒素,细菌和毒素可透过肠壁至腹腔,引起严重腹膜炎及毒血症。

(二)绞窄性肠梗阻

肠梗阻如未能及时解除,均可发展成绞窄性肠梗阻。

1.病理过程

初为肠管静脉回流受阻,静脉及毛细血管淤血。继之动脉受累,动、静脉血栓形成,肠管淤血,肠壁水肿、增厚,呈紫色,肠壁缺血使肠管失活力、变薄,呈紫黑色,最后坏死、穿孔及破裂。

2.全身性病理生理变化

重要的是全身性感染、中毒反应及休克。

梗阻近端肠管血运障碍,失去活力,使肠腔内细菌大量繁殖,并产生强烈的内、外毒素。细菌、毒素透过肠壁到腹腔内可引起严重的腹膜炎及毒血症、中毒性休克。

在肠道的致病菌中,常见的需氧菌中以革兰阴性杆菌为主。其中大肠埃希菌居首位,其次为变形杆菌、铜绿假单胞菌(绿脓杆菌)等。在革兰阳性球菌中,以粪链球菌和金黄色葡萄球菌较多见。

三、临床表现

(一)单纯性肠梗阻

1.症状

(1)腹痛:单纯性机械性肠梗阻,典型发作为腹部阵发性绞痛,多在腹中部,腹痛时常伴肠鸣,有时能见到肠环及肠蠕动波。当病程较长,超过48小时或数天后,肠蠕动逐渐减弱,并转为肠麻痹时,典型的阵发性腹部绞痛转为持续性胀痛。如为持续性剧痛,应警惕绞窄性肠梗阻的可能。麻痹性肠梗阻时,呈持续性全腹胀痛。

(2)呕吐:为常见症状。呕吐物为食物或胃液。如高位小肠梗阻时,呕吐物主要为胃、十二指肠内容物;低位小肠梗阻时,呕吐出现迟而量少,呕吐物可呈粪样。结肠梗阻时,呕吐在晚期才出现。呕吐物如呈棕褐色或血性,是肠管血运障碍的表现。麻痹性肠梗阻,呕吐多呈溢出性。

(3)停止排气、排便:完全梗阻发生后,多不再排气排便,是一个具有诊断价值的症状。

(4)腹胀:其程度与肠梗阻部位有关。高位肠梗阻,腹胀不明显。低位肠梗阻及麻痹性肠梗阻,腹胀显著,常遍及全腹。

(5)全身情况:可出现脱水体征;患者口唇干燥,皮肤无弹性,眼眶深陷,脉搏细速,血压下降,面色苍白,四肢发凉等中毒和休克征象。体温一般正常或低热。发热常提示有肠绞窄的可能性。

2.腹部体征

非孕期肠梗阻和妊娠早期合并肠梗阻,腹部视诊可见腹胀、肠型和肠蠕动波。妊娠中、晚期合并肠梗阻,由于增大之子宫向上、前推移小肠,腹胀更明显,且腹胀多呈不对称性。触诊:单纯性肠梗阻时,腹壁柔软,按压膨胀肠袢时可有轻度压痛。膨胀肠袢内含气体和液体,量多时可听到震水音。绞窄性肠梗阻可有局限性压痛及腹膜刺激征,有时可触及绞窄的肠袢。叩诊:腹部多呈鼓音,绞窄性肠梗阻可出现移动性浊音。听诊:肠鸣音阵发性亢进,在绞痛发作时,常可闻及气过水音。肠腔高度膨胀时,可听到高调金属音。

3.化验检查

单纯性肠梗阻在晚期由于失水和血液浓缩,白细胞计数、红细胞、血细胞比容都增高。尿比重也增高。血 K^+、Na^+、Cl^- 等电解质早期变化不大,晚期则降低。有代谢性酸中毒时,则显示血 pH 及二氧化碳结合力降低。绞窄性肠梗阻,早期即有白细胞计数增高,中性粒细胞也增多,并伴有核左移现象。

4.X线检查

腹部 X 线检查对诊断很有帮助。最好采取直立位摄片,如体弱不能站立,可采取左侧卧位。可见小肠肠袢内有多个液平面,呈阶梯状。

(二)绞窄性肠梗阻

具有下列表现:

(1)腹痛发作急骤、剧烈、呈持续性并有阵发加剧者。

(2)呕吐出现早且频繁。

(3)呕吐物为血性或肛门排出血性液体。

(4)早期出现全身性变化或休克,如脉率增快,体温上升,白细胞计数增高。

(5)腹部有局限性隆起或可触及孤立性胀大的肠袢。

(6)有腹膜刺激征或有固定局部压痛和反跳痛。

(7)腹腔有积液,穿刺有血性液体。

(8)X 线腹平片显示孤立胀大的肠袢,位置固定,或肠间隙增宽显示有腹腔积液。

(9)经积极的非手术疗法,症状无明显改善。

(三)结肠梗阻

结肠梗阻时,由于回盲瓣常关闭,以致结肠高度膨胀,形成闭袢型梗阻,且胃肠减压又未能获得满意效果,而结肠壁薄,容易发生穿孔,故应与小肠梗阻鉴别。

结肠梗阻时,腹痛较轻,呕吐较少,腹部常呈不对称的膨隆。X 线腹平片可显示高度膨隆的结肠袢,位于腹部外周,并可见肠袋,小肠胀气及液平面不明显。如怀疑结肠梗阻,必要时低压钡灌肠,以明确诊断及了解梗阻部位,为治疗提供初步依据。

四、鉴别诊断

诊断肠梗阻必须辨明下列问题:

(一)是否肠梗阻

根据肠梗阻的症状即腹部阵发性疼痛、呕吐、腹胀、肛门停止排气和排便以及腹部可见肠型或蠕动波、肠鸣音亢进等腹部体征,一般可做出诊断。腹部 X 线检查有助于肠梗阻诊断。

(二)是机械性还是动力性肠梗阻

机械性肠梗阻具上述肠梗阻典型之临床表现,早期腹胀不显著,但妊娠中、晚期,子宫增大,腹胀常较明显。麻痹性肠梗阻无阵发性腹痛及肠鸣音亢进等表现,而肠鸣音往往减弱或消失,腹胀显著。妊娠期应注意继发于腹腔内感染,或机械性肠梗阻晚期发生绞窄性肠梗阻。腹部 X 线检查,在麻痹性肠梗阻,腹部显示大小肠管全部充气扩张;而机械性肠梗阻,肠管胀气仅限于梗阻以上部分肠管,且在腹部立位片上可见到多个液气平面,位置高低不等,呈阶梯状,并伴有倒 U 形扩张肠曲影。在平卧位片上可显示肠曲扩张的程度,扩张的小肠影一般位于腹部中央,呈横向排列。妊娠中、晚期,由于子宫推移小肠,小肠影之位置则有变更。

(三)是单纯性肠梗阻还是绞窄性肠梗阻

对治疗和预后的估计极为重要。

(四)是高位梗阻还是低位梗阻

高位小肠梗阻的临床特点是呕吐发生早且频繁,腹胀不明显。低位小肠梗阻是腹胀明显,呕吐出现晚且次数少,可呕吐粪水样物。结肠梗阻与低位小肠梗阻相似,腹部 X 线照片有助于鉴别。低位小肠梗阻,扩张之肠袢在腹中部,呈阶梯状排列,结肠内无积气;结肠梗阻时扩张之肠袢分布在腹部周围,可见梗阻以上结肠充气,并可见结肠袋,且胀气的结肠阴影在梗阻部位突然中断。

有时腹部平片不能鉴别低位小肠梗阻抑或结肠梗阻,可做钡剂灌肠,能迅速、安全区别小肠和结肠梗阻。

(五)是完全性梗阻还是不完全性梗阻

完全性梗阻呕吐频繁,如为低位梗阻腹胀明显,完全停止排气排便。X 线腹部检查见梗阻以上肠袢明显充气和扩张,梗阻以下结肠内无气体。不完全梗阻,呕吐和腹胀都较轻或无呕吐,X 线所见肠袢充气扩张及液平面都不明显,结肠内仍有气体存在。

(六)梗阻的原因

妊娠期肠梗阻多发生于肠粘连,其次为肠扭转和肠套叠。

1.肠粘连

多发生于妊娠前有过剖腹手术、腹部炎症或损伤等病史。而临床表现为不完全性梗阻,则可能为广泛粘连所引起的单纯性肠梗阻。长期无症状,突然出现急性梗阻症状,腹痛较剧,出现腹部局限性压痛甚至腹肌紧张,或临床上常表现为粘连性单纯性肠梗阻,但经保守治疗不能缓解者应考虑粘连带等引起的绞窄性肠梗阻。粘连性肠梗阻在 X 线片上可见到特殊影像,如孤立或突出胀气肠袢屈曲成所谓"咖啡豆"样改变,常为粘连带所致之闭袢性肠梗阻之 X 线表现。

2.肠扭转

是一段肠袢沿其系膜长轴旋转而形成闭袢性肠梗阻,同时肠系膜血管受压,也属绞窄性肠梗阻,多见于小肠。妊娠期肠扭转可由于小肠与腹壁粘连,增大的子宫推移肠袢,使粘连点作为轴心而扭转。

临床表现为腹部骤起剧烈疼痛,由于肠系膜的扭转及牵扯,疼痛程度较一般肠梗阻为剧,并有腰背部放射痛。肠扭转位置越高,呕吐也越剧烈。典型病例腹部呈不对称的隆起或可触及肿大的肠管。妊娠中、晚期,由于子宫增大,且妊娠期腹壁脂肪肥厚,有时难以显示典型之腹部体征。患者全身症状较重,严重时可有毒血症状。

腹部 X 线平片显示扭转肠段扩张,扩张之小肠肠袢呈小跨度,并有位置及排列的紊乱。

3.肠套叠

妊娠期肠套叠多继发于肠内病变,如肠蛔虫症、肠腔内息肉、憩室或肿瘤等。当蠕动波将肠壁肿块推向远侧端时,牵拉该段肠管一起套入远侧肠腔内而形成肠套叠。患者有急性肠梗阻的症状和体征,多数患者可触及典型腹块。

钡剂灌肠适应于结肠套叠。92%病例其 X 线征呈"杯口"状征,即可确诊。

此外尚需注意腹外疝、粪块堵塞等。

五、治疗

妊娠期肠梗阻的治疗原则是纠正肠梗阻引起的全身生理紊乱、解除肠梗阻和产科处理。

(一)基础疗法

1.纠正水、电解质紊乱和酸碱失衡

不论手术或非手术治疗,纠正水、电解质紊乱和酸碱失衡是首先治疗措施。静脉输注 5%葡萄糖液和平衡液,如乳酸林格液,既可纠正失水及休克,又可纠正酸中毒。补液量及种类,可参考缺水类型及程度、尿量和比重,并结合血清钠、钾、氯化物及二氧化碳结合力监测结果。

2.禁食、胃肠减压

吸出胃肠道内气体和液体,可减轻腹胀及肠腔内压力,减少肠腔内细菌和毒素,改善肠壁血液循环。同时改善呼吸及血液循环。

3.防治感染和毒血症

应用抗生素静脉滴注,可用一种广谱抗生素如氨苄西林,加一种针对厌氧菌的药物如甲硝唑(灭滴灵)等。

4.对症治疗

如应用镇静剂、解痉剂等。

(二)解除梗阻

分手术治疗和非手术治疗。

1.手术治疗

适用于各类型的绞窄性肠梗阻、肿瘤及不能用非手术疗法的机械性肠梗阻。妊娠期肠梗阻,一般主张积极手术治疗,以免延误病情而影响孕妇及胎儿的安全。而手术方法,应根据梗阻的病因、性质、部位及患者全身情况而定。

(1)小肠梗阻:单纯性肠梗阻,如因粘连引起则行粘连松解,切除狭窄肠段;如广泛粘连不能松解则在梗阻近、远侧做肠段侧侧吻合术。

小肠扭转应尽早手术。扭转早期,如小肠尚未坏死,早期复位可避免广泛肠切除;如小肠已坏死,切除坏死肠管,吸尽腹腔内渗液。术时先搞清扭转方向,用肠钳阻断扭转以下肠管,进行复位,可避免复位以后纽带肠段内毒素在下部肠管内被吸收,引起中毒性休克。

妊娠期肠套叠多为继发性,主张手术复位,即复位时术者以双手的拇指和示指缓慢交替挤压套叠顶部,直至套叠部完全退出。如复位后肠壁严重损伤或坏死,或手术复位失败者,均需切除套叠肠段行肠吻合术。

(2)急性结肠梗阻:由于结肠血运不如小肠丰富,多采取切除后远端闭口,近端造口。

2.非手术疗法

适应于单纯性粘连性肠梗阻,梗阻。且结肠内细菌多,如发生绞窄一般且为不完全性和麻痹性或痉挛性肠

(三)产科处理

(1)凡保留妊娠者,应行安胎治疗。给予镇静剂或黄体酮等。

(2)妊娠早期,肠梗阻经保守治疗好转,梗阻解除者,可继续妊娠。施行梗阻手术的病例,如病情严重,不宜继续妊娠,可择期人工流产。

(3)妊娠中期合并肠梗阻,如无产科指征,不必采取引产手术终止妊娠,但有部分病例发生自然流产。

(4)妊娠晚期往往由于胀大的子宫影响肠梗阻手术的进行,应先行剖宫产术,多数可得到活婴。

第四节　妊娠子宫扭转

妊娠期子宫扭转较为罕见。子宫扭转是指子宫沿长轴旋转超过45°,甚至扭转720°,扭转常常发生于子宫颈及子宫体交界部,向右扭转较常见。延误诊治将对母儿造成危害。

一、病因

妊娠期子宫扭转,据文献报道主要与下列因素有关:①先天性子宫畸形,一侧子宫妊娠或双角子宫妊娠;②胎先露异常,其中横位所致占72%;③盆腔肿瘤,妊娠合并子宫肌瘤或卵巢肿瘤;④盆腔粘连。其他如胎盘早剥、前置胎盘、子宫颈过长或坚硬、骨盆或脊柱异常、羊水过多、双胎、胎动过强等所致子宫扭转亦有报道。Robinson和Duvall指出,某些活动的因素与子宫扭转有关,例如:身体移动、姿势、体位的变化、子宫或腹壁肌肉异常收缩、膀胱或直肠充盈、解剖位置和蠕动等因素也有关。原因不明的子宫扭转占20%。

二、临床表现及诊断

临床症状的轻重与子宫扭转的程度、速度及妊娠周数有关。临床表现有急性、亚急性及慢性三种类型,可以突然发病或逐渐发生症状,也可以毫无症状。

子宫急性扭转时,表现为突然发作急性下腹痛,伴恶心、呕吐、便秘、腹泻、腹壁持续性肌紧张及触痛,呈假性腹膜炎。子宫不规则宫缩,常呈高张性宫缩、胎膜早破。患者可出现心跳过速,泌尿道症状如尿频、尿急、尿痛少尿、排尿困难等。偶可出现眩晕、发热、子宫破裂。妇科检查发现尿道移位、阴道扭转,阴检时不能触及胎儿部分,子宫颈管狭窄,在前穹隆或后穹隆触及搏动的子宫动脉。腹部检查可以触及子宫圆韧带、卵巢、输卵管等横跨子宫前壁。

以往由于对妊娠期子宫扭转警惕性不高,往往在剖宫产术前很少能获得准确诊断,常被误诊为胎盘早剥、前置胎盘、子宫破裂、胎先露异常或盆腔肿瘤扭转等。

三、妊娠期子宫扭转母、婴的预后

妊娠期子宫扭转少见。一旦发生可出现严重并发症,将危害母儿健康,导致梗阻性难产、胎盘早期剥离、子宫破裂、休克、甚至造成胎儿及母体死亡;如子宫扭转被误诊,在剖宫产切开子宫时,可损伤子宫动脉,造成术中大出m及休克,瘢痕子宫可导致下次妊娠及分娩的麻烦,子宫破裂发生率高。母亲病死率13%,婴儿病死率约30%。母体病死率与子宫扭转发生于妊娠那一个阶段密切相关,在妊娠 5 个月内发生子宫扭转无孕产妇死亡;第 5～6 个月病死率为 17%;第 7～8 个孕月病死率为 10%;妊娠足月病死率为 9%。近年来,随着诊断技术及抗休克技术的提高,产妇病死率已明显下降。

四、治疗

妊娠期发生急性子宫扭转,一旦确诊,应立即行剖腹手术,纠正扭转之子宫,并行剖宫产,结束分娩。病情允许时,可同时行子宫平滑肌瘤、卵巢肿瘤切除及盆腔粘连松解术。

第五章　异常分娩

第一节　产力异常

产力异常主要包括:子宫收缩乏力及子宫收缩过强,每种又分为协调性和不协调性。

一、病因

产力是一种肌肉活动,其中最重要的是子宫肌活动,现代妇产科分娩动因方面研究显示子宫肌活动的调节包括:神经调节、激素及受体的调节、旁分泌与自身分泌因子的调节、机械性调节、代谢性调节和子宫平滑肌细胞膜离子通道对子宫收缩的调节。因此,产力异常的原因归纳为以下三方面:

(一)子宫肌源性

1.子宫肌壁过度膨胀

使子宫肌纤维过度伸长而收缩能力减弱,如多胎妊娠、羊水过多、巨大儿等。

2.子宫结构异常

如子宫畸形(双子宫、单角子宫等)造成宫缩不协调;子宫发育不良、幼稚性子宫则因肌纤维、神经分布异常,肌肉数目少、弹性差,容易引起子宫收缩乏力;而子宫肌瘤因肌核的存在,可直接影响子宫的收缩力量及阻断子宫收缩波的扩展。

3.多产妇曾患过子宫感染

使子宫肌壁发生纤维变性,因而不能推动正常收缩功能,致使产力异常。

4.绒毛膜羊膜炎

感染本身在异常子宫活动的产生中扮演重要角色。Satin 在 266 例妊娠妇女研究中显示约 40%需要缩宫素刺激宫缩的妇女发生绒毛膜羊膜炎。

(二)神经源性

子宫受交感神经和副交感神经的支配。交感神经使子宫肌兴奋,促进子宫肌和子宫血管收缩;副交感神经则抑制,并使子宫血管扩张。

1.精神因素

宫缩乏力多发生于初产妇,尤其高龄初产,对正常分娩活动缺乏理解,思想有顾虑或恐惧,临产后精神过度紧张,致使大脑皮层抑制,从而影响子宫正常收缩。此外,对疼痛耐受力差、睡眠减少等,同样可导致宫缩乏力。

2.头盆不称和胎儿位置异常

先露部不能紧贴子宫下段和宫颈,不能刺激子宫阴道神经丛而引起有力的反射性子宫收缩,导致继发性宫缩乏力。一般多见于头盆不称、先露部浮动、臀先露、横位、前置胎盘等(膀胱长时间胀满也可致宫缩乏力)。

3.药物影响

临产后使用大剂量镇静剂、镇痛剂及麻醉药,如吗啡、氯丙嗪、硫酸镁、苯巴比妥钠等,可以使宫缩受到抑制。Shama 和 Leveno 的研究发现硬膜外麻醉可能会延长产程,但不增加剖宫产率的发生。

(三)激素及电解质

影响子宫收缩和舒张功能的激素很多,大致可分三类:①兴奋性激素、抑制性激素和具双重作用的激素。其中兴奋性的激素有:前列腺素、缩宫素和内皮素等;②抑制性激素有:黄体酮、松弛素、β—内啡肽和甲状旁腺相关蛋白等;③双重作用的激素有:雌激素、胎盘促肾上腺皮质激素释放激素等。钙离子通道的激活是子宫收缩的必要条件,很多调节子宫收缩或舒张的物质就是通过这条途径对子宫活动进行调节的。

1.体质与内分泌失调

产妇合并有急慢性疾病,体弱,身体过于肥胖或瘦小,妊娠晚期产妇体内雌激素、缩宫素、前列腺素、乙酰胆碱不足或孕激素水平下降缓慢,以及子宫对乙酰胆碱敏感性减低等,均可影响子宫肌兴奋域而影响子宫收缩。

2.电解质及代谢紊乱

电解质浓度如钾、钠、钙、镁等异常,可影响子宫肌肉的兴奋域,而影响收缩功能。产后引起的电解质、蛋白质及酶类的新陈代谢障碍可加重子宫收缩乏力。

二、诊断

(一)症状

1.协调性宫缩乏力

(1)多发生在产程一开始(原发性宫缩乏力),也可发生在活跃期后期或第二产程(继发性宫缩乏力)。

(2)宫缩具有正常的节律性、对称性和极性。

(3)宫缩持续时间短,间歇时间长且不规律,宫缩<2/10 分钟。

(4)宫缩强度弱,宫腔内压<15mmHg,宫缩高峰时宫体隆起不明显,手指按压宫底部肌壁仍可出现凹陷。产程进展缓慢甚至停。

2.不协调性子宫收缩乏力

(1)多发生在产程开始阶段。

(2)宫缩失去对称性、节律性、极性。

(3)宫缩持续及间隔时间均不长,但产妇自觉下腹部持续剧烈疼痛,烦躁不安,易出现电解质紊乱、酸中毒、胎儿窘迫。

(4)查体发现产妇下腹部压痛,胎位触不清,胎心听不清。宫口扩张早期缓慢或停滞,胎先露下降延缓或停滞,潜伏期延长。

3.协调性子宫收缩过强

(1)子宫收缩的节律性、对称性和极性均正常。

(2)宫口迅速开全,分娩在短时间内结束,总产程<3 小时为急产。

(3)可出现胎儿宫内窘迫。

4.不协调性子宫收缩过强

(1)强直性子宫收缩,子宫收缩极为强烈。

(2)产妇烦躁不安,持续性腹痛,拒按。

(3)宫缩间歇期短或无间歇,胎位触不清、胎心听不清。

(4)子宫痉挛性狭窄环,不随宫缩上升,有时可出现病理性缩复环、血尿等先兆子宫破裂征象。宫颈扩张缓慢,胎先露下降停滞,胎心可时快时慢。

(二)体征

宫缩乏力导致的产程曲线异常有以下 8 种,可单独或合并存在。

1.潜伏期延长

潜伏期≥16 小时。

2.活跃期延长

活跃期≥8 小时。

3.活跃期停滞

进入活跃期后,宫口不再扩张达 2 小时以上。

4.第二产程延长

初产妇超过 2 小时,经产妇超过 1 小时仍未分娩。

5.第二产程停滞

第二产程达 1 小时胎头下降无进展。

6.胎头下降延缓

活跃期晚期及第二产程,胎头下降速度初产妇<1cm/h,经产妇<2cm/h。

7.胎头下降停滞

活跃期晚期胎头停留在原处不下降达 1 小时以上。

8.滞产

总产程超过 24 小时。

三、治疗

(一)协调性宫缩之力

首先应查找原因,如发现头盆不称或胎位异常,估计不能经阴道分娩者应及时剖宫产;如无明显头盆不称和胎位异常,估计能经阴道分娩者应采取加强宫缩的措施。

1.第一产程

潜伏期超过 8 小时未进入活跃期,或进入活跃期 4 小时宫口未开全,或出现异常产程应重新评估头盆关系(头位分娩评分);若存在头盆不称或严重胎位异常(胎头高直位或前不均倾),估计不能经阴道分娩者应及时剖宫产;若无明显头盆不称和胎位异常,估计能经阴道分娩者,适当应用镇静药使产妇得到充分休息后行人工破膜;进入活跃期出现异常临床表现应积极处理,未破膜者的情给予人工破膜了解羊水情况,观察胎头下降情况,破膜后观察 0.5～1 小时,宫缩仍无改善者酌情给予静脉滴注催产药。适时使用间苯三酚等软化宫颈药物。如经以上处理产程仍无进展或出现胎儿窘迫征象,应及时剖宫产。

2.第二产程

若无头盆不称应给予催产药静脉滴注加强宫缩。若胎头骨质最低点达 S+3,双顶径于坐骨棘下,胎头矢状缝位于骨盆出口前后径上,可行钳产术助产;若胎头仍未衔接或伴有胎儿窘迫征象应行剖宫产术。

3.第三产程

预防产后出血。

(二)不协调性宫缩乏力

(1)处理原则是协调子宫收缩,恢复正常的节律性及极性。

(2)潜伏期应停止使用加强宫缩手段,常规强镇静药使产妇充分休息,重建协调宫缩后才使用催产药。

(3)经处理后不协调性宫缩未得到纠正,或伴有胎儿窘迫,或有头盆不称,均应行剖宫产术。

(三)协调性子宫收缩过强

(1)有急产史者提前入院待产。

(2)有临产征象时及早做好接生及抢救新生儿窒息准备。

(3)胎头娩出时勿使产妇向下屏气。

(4)产后仔细检查软产道,时缝合裂伤。

(5)因急产未消毒及新生儿坠地者,新生儿及早肌内注射精制破伤风抗毒素 1500U,产妇给予抗生素预防感染。

(6)新生儿肌内注射维生素 K_1 10mg 预防颅内出血。

(四)不协调性子宫收缩过强

(1)立即停止使用催产药,评估胎儿宫内耐受能力。

(2)强直性子宫收缩一旦确诊,应积极查找、纠正病因,可给予镇静药,如派替啶等,必要时可给予硫酸镁静脉注射。

(3)若属于梗阻性原因或出现胎儿窘迫不能纠正时,应立即行剖宫产。

第二节 产道异常

一、骨产道异常

骨产道异常是指骨盆的大小与形态异常,主要表现为骨盆的任何一个径线或几个径线都缩短,是导致头盆不称及胎位异常最常见的原因。

(一)病因

骨产道异常的主要病因包括发育性骨盆异常及骨盆的疾病或损伤。

1.发育性骨盆异常

骨盆在发育过程中,因受种族、遗传、营养等因素的影响,骨盆的形态、大小可出现变异,

Shapiro 将骨盆的形态分为女型、男型、扁平型和猿型的四个标准形态及十个混合型。临床应用上强调其形态结构较径线测量更为重要,各型骨盆对分娩机制有不同影响。

2.骨盆的疾病或损伤

维生素 D 缺乏、骨软化症、骨盆骨折及骨盆肿瘤都会影响到骨盆的结构及形态,引起骨产道异常。

(二)分类

骨盆的异常分为骨盆狭窄和病理畸形两大类,前者较后者多见。

1.骨盆狭窄的分类

可将骨盆形态与大小结合,将骨盆狭窄分为扁平型狭窄、漏斗型狭窄及均小型狭窄;骨盆狭窄根据骨盆径线测量分为骨盆入口平面、中骨盆及骨盆出口平面狭窄 3 类,但临床上很少遇到单独一个平面狭窄,特别是中骨盆与出口平面的狭窄往往同时存在,骨盆三个平面径线均比正常值小 2cm 或更多,称为均小骨盆,因此临床应用上应根据患者的实际情况做出判断。

(1)骨盆入口平面狭窄:常见于扁平骨盆,以骨盆入口平面前后径狭窄为主。骨盆入口平面狭窄可分为 3 级:Ⅰ级为临界性狭窄,骶耻外径 18cm,对角径 11.5cm,入口前后径 10.0cm,大多数可经阴道分娩;Ⅱ级为相对性狭窄,骶耻外径 16.5～17.5cm,对角径 10.0～11.0cm,入口前后径 8.5～9.5cm,经阴道分娩的难度明显增加;Ⅲ级为绝对性狭窄,骶耻外径≤16.0cm,对角径≤9.5cm,入口前后径≤8.0cm,需以剖宫产结束分娩。但是,对于早产者,胎儿偏小者仍不排除有阴道分娩的可能性。

(2)中骨盆狭窄:评估中骨盆狭窄以及狭窄程度的指标包括:①坐骨棘明显突出;②坐骨切迹底部宽度小于三横指(<4.5cm);③坐骨结节间径(出口面横径)≤7.5cm。如有以上两项情况存在,考虑中骨盆狭窄。中骨盆平面狭窄可分为 3 级:Ⅰ级为临界性狭窄,坐骨棘间径 10.0cm,坐骨棘间径加后矢状径 13.5cm,中骨盆前后径 10.5cm;Ⅱ级为相对性狭窄,坐骨棘间径 8.5～9.5cm,坐骨棘间径加后矢状径 12.0～13.0cm,中骨盆前后径 9.0～10.0cm;Ⅲ级为绝对性狭窄,坐骨棘间径≤8.0cm,坐骨棘间径加后矢状径≤11.5cm,中骨盆前后径≤8.5cm。

(3)骨盆出口平面狭窄:出口平面的径线中以坐骨结节间径和后矢状径的临床意义最大,尤其以前者更为重要。坐骨结节间径过于短小(≤6cm)时,即使后矢状径再大也无法补偿。对出口平面狭窄的分级,除坐骨结节间径及后天状径外,还应参考出口平面前后径的长度。前两者为出口菱形面的径线,而后者是骨质围绕出口平面的径线。骨盆出口平面狭窄分为 3 级Ⅰ级为临界性狭窄,坐骨结节间径 7.5cm,坐骨结节间径加后矢状径 15.0cm,出口平面前后径 10.5cm;Ⅱ级为相对性狭窄,坐骨结节间径 6.0～7.0cm,坐骨结节间径加后矢状径 12.0～14.0cm,出口平面前后径 9.0～10.0cm;Ⅲ级为绝对性狭窄,坐骨结节间径≤5.5cm,坐骨结节间径加后矢状径≤11.0cm,出口平面前后径≤8.5cm。

上述骨盆狭窄的分级可以作为参考,但现在国外对于骨盆入口、中骨盆狭窄等并不重点强调,而更加注意产程的进展和母胎的状况。

2.病理性骨盆及畸形骨盆

常见于以下几种:

(1)骨基质矿化障碍性骨盆:发生于儿童期称佝偻病,发生于骨骺已闭合的成年人即骨软化症。两者均由维生素 D 供应不足与长期不晒太阳所致。由于生活水平的普遍提高,重症佝偻病及骨软化症已较罕见。

(2)脊柱病变性畸形骨盆:脊柱病变多数由骨结核病引起。近年来,由于结核病逐渐得到控制,因此这种病变已少见。

(3)髋关节及下肢病变性骨盆:由于髋关节炎(多数为结核)、小儿麻痹症下肢瘫痪萎缩、膝或踝关节病变等致骨盆异常,患者如在发育成熟前已发病可引起跛行,步行时因患肢缩短或因病痛不能着地,致使体重全部由健侧承担,导致健侧肢将健侧骨盆向内后上方推挤,形成歪斜骨盆;如在成年后发病,因骨盆已完全钙化定形,一般不引起骨盆歪斜。

(4)先天性骨盆发育异常:常见的有高同化骨盆和低同化骨盆:高同化骨盆为第 5 腰椎骨化,使骶骨向上增加一段,骨盆倾斜度增大,后部变深,不利于分娩;低同化骨盆为第 1 骶椎腰化,使骨盆后部变浅,有利于分娩,如为不对称低同化骨盆,则需视骨盆偏斜程度与胎儿大小决定其对分娩的影响。另外尚有先天性偏斜骨盆及横径狭窄骨盆,均极少见。

(三)诊断

骨盆的大小和形态是影响分娩的首要因素,骨盆狭窄可影响胎位及胎先露在分娩机制中的下降及旋转,也影响子宫收缩力导致难产。在产前检查时,对骨盆是否异常,有无头盆不称,应尽早做出诊断,以便决定采取适当的分娩方式。

1.病史

询问孕妇有无佝偻病、脊髓灰质炎、脊柱及髋关节结核及外伤史,若为经产妇,应了解既往有无难产史及其发生原因,新生儿有无产伤等。

2.一般检查

注意身高、脊柱及下肢残疾情况和米氏菱形窝是否对称等。身高 145cm 者容易合并均小骨盆,脊柱侧弯或破行者可伴倾斜骨盆畸形。体形粗壮、颈部较短者易伴漏斗型骨盆狭窄,米氏菱形窝对称但过扁者易合并扁平骨盆,过窄者易合并中骨盆狭窄,两侧髂后上棘对称突出且狭窄者往往是类人猿型骨盆特征,米氏菱形窝不对称且一侧髂后上棘突出者则发生偏倾斜骨盆可能性大。

3.腹部检查

初产妇呈尖腹、经产妇呈悬垂腹者,往往提示可能有骨盆狭窄。对腹形正常者通过尺测宫高、腹围,超声测量胎头双顶径、股骨长度及腹围等检查充分预测胎儿大小,并检查胎位,临产后还应充分估计头盆关系,需行胎头跨耻征检查。

4.骨盆测量

除常规测量髂嵴间径、骶耻外径和坐骨结节间径外,还应注意检查耻骨弓角度、对角径、坐骨切迹宽度、坐骨棘内突程度、骶凹曲度及骶尾关节活动度等,以确定骨盆各平面的狭窄程度。

(1)骨盆外测量:骨盆外测量方法简单易行,可初步了解骨盆大小,可做为临床诊断及处理的参考:骶耻外径<18cm,提示入口面前后径狭窄,往往为扁平骨盆。坐骨结节间径<8.0cm,耻骨弓角度<90°且耻骨弓低者,应考虑出口横径狭窄,为漏斗骨盆,往往伴中骨盆狭窄;米氏菱形不对称,各边不等长可能为偏斜骨盆;骨盆外测量各径线均较正常值小 2cm 或更多者,提示为均小骨盆。需要注意的是,骨盆外测量易受测量点选取正确性以及骨质厚薄的影响,因此

外测量发现异常时应进行骨盆内测量。

(2)骨盆内测量:消毒外阴及阴道后戴无菌手套,经阴道检查进行测量。肛门指诊也是骨盆内测量的一种方法,该方法简单易行,有助于了解骨盆后半部的情况。对角径是从耻骨联合下缘到骶骨岬的距离,正常值为 12.5～13cm。对角径<11.5cm,而且骶岬突出者为扁平骨盆。坐骨棘间径又称中骨盆横径,此径不易测量,无法确切了解坐骨棘间径时可采取临床估计方法:可考虑以髂后上棘间径亦即米氏菱形横径,加 1cm 作为坐骨棘间径。坐骨切迹底部宽度可代表中骨盆后矢状径,正常可容三横指,若≤两横指表示中骨盆后矢状径明显缩短。坐骨棘间径<10.0cm,坐骨切迹宽度<两横指表示中骨盆狭窄。若坐骨结节间径<8.0cm,应加测出口后矢状径,两者之和<15cm 提示骨盆出口狭窄。

临床测量虽不太准确,但 0.5cm 的差距还是容易被识别的,在临床应用时划分过细并不实用,因除骨盆大小外,胎儿大小、胎方位、产力及胎头的可塑性等因素,均可影响分娩的预后。临床上一般将骨盆狭窄归为两大类,将临界与轻度狭窄归为轻微狭窄,中度及重度狭窄归为严重狭窄。一般情况下,轻微狭窄者其他条件较好时可试产,中度狭窄者如胎儿小、产力强亦可在严密观察下短期试产,重度狭窄者应以剖宫产结束分娩。

(四)治疗

处理原则:明确狭窄骨盆类别和程度,了解胎位、胎儿大小、胎心率、宫缩强弱、宫口扩张程度、破膜与否,结合年龄、产次、既往分娩史进行综合判断,决定分娩方式(原则上决定分娩方式应由副主任医师或高年资主治医师负责)。

1.一般处理

在分娩过程中,应安慰产妇,使其精神舒畅,信心倍增,保证营养及水分的摄入,必要时补充电解质和能量。还需注意产妇休息,要监测宫缩强弱,勤听胎心,检查胎先露部下降及宫口扩张程度。

2.分类处理

(1)骨盆入口平面。①明显头盆不称(绝对性狭窄):足月活胎不能入盆,不能经阴道分娩,应在临产后行剖宫产术结束分娩。②轻度头盆不称(相对性狭窄):足月活胎体重<3000g,胎心率正常,枕先露,可在严密监护下试产。如宫口扩张至 3～4cm 以上,胎膜未破,应人工破膜。破膜后宫缩较强,产程进展顺利,多数能经阴道分娩。试产过程中若出现宫缩乏力,可用催产药静脉滴注加强宫缩。试产 2～4 小时,胎头仍迟迟不能入盆,宫口扩张缓慢,或伴有胎儿窘迫征象,应及时行剖宫产术结束分娩。③临界性骨盆:正常胎儿大多数可自然分娩,仍需严密观察产程进展。

(2)中骨盆平面:中骨盆平面狭窄,胎头俯屈及内旋转受阻,易发生持续性枕横位或枕后位。产妇多表现活跃期或第二产程延长及停滞、继发性宫缩乏力等。若宫口开全,胎头双顶径达坐骨棘水平或更低,可经阴道助产。若胎头双顶径未达坐骨棘水平,或出现胎儿窘迫征象,应行宫产术结束分娩。

(3)骨盆出口平面:骨盆出口平面是产道的最低部位,临产前对胎儿大小、头盆关系做出充分估计,决定能否经阴道分娩,诊断为骨盆出口狭窄,不应进行试产。若发现出口横径稍狭窄,测量出口横径与出口后矢状径之和估计出口大小。若两者之和>15cm 时,多数可经阴道分娩,否则应剖宫产术结束分娩。

(4)骨盆三个平面狭窄的处理:若估计胎儿不大,胎位正常,头盆相称,可以试产;若胎儿较大,有明显头盆不称,应尽早行宫产术。

(5)畸形骨盆:其判断难度大,在根据畸形骨盆种类、狭窄程度、胎儿大小、产力等情况进行分析。现多采用剖宫产术结束妊娠。

二、软产道异常

软产道异常包括子宫下段、子宫颈、阴道、外阴的病变和先天畸形。

(一)病因

软产道异常多由先天性发育异常以及后天性疾病引起,主要包括以下几个方面:

1.外阴异常

(1)外阴水肿:常继发于重度子痫前期、重度贫血、心脏病及慢性肾炎等疾病。静脉瘤和静脉曲张也可表现为外阴水肿。

(2)外阴感染或肿瘤:靠近会阴的炎性包块或肿瘤,若体积大也可阻挡分娩。

(3)外阴瘢痕:一般外阴大的手术后和会阴撕裂伤后瘢痕,分娩时容易撕裂,阴道分娩困难。

2.阴道异常

(1)阴道闭锁:完全性阴道闭锁几乎全部是先天性的,不完全性闭锁可由发育异常或产伤,腐蚀药物,手术感染造成的瘢痕挛缩狭窄引起。不严重者妊娠后瘢痕软化,临产后胎头下降,对瘢痕有持续扩张作用,多能通过障碍,完成分娩。

(2)阴道纵隔:阴道纵隔有完全和不完全之分:完全纵隔一般不导致难产,胎头下降过程中能逐渐将半个阴道充分扩张后通过;部分纵隔常可妨碍胎头下降,有时其会自然破裂,但纵隔较厚时需将其剪断,待胎儿娩出后再切除剩余的纵隔。

(3)阴道横隔:阴道横隔多位于阴道上中段,临产后作肛门检查可将不完全性横隔中央孔认为扩张停滞的宫颈外口,特别是在临产一段时间后,胎头位置较低者,应考虑到先天异常的可能。肛门检查可感到宫颈位于此横隔水平以上,再仔细进行阴道检查,在中央孔上方可查到宫颈外口。

(4)阴道肿瘤:较小的阴道壁囊肿可以移到先露部的后方,不妨碍分娩的进行;囊肿较大时可阻碍先露部下降,则需在消毒情况下行囊肿穿刺吸出其内容物,待产后再处理。阴道肿瘤如纤维瘤、上皮瘤、肉瘤会阻碍胎头下降,一般需行选择性剖宫产。

(5)肛提肌痉挛性收缩:虽然少见,但由于在阴道中段出现硬的环状缩窄,严重妨碍胎头下降,一般需用麻醉解除痉挛。

3.宫颈异常

(1)宫颈病变:宫颈上皮内瘤变(CIN)和宫颈癌的发病率呈逐年上升趋势,且年龄趋向年轻化,其中育龄期女性占多数。多数研究证实,妊娠并不是加速宫颈病变进展的危险因素,绝大多数病变均于产后自行缓解或无进展,仅有 6%~7% 的患者病变升级。为预防宫颈病变恶化,大多数育龄期患者采取宫颈锥切术进行治疗,而宫颈锥切术后长时间出血、感染,加上宫颈瘢痕挛缩,常导致术后宫颈管粘连、狭窄以及宫颈功能不全等并发症。宫颈锥切术的深度、手术至妊娠间隔时间以及手术持续时间等均可影响妊娠结局。研究表明,对于患有 CIN 的育龄期女性,锥切深度不宜超过 15mm,锥切过深会增加自发性早产的风险性;有学者认为宫颈组织的再生一般是在锥切术后 3～12 个月内,避免在这段时间内受孕能够减少早产的风险;手术时间长者,其创面将扩大、出血及形成局部血肿,机体抵御致病菌的能力减弱,妊娠后易发生上行性感染。

宫颈锥切术常导致宫颈功能不全,另外对于术后预防性宫颈环扎的问题尚未达成共识。

宫颈长度的测量常在 14～28 周,宫颈长度＜2.5cm 称为宫颈短,常常导致早产。有学者认为锥切术后患者早产的风险率高,应该进行预防性宫颈环扎,但有些学者则反对这种观点,认为应该避免环扎术,因为环扎术并没有减少锥切术后早产的发生率,相反,缝线作为一种异物刺激,可导致子宫兴奋和收缩,诱发早产。另外,环扎术会增加上行性感染的机会,可能会引起绒毛膜羊膜炎、胎膜早破等。因此,进行宫颈环扎术需谨慎。

(2)宫颈管狭窄:因前次分娩困难造成宫颈组织严重损伤或感染,呈不规则裂伤瘢痕、硬结,引起宫颈管狭窄,一般妊娠后宫颈软化,临产后宫颈无法扩张或扩张缓慢者应行宫产。

(3)宫颈口黏合:分娩过程中宫颈管已消失但宫口不开大,宫颈包着胎头下降,先露部与阴道之间有一薄层的宫颈组织,如胎头下降已达坐骨棘下 2cm,多数可经手有效扩张宫颈口,也可在子宫口边缘相当于时针 10 点、2 点及 6 点处将宫颈切开 1～2cm,如行产钳助产有宫颈撕裂的危险。

(4)宫颈水肿:一般常见于扁平骨盆、骨盆狭窄、骨盆壁与胎头之间压迫而发生的宫颈下部水肿。此为胎头受压,血流障碍而引起宫口开大受阻,长时间的压迫使分娩停滞,如为轻度水肿,可穿刺除去张力,使宫口开大而顺产;严重者选择行宫产。

(5)宫颈坚韧:由于宫颈缺乏弹性或者孕妇精神过度紧张,宫颈常呈痉挛性收缩状态,多见于高龄初产妇。

4.子宫异常

(1)子宫畸形:常见的子宫畸形有纵隔子宫、双角子宫、残角子宫、单角子宫、双子宫及马鞍形子宫。子宫畸形、子宫肌层发育不良和宫腔容受性降低能影响胎盘和宫内胎儿正常发育,导致胎儿生长受限、低体重儿及早产等;子宫内腔容积和形态异常可引起产轴、胎位异常和胎盘位置异常等;子宫畸形合并存在宫颈和阴道畸形者易阻塞软产道,影响正常产程进展而致难产。

(2)子宫脱垂:子宫脱垂者妊娠后受胎盘激素的影响,盆膈和子宫韧带松弛,从早期妊娠即可出现原有脱垂症状加重,如宫颈显露于阴道口或脱出,膀胱膨出伴有排尿困难,脱出部黏膜溃疡和出血。中期妊娠后,脱垂子宫可不同程度地回缩、上升,直至晚期分娩。足月妊娠时,尤其当临产后,受产力的逼迫,症状反复又加重,故应行剖宫产分娩。

(3)子宫扭转:子宫扭转可因子宫发育不良、胎位异常、盆腹腔内病变使子宫倾斜或旋转。子宫扭转可发生于妊娠期或分娩期,可引起胎儿窘迫,母体急性腹痛、出血。

(4)子宫肌瘤:子宫肌瘤为性激素依赖性良性肿瘤,其对分娩的影响取决于肌瘤大小、生长部位及类型。

(5)瘢痕子宫:瘢痕子宫产生的原因有剖宫产术、子宫肌瘤挖除术、输卵管间质部及宫角切除术、子宫畸形矫治术等,其中以剖宫产术最为常见。瘢痕子宫是分娩过程中子宫破裂的高危因素之一。近年来,宫产后再孕分娩者增加,但并非所有曾行剖宫产的妇女再孕后均需剖宫产。

5.盆腔肿瘤

(1)卵巢囊肿:妊娠合并卵巢囊肿,多发生在孕 3 个月,如果卵巢囊肿阻塞产道,可导致卵巢囊肿破裂,或使分娩发生梗阻,偶可导致子宫破裂。

(2)盆腔肿块:临床上比较少见,偶可有重度膀胱充盈、阴道膀胱膨出、阴道直肠膨出或下垂的肾等阻塞盆腔,妨碍分娩进行,此时可行剖宫产。

(二)诊断

详细询问病史。软产道异常应于孕前或妊娠早期行阴道检查,以了解生殖道及盆腔有无异常。孕期有阴道出血时应做阴道检查,以了解外阴、阴道及宫颈情况以及盆腔有无其他异常等,尤其是注意宫颈情况,避免宫颈癌漏诊,可预防软产道异常导致的难产。

(三)治疗

1.外阴异常

(1)外阴水肿:临产前可给予 50%硫酸镁局部湿敷,临产后可在严格消毒下多点针刺皮肤放液,分娩时会阴侧切,产后加强局部护理,防止感染。

(2)外阴瘢痕:分娩时行会阴侧切,必要时双侧切开,如瘢痕广泛应行剖宫产术。

(3)会阴坚韧:分娩时行预防性会阴侧切。

2.产道异常

(1)当阴道横隔影响胎先露部下降,横隔被撑薄时,可在直视下将横隔做"X"形剪开,分娩结束后修剪残余之膜瓣并用肠线间断或连续锁边缝合残端。若横隔高且坚韧,阻碍胎先露下降,需行剖宫产结束分娩。

(2)完全性阴道纵隔分娩多无阻碍。不完全纵隔常影响胎先露下降,为防止自然撕裂引起的严重裂伤,应在纵隔中间间断,分娩后切除剩余纵隔,用肠线间断或连续锁边缝合残端。

(3)阴道狭窄位置低,程度轻,可做较大的单侧或双侧预防性会阴侧切;位置高、狭窄重、范围广,需改行剖宫产术结束分娩,注意阴道与尿道关系的改变易导致损伤。

(4)阴道囊肿阻碍胎儿娩出,可行囊肿穿刺放液,产后再处理囊肿。如为带蒂肿瘤,将瘤蒂切断,缝扎根部,仍可经阴道分娩。如肿瘤为实性又无法从阴道切除,则应行剖宫产术。

3.宫颈异常

(1)宫颈瘢痕或宫颈管狭窄:宫缩强而宫颈扩张阻滞时,考虑难产,应及早行剖宫产术。

(2)宫颈水肿:轻者可抬高产妇臀部,减轻胎头对宫颈的压力;宫颈两侧注射 0.5%利多卡因 5~10mL 或静脉注射地西泮 10mg;如宫颈口近开全,可在宫缩期将水肿的宫颈前唇按摩、上推,使其越过胎头,产后常规检查宫颈完整性。如水肿严重,经处理后无明显效果,及早行剖宫产术。

(3)宫颈坚韧:宫颈两侧注射 0.5%利多卡因 5~10mL 或静脉注射地西泮 10mg,如无缓解,应及早行剖宫产术。

(4)宫颈癌及宫颈肌瘤:子宫下段及宫颈部较大肌瘤,占据盆腔或阻塞骨盆入口时,应行剖宫产术。肌瘤在胎头以上不阻塞产道,可经阴道分娩,产后再处理肌瘤。宫颈癌合并妊娠,必须采取剖宫产术,术后进行放疗。若为早期浸润癌,则行剖宫产术同时行广泛性子宫切除术及盆腔淋巴结清扫术。

4.子宫异常

(1)双角子宫、纵隔子宫:易发生胎位异常,剖宫产概率升高。

(2)双子宫畸形:因子宫形态异常和子宫肌形态发育不良,可致产程延长,注意严密观察必要时行剖宫产。

第三节　胎方位异常

经过充分试产,在产程活跃期至第二产程中,胎头枕骨仍位于母体骨盆后方或侧方,致使分娩发生困难者,称持续性枕后位或枕横位,为阴道分娩并发症的主要根源之一。

一、病因

(一)骨盆异常

常发生于男型骨盆或类人猿型骨盆。这两类骨盆的特点为骨盆入口平面前半部较狭窄,胎头常以枕后位入盆,易发生持续性枕后位或枕横位。

(二)胎头俯屈不良

持续性枕后位、枕横位胎头俯屈不良,以枕额径(11.3cm)通过产道,较枕下前囟径(9.5cm)增加1.8cm,影响胎头在骨盆腔内旋转。若以枕后位衔接,胎儿脊柱与母体脊柱接近,不利于胎头俯屈,胎头前囟成为胎头下降的最低部位,而最低点又常转向骨盆前方,当前囟转至前方或侧方时,胎头枕部转至后方或侧方,形成持续性枕后位或持续性枕横位。

(三)子宫收缩乏力

影响胎头下降、俯屈及内旋转,容易造成持续性枕后位或枕横位。

(四)头盆不称

头盆不称时,骨盆腔容积小,使胎头下降与内旋转受阻,而呈持续性枕后位或枕横位,个别复合先露也可发生。

(五)其他

前壁胎盘、膀胱充盈、子宫下段宫颈肌瘤均可影响胎头内旋转,形成持续性枕横位或枕后位。

二、诊断

(一)症状

1.协调性宫缩乏力及宫口扩张缓慢

临产后胎头衔接较晚及俯屈不良,由于胎先露部不易紧贴子宫下段及宫颈内口,常出现协调性宫缩乏力及宫口扩张缓慢。

2.肛门坠胀及排便感

枕后位时,因枕骨持续位于骨盆后方压迫直肠,产妇自觉肛门坠胀及排便感,致使宫口尚未开全时过早使用腹压,容易导致宫颈前唇水肿和产妇疲劳,影响产程进展。

(二)体征

(1)在宫底部触及胎臀,胎背偏向母体后方或侧方,在对侧明显触及胎儿肢体。

(2)若胎头已衔接,有时可在胎儿肢体侧耻骨联合上方扪及到胎儿颏部。

(3)胎心在脐下一侧偏外方听得最响亮,枕后位时因胎背伸直,前胸贴近母体腹壁,胎心在胎儿肢体侧的胎胸部位也能听到。

(4)肛门检查或阴道检查:注意耻骨联合上检查的重要性。

1)枕后位:枕后位时,盆腔后部空虚。若胎头矢状缝位于骨盆左斜径上,前囟在骨盆右前方,后囟(枕部)在骨盆左后方则为枕左后位,反之为枕右后方。阴道检查借助胎儿耳郭、耳屏位置及方向判定胎位,若耳郭朝向骨盆后方,诊断为枕后位。

2)枕横位:查明胎头矢状缝位于骨盆横径上,后囟在骨盆左侧方,则为枕左横位,反之为枕右横位。若耳郭朝向骨盆侧方,诊断为枕横位。

(三)辅助检查

B超根据胎头眼眶及枕部位置确定。

三、治疗

持续性枕后位、枕横位在骨盆无异常,胎儿不大时,可以试产。

(一)第一产程

1.潜伏期

需保证产妇充分营养与休息。情绪紧张、睡眠不好可给予哌替啶或地西泮,让产妇同侧卧位,以利于枕部转向前方。宫缩欠佳者,及时静脉滴注催产药。

2.活跃期

宫口开大 3～4cm 产程停滞除外头盆不称可行人工破膜。产力欠佳,静脉滴注催产药。若经过上述处理效果不佳,每小时宫口开大<1cm 观察 3～4 小时或无进展时 2 小时,或者出现胎儿窘迫征象,应考虑剖宫产终止妊娠。

(二)第二产程

若第二产程进展缓慢,应每小时行阴道检查,对分娩方式及可能出现的并发症充分评估,当胎头双顶径已达坐骨棘平面或更低时,可先行徒手转胎位成枕前位待其自然分娩或阴道助产。若旋转成枕前位困难,也可转为枕后位,再行产钳助产。(建议:有难产病例分娩方式由高年资医师决定为宜)。

若胎头位置较高,疑有头盆不称,需行剖宫产术。

第四节　臀先露

一、原因

引起臀先露的原因主要有骨盆狭窄、产道肿瘤、胎盘异常、腹壁松弛、多胎、羊水过多和胎儿畸形等因素。

(一)母体因素

1.子宫腔过大

经产妇腹壁过度松弛、胎儿在宫内活动频繁易造成臀位,同样羊水过多,宫腔变大,胎儿的位置不易固定。

2.羊水过少

在孕中期胎儿位置就被固定,胎儿两腿不能屈曲呈伸直状,影响胎体弯曲或回转,易成臀位。

3.子宫肿瘤

特别是子宫肌瘤向宫腔内突出,影响胎儿活动,胎儿不能自然回转。

4.子宫畸形

子宫腔小,胎儿在宫内活动受限,致胎头不能向下转动,成为臀位。

5.骨盆狭窄

骨盆狭窄使胎儿头先露下降困难,不能固定,转为臀位。

(二)胎盘因素

前置胎盘,有证据提示前置胎盘与臀位有相互关系,主要是胎盘种植在子宫下段,影响胎头下降入盆,臀位在前置胎盘中是常见的胎位。

(三)胎儿因素

多胎妊娠中易见臀位;胎儿畸形,易发生胎儿臀位、无脑儿、脑积水染色体异常等,发生率为 3%。

二、分类

根据胎儿两下肢所取的姿势,臀位又可分为三类:

(一)单臀

先露是单一臀部,是腿直臀位,最为常见,胎儿双髋关节屈曲,双膝关节伸直。

(二)完全臀

先露部为胎儿的臀部和双足,也称为混合臀位,较为常见,胎儿双髋关节及膝关节屈曲,犹如盘膝而坐。

(三)不完全臀

较为少见,胎儿以一足或双足、一膝或双膝,或一足一膝为先露部位。臀先露的胎方位的指示点为胎儿骶骨,骶骨位于母亲骨盆的不同方向分为 8 个胎方位。

三、诊断

(一)临床表现

孕妇感到胎动在下腹部,并有时会感到胎儿踢在直肠、阴道和膀胱的疼痛,很少孕妇在临产前有入盆的感觉。

(二)腹部检查

四步触诊检查时,子宫底可触及胎头,有浮球感,耻骨联合上方可触及宽而软的胎臀部及肢体。在脐平面或略高部位听到胎心。

(三)阴道检查

能触及软而不规则的胎臀部及(或)肢体,在临产时用以决定臀先露的种类。需要与胎儿面先露相区别,胎儿臀部肛门与两侧的坐骨棘为直线,而面部嘴与两侧颧骨为三角形;破膜后可有胎粪自阴道流出,更易检查胎儿先露部。

(四)B超检查

超声是对臀先露检查和评估很好的方法,通过超声能发现胎头位于子宫底部,胎臀在耻骨联合上方,并可了解胎头是否仰伸和臀先露的种类,偶可发现脐带先露,并能较好地估计胎儿体重以及排除一些常见的畸形等,如没有用超声进行可靠的评估,分娩方式以剖宫产为好。

(五)磁共振检查

可能会因其他原因如前置胎盘伴有胎盘植入,需要 MRI 检查时,同样可以发现胎儿的位置,但此技术不是检查臀位常见方法。

臀位的辅助检查是很有必要的,对分娩方式的选择,可以了解以下情况:①测量胎头双顶径、头围、腹围及股骨长度,用以估计胎儿大小;②胎头是否仰伸,仰伸程度如何;③胎儿是否伴有畸形;④确定臀位的类型,了解胎儿下肢是否屈曲良好,胎儿双足是否高于臀部,还是足先露;⑤脐带是否在先露旁或先露下,可以通过超声彩色血流频谱了解;⑥胎盘位置,胎盘在子宫前壁者不宜做外倒转术。

四、处理

(一)孕期的臀位矫正

妊娠 30 周以前因羊水相对较多,胎位不易固定,故对臀先露者不必急于纠正,可任其自然转成头位。妊娠 30 周以后仍为臀位者应及时矫正。

1.膝胸卧位

是在孕 30 孕周以后的体位纠正,每天 2 次,每次 15 分钟,7～10 天为一疗程,均应在早晚空腹时进行弧形面滑动而完成倒转。侧卧位也可帮助倒转,骶左前位时令产妇向右侧卧,骶右前位时左侧卧,使胎头顺着子宫腔侧面的弧形面滑动而转位。侧卧转位效果虽不如膝胸卧式,但可以维持较长时间。每晚在做膝胸卧式后即采取侧卧(卧于胎背所在的对侧面)直至次晨,这样两者结合可提高效果。

2.甩臂运动

通过运动促使较重的胎头向下回转,动作简单,较膝胸卧位省力,孕妇易于接受和坚持,效果与膝胸卧位相似。方法是令孕妇双足分开直立,双手扶桌沿,双膝及臀部顺胎头屈曲方向做规律的连续旋转,每天早晚各一次,每次 15 分钟,7 天为一疗程。

3.艾灸或激光照射至阴穴转位

至阴穴位位于第五个脚趾尖,已被提议作为一种纠正臀位的方式,每天 1～2 次,每次 15 分钟,5 次为一疗程。刺激至阴穴可使胎动增加,从而增加转位机会,国外 meta 分析艾灸与外倒转或体位对照,发现有限的证据支持艾灸用于纠正臀位。

4.外倒转术

外倒转成功率为 50%～70%。在经过自然转胎位或体位转胎位失败后,或者直接选用。外倒转术虽有诱发早产、胎膜早破、脐带脱垂、胎儿宫内窘迫、胎盘早期剥离甚至子宫破裂的危险,但文献报道外倒转术并发症的发生率在 4% 以下,大大低于臀位分娩的危险性。因而多数学者仍主张谨慎施术,此主张应该推广。

外倒转术时间的选择,以往多主张在妊娠 32～34 周进行,为预防术后自然回转,需要固定胎位,需要用到腹带包裹腹部,这使孕妇感觉不适,甚至难以坚持。目前国外学者多主张在近足月或足月时进行,选择在 36～37 孕周以后,术后自然回转机会不多,另外由于外倒转引起的异常可以马上手术终止。

(1)适应证:单胎臀位,无不宜阴道分娩的情况,大多数学者认为胎儿估计体重≤3500g,B 超检查胎儿无明显畸形及无胎头过度仰伸(望星式)者,也有认为前壁胎盘不适做外倒转,但也有报道胎盘位于前壁的外倒转成功为 54%,与位于后壁者并无明显差别。

(2)手术步骤:①术前 1/2～1 小时用宫缩抑制剂(利托君或特布他林),排空膀胱,孕妇仰卧,头部抬高、双腿屈曲。②查清胎位,B 超检查了解臀位类型、脐带绕颈及胎盘位置,同时胎儿监护。③术者应先将胎臀托起使之离开骨盆入口,另一手握住胎头迫使其俯屈下移。一般当胎臀、胎头到达脐平侧方时,可依靠胎儿躯干的伸直,胎头、胎臀分别向盆腔及宫底移动。骶左位时逆时针方向转位,骶右位时顺时针方向转位。如先露已入盆不能托起,由助手戴无菌手套,用一手的示、中指沿阴道壁滑进穹窿部,慢慢向上顶起胎先露,与术者配合托起臀部。操作时动作要轻柔、连续,随时注意胎动和胎心的变化,若出现胎动突然增加、胎心改变或孕妇有不适,应立即停止操作并恢复胎儿原在位置。④术毕,胎头应在骨盆入口附近,不管外倒转术是否成功,手术后连续胎心监护 20 分钟。

(二)分娩方式选择

臀先露在分娩期应根据产妇年龄、孕周、胎产次、胎儿大小、臀位类、骨盆情况和孕妇是否有并发症等,选择分娩方式,但目前大多数医师选择剖宫产分娩。

可参考简易臀位评分法:①0 分:a.估计胎儿体重>3500g;b.孕周>39 周;c.先露类型:足;d.胎膜早破:合并足先露或全臀;②1 分:a.估计胎儿体重 3000～3500g;b.孕周 37～39;c.先露类型:全臀;d.胎膜早破合并腿直臀先露;③2 分:a.估计胎儿体重<3000g;b.孕周<37;c.先露类型:腿直;d.胎膜早破:无。

臀位评分在 4 分以下的剖宫产率为 100%;7 分以上的剖宫产率逐渐降低,但骨盆异常、足先露、巨大胎均应行剖宫产结束分娩。5～7 分者如产程进展缓慢、胎心变化、羊水污染严重、宫缩乏力也应果断采取剖宫产。

1.臀先露剖宫产指征

(1)胎儿较大(≥3500g),国外也有提出不适合阴道分娩的胎儿体重(<2500g 或>4000g)。

（2）骨盆狭窄和异常骨盆或有胎儿与骨盆不称者。头盆临界不称（头盆评分 7 分）又系单臀位可予短期试产，女型及猿型骨盆有利于臀位分娩，而扁平形及男型骨盆不利于臀位分娩可放松剖宫产指征。

（3）胎头极度仰伸（望星式），发生率≤5％，需以剖宫产结束分娩，若由阴道分娩胎儿脊椎损伤率高达 21％。

（4）子宫收缩欠佳，产程延长，缩宫素使用无效者。

（5）胎儿宫内窘迫或脐带脱垂而胎心音尚好者。

（6）先露下降缓慢，软产道较紧，估计阴道分娩困难者。

（7）脐带隐性脱垂或脐带先露，或胎膜早破有脐带脱垂，足先露或膝先露的脐带脱垂率高达 16％～19％，故一旦诊断即应考虑剖宫产。在准备剖宫产的同时接产者可试着将脱落的下肢回纳，使其保持屈曲状态，并用手将其堵截于阴道内，观察臀部是否下降。若臀部继续下降可按完全臀位处理，若不下降需行剖宫产术。两侧下肢情况不同的臀位，如一侧下肢伸直，另一侧下肢嵌顿于骨盆入口处，最易导致脐带脱垂应立即行剖宫产术。

（8）早产儿胎头更大于胎体，容易发生颅内出血，以剖宫产为宜。特别是＜1500g 者以剖宫产为宜，但极早产的，胎儿体重小，成活率低，需与家属充分沟通后选择分娩方式。

（9）有臀位分娩围产儿死亡及损伤史者是剖宫产指征，但仍需分析其原因，若系接产者技术问题，此次是否做剖宫产还值得商讨。

（10）臀位未临产并发子痫前期、高血压、胎盘功能欠佳者，IUGR、妊娠期糖尿病。胎膜早破超过 12 小时，子宫畸形及其他软产道异常应选择性剖宫产。

（11）臀位孕妇及其家属强烈要求绝育者，可考虑剖宫产。

2.臀先露可以阴道试产的条件

（1）单臀或全臀位。

（2）胎龄在 36～42 周之间。

（3）估计胎儿体重在 2500～3500g 之间。

（4）胎头俯屈或自然；骨盆正常大小。

（5）母儿没有其他的剖宫产指征时，臀先露确定阴道分娩前应判断以上因素。

（三）产程处理

第一产程：产妇临产后应卧床休息，不宜下床走动，不可灌肠，以防胎膜早破，脐带脱垂。产程中注意休息、营养及水分的摄入，以保持良好的宫缩。经常听胎心，最好能用胎心监护仪监护，因为臀位脐带随时有受压的可能。并严密观察产程进展。臀位都不主张用催产素引产，因为容易引起胎膜早破和脐带脱垂，但可以在产程中由于宫缩乏力引起的产程停顿，使用催产素增强宫缩。产程停顿不能人工破膜促进宫缩，因为臀位是肢体不能很好压迫宫颈引起反射性的宫缩。因此需要前羊水囊的压迫引起宫缩，人工破膜反而会引起脐带脱垂。当宫缩时见到胎儿足部，不应误认为宫口已开全，为使宫颈充分扩张，应消毒外阴后用无菌手术巾，以手掌在宫缩时堵着阴道口，使胎儿屈膝屈髋促其臀部下降，起到充分扩张宫颈和阴道作用，有利于胎儿娩出，在“堵”的过程中应每隔 10～15 分钟听胎心一次，并注意宫颈是否开全，有条件最好做胎心持续监护。

第二产程:宫颈和阴道充分扩张,可以接生时,准备好需要接生的器械,新生儿医师到场,准备好新生儿复苏,由两人接生。先外阴消毒铺巾,导尿,双侧阴部神经阻滞麻醉,左侧会阴切开,有3种分娩方式:①自然分娩,胎儿自然娩出,极少见,仅见于经产妇、胎儿小、宫缩强、产道宽畅者;②臀位助产术,完全或不完全臀位需用臀位第一助产法(压迫法)助产,单臀位第二助产法(扶持法)助产,一般胎儿自然娩出到脐部以后由接生医师协助胎儿娩出胎肩和胎头;③臀位牵引术,胎儿全部由接生者协助娩出。一般情况下因其对胎儿损伤大而禁用。

第三产程:应积极抢救新生儿窒息和预防产后出血。接生后应仔细检查宫颈和阴道有无损伤,并及时缝合。

(四)干预指征

(1)臀位无阴道试产条件应在足月后或先兆临产时行剖宫产。

(2)臀位为不完全臀位、已>34孕周的胎膜早破、早产不可避免时,需要剖宫产。

(3)发现脐带脱垂,宫口未开全者,需立即就地剖宫产。

(4)产程异常,或胎心监护异常,宫口未全时,应剖宫产。

(5)值班医师对臀位助产接生经验不足,应剖宫产。

(6)在臀位从阴道分娩过程中,若出现胎心变化或出现某些紧急情况,须立即结束分娩。宫口开全者,则立即行臀牵引术结束分娩。

(7)当臀位胎体娩出后,发生胎头娩出困难或手法娩出胎头失败,应立即采用后出头产钳术。

第五节　肩难产

胎头娩出后,胎儿前肩嵌顿于耻骨联合后上方,用常规手法不能娩出胎儿双肩的少见急性难产称为肩难产。国外文献广泛采用的定义为:胎头娩出后除向下牵引和会阴切开之外,还需借助其他手法娩出胎肩者称为肩难产。胎肩娩出困难,可能为前肩,但胎儿后肩被母体骶骨岬嵌顿时也可能发生肩难产。

Spong等进行系列研究后发现:在正常分娩时,胎头、躯体分别娩出时间间隔为24秒,而肩难产孕妇该时间为79秒。有学者建议将肩难产定义为:胎头至胎体娩出时间间隔≥60秒,和(或)需要辅助手法协助胎肩娩出者。

一、病因

肩难产发生包括产前和产时病因:产前因素包括肩难产病史、巨大儿、糖尿病、产妇体质指数>30和诱导分娩等。产时因素包括第一产程延长、第二产程停滞、使用缩宫素和阴道助产等。

(一)巨大儿

为发生肩难产的主要因素,肩难产发生率随胎儿体重而明显增加。新生儿体重为4000~4250g时肩难产发生率为5.2%,新生儿体重为4250~4500g时肩难产发生率为9.1%,新生儿体重为 4500～4750g 时肩难产发生率为 21.1%。

(二)妊娠合并糖代谢异常

孕妇因高血糖与高胰岛素共同作用,胎儿常过度生长,因胎肩部组织对胰岛素更敏感,胎肩异常发育使其成为胎儿全身最宽的部分,加之胎儿过重、胎体体型改变使妊娠糖代谢异常,孕妇有发生肩难产的双重危险。研究显示:糖代谢异常女性在无干预分娩中,新生儿体重为 4000～4250g 时肩难产发生率为 8.4%,新生儿体重为 4250～4500g 时肩难产发生率为 12.3%,新生儿体重为 4500～4750g 时肩难产发生率为 19.9%,新生儿体重＞4750g 时肩难产的发生率为 23.5%。因此,孕期糖代谢异常女性较一般健康女性肩难产发生率高。孕期重视对产前人群行血糖筛查,及时发现糖代谢异常,尽早对糖代谢异常孕妇实施饮食管理和适当运动,合理治疗,控制孕期体重异常增长,对减少巨大儿发生、预防肩难产意义重大。

(三)肩难产病史

孕妇有肩难产病史,再次发生肩难产概率为 11.9%～16.7%,这可能与再次分娩胎儿体重超过前次妊娠、母亲肥胖或合并糖代谢异常等因素有关。但这并不等于有肩难产病史的患者,再次分娩必须以剖宫产结束,此类患者再次分娩时仍应综合考虑患者产前、产时高危因素,与患者及家属充分沟通后,再决定分娩方式。

二、诊断

胎头至胎体娩出时间间隔≥60 秒,胎头娩出后,胎儿下颌紧贴阴道口,颈部回缩,即出现"龟缩征",便可诊断为肩难产。

三、鉴别诊断

(一)胎儿甲状舌骨囊肿

若胎儿甲状舌管退化不全,即可在颈前区中线上形成先天性囊肿,囊肿过大,可出现胎肩娩出困难。

(二)胎儿颈部囊性淋巴管瘤

瘤体较大者可向颈前部、枕部、背部及纵隔发展,边界清楚,可推压颈部血管及气管移位,胎儿娩出时亦可影响胎肩娩出,引起出肩困难。以上畸形可行 B 超进行鉴别诊断。

四、处理

肩难产很难预测,一旦发生应迅速采取有效助产方法尽快娩出胎肩,是新生儿存活的关键。肩难产发生后,首先应迅速清理胎儿口鼻内的黏液及羊水,导尿排空产妇膀胱,采用 HELPERR 口诀处理,每步骤操作 30～60 秒,一气呵成。其目的是为了增大骨性骨盆的功能尺寸,减小胎儿双肩径,改变胎儿双肩径与骨性骨盆的相对位置。

(一)H—Callforhelp

寻求支援。通知上级医师、新生儿医师、麻醉师、助产士、护士等按预定方案到位,各司其职。

(二)E—Evaluateforepisiotomy

评估是否行会阴切开或扩大会阴切口。此举并不能增大骨性产道径线,仅为其后阴道内操作做准备。

（三）L—Legs（McRobert 法）

屈大腿助产法。协助产妇极度屈曲双腿,尽可能将大腿紧贴腹部,孕妇双手抱膝或抱腿,可通过耻骨联合向母体头部方向转动,使骶骨和腰椎间角度变平,骨盆倾斜度减少,骨盆入口平面与产力的方向更加垂直,胎儿的后肩较易通过骶骨岬而下降,嵌顿于耻骨联合后的前肩自然松动,适当用力向下牵引胎头,胎肩即可娩出。此法可使耻骨联合向上移动 8cm,使骨盆入口与第五腰椎水平面的角度由原来的 26°变成 10°,单独使用的有效率达 40%～80%,是处理肩难产的首选方法,该方法容易掌握,对母婴的损伤较少。

（四）P—Suprapubicpressure

耻骨联合上方加压法。于产妇耻骨联合上方适度压胎儿前肩,持续向侧方用力,使双肩径缩小,同时向下牵拉胎头,两者相互配合持续加压与牵引,有助于嵌顿的前肩娩出。此法多与 McRobert 法合用。

（五）E—Entermaneuvers

阴道内操作旋转。目的:将胎儿前肩转到斜径上,使其转入耻骨下。方法:①Rubin 法:助产者将食、中指放入阴道,在前肩的背侧将肩膀向胸椎方向推动,使胎儿前肩内收缩小双肩径。②Woods 法:助产者将食、中指放入阴道,紧贴胎儿后肩的前侧,将后肩向侧上方向旋转,助手协助胎头向同方向旋转,当后肩逐渐旋转至前肩位置时娩出。操作时,胎背在母体右侧用右手,胎背在母体左侧用左手。③Rubin＋Woods 联合旋转。④反向旋转:当正常旋转方向不能实施时,可以尝试反向旋转。

（六）R—Rcmovetheposteriorarm

牵引后臂娩后肩法。助产者将手伸入阴道后壁,胎背在母体右侧用右手,胎背在母体左侧用左手,握住胎儿后上肢,保持胎儿肘部屈曲的同时,上抬肘关节,沿胎儿胸前轻轻滑过,然后抓住胎儿手,以洗脸的方式沿面部侧面滑过,伸展后臂,娩出胎儿后肩及后上肢。后肩娩出后,双肩径转至骨盆斜径上,前肩松动入盆,轻轻牵拉胎头即可娩出前肩。注意操作时不能牵引腕关节,并且要保护会阴,否则易造成会阴Ⅰ度撕裂。此法有时因阴道太紧手不能进入而失败。

（七）R—Rollthepatient

翻转孕妇。辅助孕妇翻转成四肢着地位,使双手双膝关节着地。常规牵引胎头,依靠重力作用,先娩出胎儿后肩。该方法适用在孕妇体力良好,而分娩场所缺乏其他助产人员时。

（八）其他方法

不建议常规采用,仅在上述方法无效时试行,需充分病情告知。

1.Zavanelli 助娩法

即胎头复位法。其他方法失败后可将胎头转成枕前位或枕后位,使胎头俯屈缓慢将其还纳回阴道,并紧急行剖宫产娩出胎儿。若失败则母婴并发症严重,甚至导致死亡。但实际操作非常困难,胎头无法送回阴道。

2.耻骨联合切开术

留置导尿,耻骨联合处 1‰利多卡因局部麻醉,快速切开耻骨联合处皮肤、皮下组织、耻骨联合韧带,钝性扩张耻骨联合,解除前肩嵌顿。分娩结束后,缝合切开的各层组织,外固定耻骨联合,必要时内固定。

3.经腹子宫切开术

紧急局麻后,行子宫下段剖宫产术,并切开子宫下段,暴露嵌顿于耻骨联合后方的胎儿前肩,以手法压迫或旋转前肩,解除嵌顿,从阴道娩出胎儿,经腹娩出胎盘。

4.断锁骨法

尽量牵引胎头,使锁骨距阴道口近,然后以长剪刀在一手保护下切断锁骨中段,缩小肩径,娩出胎儿,如一侧锁骨切断后仍不能娩出则切断另一侧锁骨。此法多用于胎儿已死的情况。存活胎儿行此术时注意勿伤及锁骨下动脉。

第六章　分娩期并发症

第一节　子宫破裂

一、概述

子宫破裂的定义为：子宫肌层的连续性中断。国内曹泽毅报道子宫破裂发生率为 0.06‰～1.4‰，国际卫生组织 WHO 报道为 0.053‰，为妊娠期和分娩期严重的并发症，如延误治疗可造成母婴死亡，产妇病死率高达 5O％，胎儿病死亡达 50％～75％或更多。

二、病因及分类

20 世纪 60 年代以前，子宫破裂多由胎先露下降受阻时的不规范助产所致。随着围生医学的发展，因难产手术和滥用缩宫素而导致的子宫破裂很少发生，子宫破裂比较常见的原因为急产、多产、外伤、臀位助产及前次剖宫产史和肌瘤切除所致的瘢痕子宫。诊断性刮宫或宫腔镜手术时子宫穿孔及不合理应用可卡因也可导致子宫破裂。近年来，剖宫产率的增加、前列腺素使用不当及剖宫产的瘢痕子宫再次妊娠的阴道分娩也是导致子宫破裂的原因，另外，白发性子宫破裂也时有发生。

(一)子宫壁的完整性分类

1.完全性子宫破裂

指宫壁全层破裂，使官腔与腹腔相通。

2.不完全性子宫破裂

指子宫肌层全部或部分破裂，浆膜层尚未穿破，宫腔与腹腔未相通，胎儿及其附属物仍在宫腔内。

(二)按是否有子宫瘢痕分类

1.瘢痕子宫破裂

占 87.1％。主要与前次剖宫产术式有关。ACOG 研究表明，在剖宫产的瘢痕子宫再次妊娠的阴道分娩(VBAC)试产中，前次剖宫产术式为子宫经典切口或 T 形切口者子宫破裂概率为 4％～9％，子宫下段纵切口者子宫破裂概率为 1％～7％，而子宫下段横切口者子宫破裂概率仅为 0.1％～1.5％。究其原因，是因为子宫体和子宫下段的组织构成不同（子宫体部含有 60％平滑肌和 20％结缔组织，而子宫下段则含有 80％的结缔组织）及肌纤维的走向特点使得子宫的纵向强度弱而横向强度高，而下段横向强度最大。同时前次剖宫产的操作技巧以及本次妊娠胎盘的位置、官腔压力、妊娠间距等均与子宫破裂的发生有一定关系。以不全破裂多见。荷兰 Zwart 报道瘢痕子宫破裂发生率为 0.51‰。

2.非瘢痕子宫破裂

主要有以下原因：①阻塞性难产致子宫破裂，包括头盆不称、胎位异常。破裂以子宫下段为主。②损伤性子宫破裂。③不恰当地应用催产素。④宫颈难产。国内报道一例系第一胎孕足月,临产 5h,胎头从前穹隆娩出,宫口未开,分娩后出血不多,行修补术。⑤子宫发育异常。荷兰 Zwart 报道非瘢痕子宫破裂发生率为 0.08‰。

三、子宫破裂的临床表现

(一)子宫破裂发生的时间

9.5%～35%发生在妊娠期,常见为瘢痕子宫破裂、外伤和子宫发育异常;89.5%发生在临产后和分娩过程中,常见为阻塞性难产、不恰当地应用催产素、手术助产损伤、瘢痕子宫破裂等,少数见于中孕引产。

(二)主要临床表现

1.先兆子宫破裂

病理性缩复环形成、下腹部压痛、胎心率改变及血尿,是先兆子宫破裂的四大主要表现。研究表明,在子宫破裂前,胎心率与宫缩有明显的异常改变,可做为早期诊断的指标之一。在第一产程中,全程胎心监护能发现严重的心动过缓(4%)、心动过速(8%)、变异减少(24%)、宫缩过强(10%)和宫缩消失(22%);在第二产程中异常胎心率监护图形显著增多,变异减少发生率为 47.8%;严重的变异减速占 26.1%,宫缩过强占 22%,宫缩消失占 13%,异常的胎心率监护图形是子宫破裂的先兆,因而在瘢痕子宫再次妊娠的晚期和试产过程中,应加强对胎儿心率和子宫收缩的监护,有胎心率异常时需警惕子宫瘢痕破裂。

2.子宫破裂

荷兰 Zwart 报道 210 例子宫破裂,出现下腹部持续性疼痛 69%,胎心异常 67%,阴道流血 27%,病理性缩复环 20%,宫缩消失 14%;162 例出现全部症状,91 例(56%)仅出现腹痛和胎心率改变。国内解左平报道 11 例子宫破裂病例,其中出现下腹部持续性疼痛 7 例,病理性缩复环 4 例,肉眼血尿 4 例,血性羊水 5 例,腹壁可触及胎体 4 例,胎心消失 7 例。

完全性子宫破裂:破裂时剧痛,随后宫缩停止,转为安静,后持续性腹痛,阴道流鲜红血,出现休克特征。腹部检查:全腹压痛、反跳痛和腹肌紧张,压痛显著,破口处压痛更为明显,可叩及移动性浊音。腹部可清楚触及胎儿肢体,胎动、胎心音消失,而子宫缩小,位于胎儿一侧,阴道检查:宫颈口较前缩小。先露部上升,有时能触及裂口,能摸到缩小的子宫及排出子宫外的胎儿。但阴道检查常可加重病情,一般不必做。

不完全性子宫破裂:浆膜层尚未穿破,先兆征象不明显。开始时腹部轻微疼痛,子宫瘢痕部位有压痛,此时瘢痕已有部分裂开,但胎膜未破,若不立即行剖宫产术,瘢痕裂口会逐渐扩大,出现典型的子宫破裂的症状和体征。而子宫下段剖宫产切口瘢痕裂开,特别是瘢痕不完全裂开时,出血很少,且因有腹膜覆盖,因而缺乏明显的症状与体征,即所谓"安静状态破裂"。常在二次剖宫产手术时才发现,亦可以在自然分娩产后常规探查宫腔时发现。若形成阔韧带内血肿,则在宫体一侧可触及有压痛的包块,胎心音不规则。子宫体部瘢痕破裂多为完全破裂。

四、辅助检查

1.对于无明显症状的不完全性子宫破裂、子宫下段的瘢痕破裂及子宫后壁破裂,诊断较难,超声显示为:在无宫缩及宫内压力增加的情况下,子宫下段变得菲薄,甚至切口处肌层部分或全部缺损,有液体积聚,在膀胱充盈时,可出现楼梯样的皱褶,有一处较薄,峡部两侧不对称;

当子宫下段受羊水流动、胎动、宫缩等影响时,羊膜囊迅速向子宫下段缺损的部位膨出,该声像图表现是先兆子宫破裂的确诊特征;子宫下段厚薄不均匀,肌层失去连续性是先兆子宫破裂有意义的征兆;但若子宫下段均匀变薄,厚度>3cm,且有明确的肌层,则表明无下段瘢痕缺损。若有内出血则表现为子宫壁混合性回声光团。内部回声杂乱,边界不清,回声分布不均,其外侧子宫浆膜层连续完整。或表现为一外凸低回声光团,内回声欠均匀,胎心异常或消失;腹腔穿刺可抽出血性液体。

2.子宫完全性破裂超声特点子宫收缩成球形位于腹腔一侧,子宫肌壁较为疏松,可见子宫破裂口,浆膜层连续性中断,胎头变形,胎儿位于腹腔内,多数已死亡,胎儿周围环绕羊水及血液。胎膜囊可完整或不完整,胎盘多数亦随胎囊娩出腹腔,腹腔内可探及程度不等的不规则液性暗区,腹腔穿刺可抽出血性液体。另外,计算机断层扫描CT或磁共振成像MRI可清晰显示胎儿在子宫外,子宫肌层连续性中断而做出诊断,但价格昂贵,难以广泛临床使用。

五、鉴别诊断

根据临床症状及超声影像学特点,典型的妊娠子宫破裂并不难诊断,但尚需与以下疾病鉴别:

(一)妊娠合并子宫肌瘤

不完全性妊娠子宫破裂与妊娠合并子宫肌瘤,肌瘤有完整包膜,有立体感,且不会突然发生,检查细致并结合临床及随诊可鉴别。

(二)子宫占位病变

完全性妊娠子宫破裂,子宫收缩于后方成团块状,容易误诊为子宫内口实性占位。此时观察腹腔是否有积液,仔细观察团块状回声内见宫腔波回声及包膜有连续性中断,结合临床可鉴别;超声诊断失误是由于仅注意对胎儿的检查,而忽略了病史以及胎儿周围有无子宫壁的回声,加之已排入腹腔的胎儿羊膜囊完整,囊内有少量的羊水,造成类似宫内妊娠的表现。而已收缩的子宫又误认为子宫内口的实性占位,导致误诊。

(三)腹腔妊娠

由于胎盘附着异常,血液供应不足,极少能存活至足月。仔细检查子宫轻度增大或不增大,子宫壁完整,宫腔内无胎儿及胎盘。本院曾收治1例瘢痕子宫,孕27周依沙吖啶引产术后3天,腹痛2天,行MRI拟诊腹腔妊娠转入本院,本院超声提示子宫破裂,急诊剖腹探查,见子宫下段瘢痕完全破裂,胎膜囊完整,胎头变形,胎儿位于腹腔内,已死亡,胎盘亦随胎囊娩出腹腔,腹腔内约50mL血浆液性液体。

六、治疗

先兆子宫破裂发现先兆子宫破裂时,应立即采取有效措施抑制子宫收缩,并尽快行剖宫产术。

子宫破裂一旦诊断,无论胎儿是否存活,均应在纠正休克、防治感染的同时行剖腹探查术,手术原则是简单、迅速,能达到止血目的。根据产妇的全身情况、子宫破裂的程度与部位、产妇有无生育要求、手术距离发生破裂的时间长短以及有无感染而决定采取不同的手术方式。子宫破裂时间短、裂口小且边缘整齐、无明显感染、需保留生育功能者,可行裂口修补术。破裂口较大且撕裂不整齐或感染明显者,应行子宫次全切除术。子宫裂口延及宫颈口者可考虑做子宫全切术。前次下段剖宫产瘢痕裂开,产妇已有小孩,应行裂口吻合术,同时行双侧输卵管结扎术。剖腹探查除注意子宫破裂的部位外,应仔细检查膀胱、输尿管、宫颈和阴道,如发现有裂伤,应同时行这些脏器的修补术。对个别产程长、感染严重病例,是否需做全子宫切除术或次全子宫切除术或仅缝合裂口加双侧输卵管结扎术,需视具体情况而定。

术前、术中、术后大剂量有效抗生素防治感染。子宫破裂应尽可能就地抢救,必须转院者,除抗休克治疗外,尚应包扎腹部,减少震动的情况下转送。

七、子宫破裂的预后评估

其预后与是否及时得到抢救与处理有很大关系。国内报道子宫破裂孕产妇病死率约12%,国外报道在工业化国家为5%,而在发展中国家高达55%,近年有下降。大约三分之二的子宫破裂继发于瘢痕子宫,复发性子宫破裂与妊娠期和围生期患病率高相关。尽管子宫破裂修补是治疗子宫破裂的可行方法,但是再次妊娠复发性子宫破裂发生概率增加,尤其是沿子宫纵轴方向破裂和距上次破裂时间很短而再次妊娠者发生再次破裂的风险增加。

八、预防

为避免子宫破裂的发生及提高子宫破裂的治愈率,仍应加强计划生育宣传及实施,做好预防保健工作,严格掌握药物(催产素、前列腺素等)引产及剖宫产指征,产时严密观察,禁止暴力压腹,避免损伤较大的阴道助产,提高产科质量。只有采取综合的措施,才能更好地预防子宫破裂的发生,保障母婴安全。

预防子宫破裂有如下措施:①加强产科医务人员职业道德及操作技术的培训,培养爱岗敬业精神。规范剖宫产术式,有建议子宫行子宫下段切口,且切口缝合2层较缝合1层发生子宫破裂风险低。②加强高危孕产妇管理,尤其是对瘢痕子宫孕妇的管理,落实提早住院,B超了解子宫切口瘢痕情况,及时发现瘢痕子宫隐性破裂;但超声预测的阳性值仍存在争议,国外有学者认为孕晚期子宫下段瘢痕处3.5mm发生子宫破裂风险低。

对剖宫产再孕者,下列情况禁忌阴道试产:①前次剖宫产为子宫体部切口,子宫下段纵切口或T形切口。②前次妊娠剖宫产指征依然存在。③二次以上剖宫产史或原切口感染史。④前次手术方式不详。⑤剖宫产不足2年再次妊娠。⑥既往有子宫破裂史。超声观察子宫瘢痕处有胎盘附着,易致胎盘植入、粘连出血及子宫破裂。⑦有不适于阴道分娩的内外科并发症或产科并发症。⑧妊娠妇女及家属拒绝阴道试产。⑨不具备抢救急症患者的条件。

具备阴道试产者产程中通过胎心监护和B超严密监测子宫瘢痕变化,由于发生先兆子宫破裂时多伴有胎儿供血受阻而致胎心不规则或消失,因此分娩期持续胎心监护及时发现胎心变化,结合体征可早期诊断先兆子宫破裂,及时施行剖宫产。另外,对子宫破裂的高危人群如:早产或过期产,足月引产产妇,超重的产妇,需严密观察,严防子宫破裂的发生。

第二节 子宫翻出

子宫翻出又称子宫内翻是指子宫底部向宫腔内陷入,甚至自宫颈翻出的病变,这是一种分娩期少见而严重的并发症。多数发生在第三产程,如处理不及时,往往因休克、出血,产妇可在

3～4小时内死亡。国内报道子宫翻出病死率可达62％左右。

一、病因

引起急性子宫翻出的病因较多,常常是多种因素共同作用的结果,但其先决条件必须有子宫壁松弛和子宫颈扩张,其中第三产程处理不当(约占60％),胎儿娩出后,过早干预,按压子宫底的手法不正确,强行牵拉脐带等,导致子宫底陷入宫腔,黏膜面翻出甚至脱垂于阴道口外。其促成子宫翻出的因素有:

1.胎盘严重粘连、植入子宫底部,同时伴有子宫收缩乏力或先天性子宫发育不良,助产者在第三产程处理时,强拉附着于子宫底的胎盘脐带的结果,此时如脐带坚韧不从胎盘上断裂,加上用力揿压松弛的子宫底就可能发生子宫翻出。

2.脐带过短或缠绕:胎儿娩出过程中由于脐带过短或脐带缠绕长度相对过短,过度牵拉脐带也会造成子宫翻出。

3.急产宫腔突然排空:由于产程时间短,子宫肌肉尚处于松弛状态,在产程中因咳嗽或第二产程用力屏气,腹压升高,也会导致子宫翻出。

4.产妇站立分娩:因胎儿体重对胎盘脐带的牵拉作用而引起子宫翻出。

5.妊娠高血压疾病时使用硫酸镁时使子宫松弛,也会促使子宫翻出;有人报道植入性胎盘也会促使子宫翻出。

二、分类

(一)按发病时间分类

1.急性子宫翻出

子宫翻出后宫颈尚未缩紧,占75％左右。

2.亚急性子宫翻出

子宫翻出后宫颈已缩紧,占15％左右。

3.慢性子宫翻出

子宫翻出宫颈回缩已经超过4周,子宫在翻出位置已经缩复但仍停留在阴道内,占10％左右。

(二)按子宫翻出程度分类

1.不完全子宫翻出

子宫底向下内陷,可接近宫颈口或越过但还存在部分子宫腔。

2.完全性子宫翻出

子宫底下降于子宫颈外,但还在阴道内。

3.子宫翻出脱垂

整个子宫翻出暴露于阴道口外。

三、临床表现

子宫翻出可引起迅速的阴道大量流血,处理不及时,可致产妇死亡。子宫翻出产妇突觉下腹剧痛,尤其胎盘未剥离牵拉脐带更加重腹痛,遂即产妇进入严重休克状态,有时休克与出血量不成正比,出现上述现象时,应考虑到有子宫翻出的可能。

而慢性子宫翻出多因急性子宫翻出时未能及时发现,而后就诊的,此时的症状多表现为:

1.产后下腹坠痛,或阴道坠胀感。

2.大小便不畅。

3.产后流血史或月经过多。

4.因子宫翻出感染,出现白带多而有臭味,甚至流脓液,严重者有全身感染症状,发热、白细胞升高等。

5.因阴道流血而致继发性贫血。

四、诊断与鉴别诊断

在分娩第三产程有用手在下腹部推压子宫底或用手牵拉脐带的经过,产妇在分娩后突然下腹剧痛,出现休克,尤其与出血量不相称时,因考虑有子宫翻出的可能。当翻出子宫已脱垂于阴道口外时,诊断并不困难,但当胎盘未剥离已发生子宫翻出时有时会误诊为娩出的胎盘,再次牵拉脐带时即引起剧痛,此时应及时做阴道、腹部双合诊。

(一)诊断

1.腹部检查

下腹部摸不到宫底,或在耻骨联合后可触及一个凹陷。

2.阴道检查

在阴道内可触及一球形包块,表面为暗红色、粗糙的子宫内膜,在包块的根部可触及宫颈环。如胎盘尚未剥离而完全黏附于翻出的宫体时,常易误诊为胎儿面娩出的胎盘,牵引脐带时可引起疼痛。

根据病史及检查可做出子宫翻出的诊断。

(二)鉴别诊断

子宫翻出应与子宫黏膜下肌瘤以及产后子宫脱垂相鉴别。

1.子宫黏膜下肌瘤

系子宫肌瘤向子宫黏膜面发展,突出于子宫腔。如黏膜下肌瘤蒂长,经子宫收缩可将肌瘤排除宫颈而脱出于阴道内。妇科检查时,盆腔内有均匀增大的子宫,如子宫肌瘤达到宫颈口处并且宫口较松,手指进入宫颈管可触及肿瘤;已经排出宫颈外者则可看见到肌瘤,表面为充血暗红色的黏膜所包裹,有时有溃疡及感染。如用子宫探针自瘤体周围可探入宫腔,其长短与检查的子宫大小相符,急性子宫翻出往往发生在分娩期,患者有疼痛、阴道流血及休克等临床表现。认真仔细观察鉴别并无困难。

2.子宫脱垂

患者一般情况良好,妇科检查时可见脱出的包块表面光滑,并可见子宫颈口,加腹压时子宫脱出更加明显,内诊检查时可触摸到子宫体。

五、治疗

明确诊断后应立即开放静脉通路,备血及麻醉医生配合下进行抢救,延迟处理可增加子宫出血、坏死和感染机会,给产妇带来极大的危险和痛苦。处理的原则为积极加强支持治疗,纠正休克,尽早实施手法复位或手术,其具体处理应视患者的全身情况,翻出的时间长短和翻出部分的病变情况感染程度等而决定。

(一)阴道手法复位

子宫翻出早期,宫颈尚未收缩、子宫尚无淤血、肿胀,如果胎盘尚未剥离,不要急于剥离,因为此时先做胎盘剥离会大大增加出血量,加速患者进入严重休克状态;如果胎盘已经大部分剥离,则先剥离胎盘,然后进行复位,此外翻出子宫及胎盘体积过大,不能通过狭窄的宫颈环,需先剥离胎盘。应首先开放两条静脉通路,输液、备血、镇痛及预防休克。给予乙醚、氟烷、恩氟烷、芬太尼及异丙酚等麻醉下,同时给以子宫松弛剂,β肾上腺素能药物,如:利托君、特布他林或硫酸镁。待全身情况得以改善,立即行手法子宫还纳术。方法:产妇取平卧位,双腿外展并屈曲,术者左手向上托起刚刚翻出的子宫体,右手伸入阴道触摸宫颈与翻出宫体间的环状沟,用手指及手掌沿阴道长轴方向徐徐向上向宫底部推送翻出的子宫,操作过程用力要均匀一致,进入子宫腔后,用手拳压迫宫底,使其翻出的子宫完全复位。子宫恢复正常形态后立即停止使用子宫松弛剂,并开始使用宫缩剂收缩子宫,同时使子宫保持在正常位置,注意观察宫缩及阴道流血情况,直至子宫张力恢复正常,子宫收缩良好时术者仍应继续经阴道监控子宫,以免子宫再度翻出。

(二)阴道手术复位

Kuctnne法。即经阴道将宫颈环的后侧切开,将子宫还纳复位,然后缝合宫颈切口。但必须注意不能损伤直肠。

(三)经腹手术复位 Huntington 法

在麻醉下,切开腹壁进入腹腔后,先用卵圆钳或手指扩大宫颈环,再用组织钳夹宫颈环下方2~3cm处的子宫壁,并向上牵引,助手同时在阴道内将子宫体向上托,这样,边牵引,一边向上托使子宫逐渐全部复位,复位后,在阴道内填塞纱布条,并给予缩宫素,预防子宫再度翻出,若宫颈环紧而且不易扩张情况下,可先切开宫颈环后,将翻出的子宫体逐渐向上牵引,使其慢慢复位,完成复位后缝合宫颈切口(Noltain复位法)。

(四)经腹或经阴道子宫次(全)切除术

经各种方法复位不成功,复位以后宫缩乏力伴有大出血,胎盘粘连严重或有植入、翻出时间较长合并严重感染者,视其病情程度,选择阴道或腹式手术切除子宫。

(五)其他方法

阴道热盐水高压灌注复位法:用热盐水可使宫颈环放松,盐水压力作用于翻出的子宫壁,促使其翻出的子宫逐渐复位,此方法简单易行,适用于病程短、病情较轻、局部病变小的患者。

六、预防

预防子宫翻出的关键是加强助产人员的培训,正确处理好第三产程,在娩出胎盘的过程中,仔细观察胎盘剥离的临床症状,当确认胎盘已经完全剥离时,于子宫收缩时以左手握住宫底,拇指置于子宫前壁,其余四指放在子宫后壁并按压,同时右手轻拉脐带,协助胎盘娩出。胎盘粘连时正确手法剥离,且不能粗暴按压子宫底或强行牵拉脐带。

第三节　产后出血

一、产后出血

产后出血是指胎儿娩出后 24 小时内阴道流血量超过 500mL。产后出血是分娩期严重的并发症，是产妇四大死亡原因之首。产后出血的发病数占分娩总数的 2%～3%，如果先前有产后出血的病史，再发风险增加 2～3 倍。

每年全世界孕产妇死亡 51.5 万，99% 在发展中国家。因产科出血致死者 13 万，2/3 没有明确的危险因素。产后出血是全球孕产妇死亡的主要原因，更是导致我国孕产妇死亡的首位原因，占死亡原因的 54%。

我国产后出血防治组的调查显示，阴道分娩和剖宫产后 24 小时内平均出血量分别为 400mL 和 600mL。当前国外许多学者建议，剖宫产后的失血量超过 1000mL 才定义为产后出血。但在临床上如何测量或估计出血量存在困难，有产科学者提出临床上估计出血量只是实际出血量的 1/2 或 1/3。因此 Combs 等主张以测定分娩前后血细胞比容来评估产后出血量，若产后血细胞比容减少 10% 以上，或出血后需输血治疗者，定为产后出血。但在急性出血的 1 小时内血液常呈浓缩状态，血常规不能反映真实出血情况。

产后出血可导致失血性休克、产褥感染、肾衰竭及继发垂体前叶功能减退等直接危及产妇生命。

(一)病理机制

胎盘剥离面的止血是子宫肌纤维的结构特点和血液凝固机制共同决定的。子宫平滑肌分三层内环、外纵、中层多方交织，子宫收缩关闭血管及血窦。妊娠期血液处于高凝状态。子宫收缩的动因来自于内源性催产素和前列腺素的释放。细胞内游离钙离子是肌肉兴奋收缩耦联的活化剂，催产素可以释放和促进钙离子向肌细胞内流动，而前列腺素是钙离子载体。与钙离子形成复合体，将钙离子携带入细胞内。进入肌细胞内的钙离子与肌动蛋白、肌浆蛋白的结合引起子宫收缩与缩复，对宫壁上的血管起压迫止血的作用。同时由于肌肉缩复使血管迂回曲折，血流阻滞，有利于血栓形成，血窦关闭。但是子宫肌纤维收缩后还会放松，因而受压迫的血管可以再度暴露开放并继续出血，因而根本的止血机制是血液凝固。在内源性前列腺素作用下血小板大量聚集，聚集的血小板释放血管活性物质，加强血管收缩，同时亦加强引起黏性变形形成血栓，导致凝血因子的大量释放，进一步发生凝血反应，形成的凝血块可以有效地堵塞胎盘剥离面暴露的血管达到自然止血的目的。因此凡是影响子宫肌纤维强烈收缩，干扰肌纤维之间血管压迫闭塞面暴露的血管达到自然止血的目的。因此凡是影响子宫肌纤维强烈收缩，干扰肌纤维之间血管压迫闭塞和导致凝血功能障碍的因素，均可引起产后出血。

(二)病因

产后出血的原因依次为子宫收缩乏力、胎盘因素、软产道裂伤及凝血功能障碍。这些因素可互为因果，相互影响。

1.子宫收缩乏力

产后出血最常见的原因。胎儿娩出后,子宫肌收缩和缩复对肌束间的血管能起到有效的压迫作用。影响子宫肌收缩和缩复功能的因素,均可引起子宫收缩乏力性产后出血。常见因素有:

(1)全身因素:产妇精神极度紧张,对分娩过度恐惧,尤其对阴道分娩缺乏足够信心;临产后过多使用镇静剂、麻醉剂或子宫收缩抑制剂;合并慢性全身性疾病;体质虚弱等均可引起子宫收缩乏力。

(2)产科因素:产程延长、产妇体力消耗过多,或产程过快,可引起子宫收缩乏力。前置胎盘、胎盘早剥、妊娠期高血压疾病、严重贫血、宫腔感染等产科并发症及并发症可使子宫肌层水肿或渗血引起子宫收缩乏力。

(3)子宫因素:子宫肌纤维发育不良,如子宫畸形或子宫肌瘤;子宫纤维过度伸展,如巨大胎儿、多胎妊娠、羊水过多;子宫肌壁受损,如有剖宫产、肌瘤剔除、子宫穿孔等子宫手术史;产次过多、过频可造成子宫肌纤维受损,均可引起子宫收缩乏力。

2.胎盘因素

根据胎盘剥离情况,胎盘因素所致产后出血类型有:

(1)胎盘滞留:胎儿娩出后,胎盘应在15分钟内排出体外。若30分钟仍不排出,影响胎盘剥离面血窦的关闭,导致产后出血。常见的情况有:①胎盘剥离后,由于宫缩乏力,膀胱膨胀等因素,使胎盘滞留在宫腔内,影响子宫收缩;②胎盘剥离不全:多因在第三产程胎盘完全剥离前过早牵拉脐带或按压子宫,已剥离的部分血窦开放出血不止;③胎盘嵌顿:胎儿娩出后子宫发生局限性环形缩窄及增厚,将已剥离的胎盘嵌顿于宫腔内,多为隐性出血。

(2)胎盘粘连:指胎盘全部或部分粘连于宫壁不能自行剥离。多次人工流产、子宫内膜炎或蜕膜发育不良等是常见原因。若完全粘连,一般不出血;若部分粘连,则部分胎盘剥离面血窦开放而胎盘滞留影响宫缩造成产后出血。

(3)胎盘植入:指胎盘绒毛植入子宫肌层。部分植入血窦开放,出血不易止住。

(4)胎盘胎膜残留:多为部分胎盘小叶或副胎盘残留在宫腔内,有时部分胎膜留在宫腔内也可影响子宫收缩导致产后出血。

3.软产道裂伤

分娩过程中软产道裂伤,常与下述因素有关:①外阴组织弹性差;②急产、产力过强、巨大儿;③阴道手术助产操作不规范;④会阴切开缝合时,止血不彻底,宫颈或阴道穹隆的裂伤未能及时发现。胎儿娩出后,立即出现阴道持续流血,呈鲜红色,检查发现子宫收缩良好,应考虑软产道损伤,需仔细检查软产道。

4.凝血功能障碍

(1)与产科有关的并发症所致,如羊水栓塞,妊娠期高血压疾病、胎盘早剥及死胎均可并发DIC。

(2)产妇合并血液系统疾病,如原发性血小板减少、再生障碍性贫血等。由于凝血功能障碍,可造成产后切口及子宫血窦难以控制的流血不止,特征为血液不凝。

(三)临床表现

产后出血主要表现为阴道流血或伴有失血过多引起的并发症如休克、贫血等。

1.阴道流血

不同原因的产后出血临床表现不同。胎儿娩出后立即出现阴道流血,色鲜红,应先考虑软产道裂伤;胎儿娩出几分钟后开始流血,色较暗,应考虑为胎盘因素;胎盘娩出后出现流血,其主要原因为子宫收缩乏力或胎盘、胎膜残留。若阴道流血呈持续性,且血液不凝,应考虑凝血功能障碍引起的产后出血。如果子宫动脉阴道支断裂可形成阴道血肿,产后阴道流血虽不多,但产妇有严重失血的症状和体征,尤其产妇诉说会阴部疼痛时,应考虑为隐匿性软产道损伤。

2.休克症状

如果阴道流血量多或量虽少,但时间长,产妇可出现休克症状,如头晕、脸色苍白、脉搏细数、血压下降等。

(四)诊断

产后出血容易诊断,但临床上目测阴道流血量的估计往往偏少。较客观检测出血量的方法有:

1.称重法

事先称重产包、手术包、敷料包和卫生巾等,产后再称重,前后重量相减所得的结果,换算为失血量毫升数(血液比重为 1.05g/mL)。

2.容积法

收集产后出血(可用弯盘或专用的产后接血容器),然后用量杯测量出血量。

3.面积法

将血液浸湿的面积按 10cm×10cm 为 10mL 计算。

4.休克指数(SI)

用于未做失血量收集或外院转诊产妇的失血量估计,为粗略计算。休克指数(SI)=脉率/收缩压。

SI=0.5,血容量正常;

SI=1.0,失血量 10%～30%(500～1500mL);

SI=1.5,失血量 30%～50%(1500～2500mL);

SI=2.0,失血量 50%～70%(2500～3500mL)。

(五)治疗

根据阴道流血的时间、数量和胎儿、胎盘娩出的关系,可初步判断造成产后出血的原因,根据病因选择适当的治疗方法。有时产后出血几个原因可互为因果关系。

1.子宫收缩乏力

胎盘娩出后,子宫缩小至脐平或脐下一横指。子宫呈圆球状、质硬。血窦关闭,出血停止。若子宫收缩乏力,宫底升高,子宫质软呈水袋状。子宫收缩乏力有原发性和继发性,有直接原因和间接原因,对于间接原因造成的子宫收缩乏力,应及时去除原因。按摩子宫或用缩宫剂后,子宫变硬,阴道流血量减少,是子宫收缩乏力与其他原因出血的重要鉴别方法。

2.胎盘因素

胎盘在胎儿娩出后 10 分钟内未娩出,并有大量阴道流血,应考虑胎盘因素,如胎盘部分剥离、胎盘粘连、胎盘嵌顿等。胎盘残留是产后出血的常见原因,故胎盘娩出后应仔细检查胎盘、胎膜是否完整。尤其应注意胎盘胎儿面有无断裂血管,警惕副胎盘残留的可能。

3.软产道损伤

胎儿娩出后,立即出现阴道持续流血,应考虑软产道损伤,仔细检查软产道。

(1)宫颈裂伤:产后应仔细检查宫颈,胎盘娩出后,用两把卵圆钳钳夹宫颈并向下牵拉,从宫颈 12 点处起顺时针检查一周。初产妇宫颈两侧(3、9 点处)较易出现裂伤。如裂口不超过 1cm,通常无明显活动性出血。有时破裂深至穹隆伤及动脉分支,可有活动性出血,隐性或显性。有时宫颈裂口可向上延伸至宫体,向两侧延至阴道穹隆及阴道旁组织。

(2)阴道裂伤:检查者用中指、示指压迫会阴切口两侧,仔细查看会阴切口顶端及两侧有无损伤及损伤程度和有无活动性出血。阴道下段前壁裂伤出血活跃。

(3)会阴裂伤:按损伤程度分为 3 度。Ⅰ度指会阴部皮肤及阴道入口黏膜撕裂,未达肌层,一般出血不多;Ⅱ度指裂伤已达会阴体肌层,累及阴道后壁黏膜,甚至阴道后壁两侧沟向上撕裂使原解剖结构不易辨认,出血较多;Ⅲ度是指肛门外括约肌已断裂,甚至直肠阴道隔、直肠壁及黏膜的裂伤,裂伤虽较严重,但出血可能不多。

4.凝血功能障碍

若产妇有血液系统疾病或由于分娩引起 DIC 等情况,产妇表现为持续性阴道流血,血液不凝,止血困难,同时可出现全身部位出血灶。

(1)实验室诊断标准应同时有下列 3 项以上异常。

1)PLT 进行性下降$<100\times10^9$/L,或有 2 项以上血小板活化分子标志物血浆水平升高:①$\beta-TG$;②PF_1;③血栓烷 B_2(TXB_2);④P_2选择素。

2)血浆纤维蛋白原(Fg)含量<115g/L 或>410g/L,或呈进行性下降。

3)3P 试验阳性,或血浆 FDP>20mg/L 或血浆 D-D 水平较正常增高 4 倍以上(阳性)。

4)PT 延长或缩短 3 秒以上,部分活化凝血时间(APTT)延长或缩短 10 秒以上。

5)AT-Ⅲ:A$<60\%$或蛋白 C(PC)活性降低。

6)血浆纤溶酶原抗原(PLG:Ag)<200mg/L。

7)因子Ⅷ:C 活性$<50\%$。

8)血浆内皮素-1(ET-1)水平>80ng/L 或凝血酶调节蛋白(TM)较正常增高 2 倍以上。

为了抢救患者生命,DIC 的早期诊断显得尤为重要。如果能在 DIC 前期做出诊断,那么患者的预后会有明显改善。

(2)诊断 DIC 前期的诊断标准。

1)存在易致 DIC 的基础疾病。

2)有下列一项以上临床表现:①皮肤、黏膜栓塞、灶性缺血性坏死、脱落及溃疡形成;②原发病不易解释的微循环障碍,如皮肤苍白、湿冷及发绀等;③不明原因的肺、肾、脑等轻度或可逆性脏器功能障碍;④抗凝治疗有效。

3)实验室检测有下列三项以上异常:①正常操作条件下,采集血标本易凝固,或 PT 缩短

3 秒以上,APTT 缩短 5 秒以上;②血浆血小板活化产物含量增加:βTG、PF$_4$、TXB$_2$、P$_2$选择素;③凝血激活分子标志物含量增加:F$_{1\sim2}$、TAT、FPA、SFMC;④抗凝活性降低,AT－Ⅲ:A 降低、PC 活性降低;⑤血管内皮细胞受损分子标志物增高:ET－1 和 TM。

(六)处理

产后出血的处理原则为针对原因,迅速止血、补充血容量纠正休克及防治感染。

1.子宫收缩乏力

加强宫缩是最迅速有效的止血方法。具体方法有:

(1)去除引起宫缩乏力的原因:若由于全身因素,则改善全身状态;若为膀胱过度充盈应导尿等。

(2)按摩子宫:助产者一手在腹部按摩宫底(拇指在前,其余四指在后),同时压迫宫底,将宫内积血压出,按摩必须均匀而有节律。如果无效,可用腹部一阴道双手按摩子宫法,即一手握拳置于阴道前穹隆顶住子宫前壁,另一手在腹部按压子宫后壁使宫体前屈,双手相对紧压子宫并作节律性按摩,按压时间以子宫恢复正常收缩为止,按摩时注意无菌操作。

(3)应用宫缩剂:

1)缩宫素:能够选择性的兴奋子宫平滑肌,增加子宫平滑肌的收缩频率及收缩力,有弱的血管加压和抗利尿作用。用药后 3～5 分钟起效,缩宫素半衰期为 10～15 分钟,作用时间 0.5 小时。肌内注射或缓慢静推 10～20U,然后 20U 加入 0.9%生理盐水或 5%葡萄糖液 500mL 中静脉点滴。24 小时内用量不超过 40U。宫体、宫颈注射等局部用药法效果则更佳。大剂量使用应注意尿量。卡贝缩宫素,长效缩宫素,九肽类似物,100pug 缓慢静脉推注或肌内注射,与持续静脉滴注缩宫素 16 小时的效果相当。

2)麦角新碱:直接作用于子宫平滑肌,作用强而持久,稍大剂量可引起子宫强直性收缩,对子宫体和宫颈都有兴奋作用,2～5 分钟起效。用法:IM/Ⅳ均可,Ⅳ有较大的副作用,紧急情况下可以使用。0.2～0.4mgIM/Ⅳ,必要时每 2～4 小时重复。部分患者用药后可发生恶心、呕吐、出冷汗、面色苍白等反应,有妊娠高血压疾病及心脏病者慎用。

3)米索前列醇:是前列腺素 E 的类似物,口服后能转化成有活性的米索前列醇酸。增加子宫平滑肌的节律收缩作用。5 分钟起效,口服 30 分钟达血药浓度高峰;半衰期 1.5 小时,持续时间长,可有效解决产后 2 小时内出血问题,对子宫的收缩作用强于催产素。给药方法:在胎儿娩出后立即给予米索前列醇 600μg 口服,直肠给药效果更好。

4)卡前列甲酯栓(卡孕栓):即 15－甲基 PCF2α 甲酯,对子宫平滑肌有很强的收缩作用。1ng 直肠给药用于预防产后出血。

5)欣母沛:卡前列素氨丁三醇注射液,引发子宫肌群收缩,发挥止血功能,疗效好,止血迅速安全。不良反应轻微。难治性产后出血起始剂量为 250μg 欣母沛无菌溶液(1mL),深层肌内注射。某些特殊的病例,间隔 15 到 90 分钟后重复注射,总量不超过 2000ug(8 支)。对欣母沛无菌溶液过敏的患者、急性盆腔炎的患者,有活动性心肺肾肝疾病的患者忌用。不良反应:主要由平滑肌收缩引起,血压升高 5～10mmHg、呕吐、腹泻、哮喘、瞳孔缩小、眼内压升高、发热、脸部潮红。约 20%的病例有各种不同程度的不良反应面一般为暂时性,不久自行恢复。

6)垂体后叶素:使小动脉及毛细血管收缩,同时也有兴奋平滑肌并使其收缩的作用。在剖宫产术中胎盘剥离面顽固出血病例,将垂体后叶素 6U(1mL)加入生理盐水 19mL,在出血部位黏膜下多点注射,每点 1mL,出血一般很快停止,如再有出血可继续注射至出血停止,用此方法 10 分钟之内出血停止未发现副作用。

7)葡萄糖酸钙:钙离子是子宫平滑肌兴奋的必需离子,而且参与人体的凝血过程,静推 10%葡萄糖酸钙 10mL,使子宫平滑肌对宫缩剂的效应性增强,胎盘附着面出血减少,降低催产素用量。

(4)宫腔填塞:主要有两种方法:填塞纱布或填塞球囊。

剖宫产术中遇到子宫收缩乏力,经按摩子宫和应用宫缩剂加强宫缩效果不佳时;前置胎盘或胎盘粘连导致剥离面出血不止时,直视下填塞宫腔纱条可起到止血效果。但是胎盘娩出后子宫容积比较大,可以容纳较多的纱条,也可以容纳较多的出血,而且纱布填塞不易填紧,且因纱布吸血而发生隐匿性出血。采用特制的长 2m,宽 7~8cm 的 4~6 层无菌脱脂纱布条,一般宫腔填塞需要 2~4 根,每根纱条之间用粗丝线缝合连接。术者左手固定子宫底部,右手或用卵圆钳将纱条沿子宫腔底部自左向右,来回折叠填塞宫腔,留足填塞子宫下段的纱条后(一般需 1 根),将最尾端沿宫颈放入阴道内少许,其后填满子宫下段,然后缝合子宫切口。若系子宫下段出血,也应先填塞宫腔,然后再用足够的纱条填充子宫下段,纱条需为完整的一根或中间打结以便于完整取出,缝合子宫切口时可在中间打结,注意勿将纱条缝入。24~48 小时内取出纱布条,应警惕感染。经阴道宫腔纱条填塞法,因操作困难,常填塞不紧反而影响子宫收缩,一般不采用。可供填塞的球囊有专为宫腔设计的,能更好适应宫腔形态,如 Bakri 紧急填塞球囊导管;原用于其他部位止血的球囊,但并不十分适合宫腔形态,如森-布管、Rusch 泌尿外科静压球囊导管;产房自制的球囊,如手套或避孕套。经阴道放置球囊前,先置尿管以监测尿量。用超声或阴道检查大致估计宫腔的容量,确定宫腔内无胎盘胎膜残留,动脉出血或裂伤。在超声引导下将导管的球囊部分插入宫腔,球囊内应注入无菌生理盐水,而不能用空气或二氧化碳,也不能过度充盈球囊。

所有宫腔填塞止血的患者应严密观察生命体征和液体出入量,观测宫底高度和阴道出血情况,必要时行超声检查排除有无宫腔隐匿性出血。缩宫素维持 12~24 小时,促进子宫收缩;预防性应用广谱抗生素。8~48 小时取出宫腔填塞物,抽出前做好输血准备,先用缩宫素、麦角新碱或前列腺素等宫缩剂。慢慢放出球囊内液体后再取出球囊,或缓慢取出纱布条,避免再次出血的危险。

(5)盆腔动脉结扎:经上述处理无效,出血不止,为抢救产妇生命可结扎盆腔动脉。妊娠子宫体的血液 90%由子宫动脉上行支供给,故结扎子宫动脉上行支后,可使子宫局部动脉压降低,血流量减少,子宫肌壁暂时缺血,子宫迅速收缩而达到止血目的。子宫体支、宫颈支与阴道动脉、卵巢动脉的各小分支、左右均有吻合,故结扎子宫动脉上行支或子宫动脉总支,子宫卵巢动脉吻合支,侧支循环会很快建立,子宫组织不会发生坏死;并且采用可吸收缝合线结扎,日后缝线吸收、脱落、结扎血管仍可再通,不影响以后的月经功能及妊娠分娩。

具体术式有:

1)子宫动脉上行支结扎术:主要适用于剖宫产胎盘娩出后子宫收缩乏力性出血,经宫缩药物及按摩子宫无效者,胎盘早剥致子宫卒中发生产后出血者,剖宫产胎儿娩出致切口撕伤,局部止血困难者。方法：一般在子宫下段进行缝扎，结扎为子宫动静脉整体结扎，将2～3cm子宫肌层结扎在内非常重要；若已行剖宫产，最好选择在子宫切口下方，在切口下2～3cm进行结扎，如膀胱位置较高时应下推膀胱。第一次子宫动脉缝扎后如效果不佳，可以再缝第二针，多选择在第一针下3～5cm处，这次结扎包括了大部分供给子宫下段的子宫动脉支。宜采用2-0可吸收线或肠线，避免"8"字缝合，结扎时带入一部分子宫肌层，避免对血管的钳扎与分离，以免形成血肿，增加手术难度。如胎盘附着部位较高，近宫角部，则尚需结扎附着侧的子宫卵巢动脉吻合支。

2) 子宫动脉下行支结扎术：是以卵圆钳钳夹宫颈前或（和）后唇并向下牵引，暴露前阴道壁与宫颈交界处，在宫颈前唇距宫颈阴道前壁交界处下方约1cm处作长约2cm横行切口，将子宫向下方及结扎的对侧牵拉，充分暴露视野，示指触摸搏动的子宫动脉作为指示进行缝扎，注意勿损伤膀胱，同法缝扎对侧。子宫动脉结扎后子宫立即收缩变硬，出血停止。但在下列情况下不宜行经阴道子宫动脉结扎：由其他病因引起的凝血功能障碍（感染、子痫前期等）；阴道部位出血而非宫体出血。

经阴道子宫动脉下行支结扎特别适用于阴道分娩后子宫下段出血患者。对剖宫产术结束后，生子宫下段出血，在清除积血后也可尝试以上方法，避免再次进腹。对前置胎盘、部分胎盘植入等患者可取膀胱截石位行剖宫产手术，必要时采用以上两种方法行子宫动脉结扎，明显减少产后出血。

3) 髂内动脉结扎术：髂内动脉结扎后血流动力学的改变的机制，不是因结扎后动脉血供完全中止而止血，而是由于结扎后的远侧端血管动脉内压降低，血流明显减缓（平均主支局部脉压下降75％，侧支下降25％），局部加压后易于使血液凝成血栓而止血即将盆腔动脉血循环转变为类似静脉的系统，这种有效时间约1小时。髂内动脉结扎后极少发生盆腔器官坏死现象，主要是因腹主动脉分出的腰动脉、髂总动脉分出的低中动脉、来自肠系膜下动脉的痔上动脉、卵巢动脉、股动脉的旋髂动脉、髂外动脉的腹壁下动脉均可与髂内动脉的分支吻合，髂内动脉结扎后45～60分钟侧支循环即可建立，一般仍可使卵巢、输卵管及子宫保持正常功能。

4) 髂内动脉结扎的适应证包括：产后出血、行子宫切除术前后；保守治疗宫缩乏力失败；腹腔妊娠胎盘种植到盆腔，或胎盘粘连造成难以控制的出血；盆腔、阔韧带基底部持续出血；子宫破裂、严重撕伤，可能撕伤到子宫动脉。方法：确认髂总动脉的分叉部位，该部位有两个骨性标志：骶骨岬和两侧髂前下棘连线，输尿管由此穿过。首先与输尿管平行，纵行切开后腹膜3～5cm，分离髂总及髂内动动脉分叉处，然后在距髂内外分叉下2.5cm处，用直角钳轻轻从髂内动脉后侧穿过，钳夹两根7号丝线，间隔1.5～2.0cm分别结扎，不剪断血管。结扎前后为防误扎髂外动脉，术者可提起缝线，用食、拇指收紧，使其暂时阻断血流，常规嘱台下两人触摸患者该侧足背动脉或股动脉，确定有搏动无误，即可结扎两次，必须小心勿损伤髂内静脉，否则会加剧出血程度。多数情况下，双侧结扎术比单侧效果好，止血可靠。

上述方法可逐步选用，效果良好且可保留生育功能。但应注意，结扎后只是使血流暂时中断，出血减少，应争取时间抢救休克。

(6) 子宫背带式缝合术：治疗产后出血，对传统产后出血的治疗来说是一个里程碑式的进展，如果正确使用，将大大提高产后出血治疗的成功率。B-lynch缝合术操作简单、迅速、有效、安全、能保留子宫和生育功能,易于在基层医院推广。BL-ynch 缝合术原理是纵向机械性压迫使子宫壁弓状血管被有效的挤压,血流明显减少、减缓、局部血栓形成而止血;同时子宫肌层缺血,刺激子宫收缩进一步压迫血窦,使血窦关闭而止血。适用子宫收缩乏力、前置胎盘、胎盘粘连、凝血功能障碍引起的产后出血以及晚期产后出血。B-Lynch 缝合术用于前置胎盘,胎盘粘连引起的产后出血时,需结合其他方法,例如胎盘剥离面作"8"字缝合止血后再行子宫 B-Lynch 缝合术;双侧子宫卵巢动脉结扎再用 B-Lynch 缝合术。

剖宫产术中遇到子宫收缩乏力,经按摩子宫和应用宫缩剂加强宫缩效果不佳时,术者可用双手握抱子宫并适当加压以估计施行 B-lynch 缝合术的成功机会。此方法较盆腔动脉缝扎术简单易行,并可避免切除子宫,保留生育能力。具体缝合方法为:距子宫切口右侧顶点下缘3cm 处进针,缝线穿过宫腔至切口上缘 3cm 处出针,将缝线拉至宫底,在距右侧宫角约 3cm 处绕向子宫后壁,在与前壁相同的部位进针至宫腔内;然后横向拉至左侧,在左侧宫体后壁(与右侧进针点相同部位)出针,将缝线垂直绕过宫底至子宫前壁,分别缝合左侧子宫切口的上、下缘(进出针的部位与右侧相同)。子宫表面前后壁均可见 2 条缝线。收紧两根缝线,检查无出血即打结,然后再关闭子宫切口。子宫放回腹腔观察 10 分钟,注意下段切口有无渗血,阴道有无出血及子宫颜色,若正常即逐层关腹。

(7)动脉栓塞术:当以上治疗产后出血的方法失败后,动脉栓塞术是一个非常重要的保留子宫的治疗方法,产后出血动脉栓塞的适应证应根据不同的医院,实施动脉栓塞的手术医生的插管及栓塞的熟练程度,而有所不同,总的来讲,须遵循以下原则:①各种原因所致的产后出血,在去除病因和常规保守治疗无效后;②包括已经发生 DIC(早期)的患者;③生命体征稳定或经抢救后生命体征稳定,可以搬动者;④手术医生应具有娴熟的动脉插管和栓塞技巧。

禁忌证:①生命体征不稳定,不宜搬动的患者;②DIC 晚期的患者;③其他不适合介入手术的患者,如造影剂过敏。

在放射科医师协助下,行股动脉穿刺插入导管至髂内动脉或子宫动脉,注入直径 1~3mm大小的新胶海绵颗粒栓塞动脉,栓塞剂 2~3 周被吸收,血管复通。动脉栓塞术后还应注意:①在动脉栓塞后立即清除宫腔内的积血,以利于子宫收缩;②术中、术后应使用广谱抗生素预防感染;③术后应继续使用宫缩剂促进子宫收缩;④术后应监测性激素分泌情况,观测卵巢有没有损伤;⑤及时防止宫腔粘连,尤其在胎盘植入患者及合并子宫黏膜下肌瘤的患者。但应强调的是动脉栓塞治疗不应作为患者处于危机情况的一个避免子宫切除的措施,而是应在传统保守治疗无效时,作为一个常规止血手段尽早使用。

(8)切除子宫:经积极治疗仍无效,出血可能危及产妇生命时,应行子宫次全切术或子宫全切除术,以挽救产妇生命。但产科子宫切除术对产妇的身心健康有一定的影响,特别是给年轻及未有存活子女者带来伤害。因此必须严格掌握手术指征,只有在采取各种保守治疗无效,孕产妇生命受到威胁时,才采用子宫切除术。而且子宫切除必须选择最佳时机,过早切除子宫,虽能有效的治疗产后出血,但会给患者带来失去生育能力的严重后果。相反,若经过多种保守措施,出血不能得到有效控制,手术者仍犹豫不决,直至患者生命体征不稳定,或进入 DIC 状态再行子宫切除,已错失最佳手术时机,还可能遇到诸如创面渗血、组织水肿、解剖不清等困难,增加手术难度,延长手术时间,加重患者 DIC、继发感染或多脏器衰竭的发生。

目前,虽然子宫收缩乏力是产后出血的首要原因,但较少成为急症子宫切除的主要手术指征。尽管如此,临床上还有下列几种情况须行子宫切除术:宫缩乏力性产后出血,对于多种保守治疗难以奏效,出血有增多趋势;子宫收缩乏力时间长,子宫肌层水肿,对一般保守治疗无反应;短期内迅速大量失血导致休克、凝血功能异常等产科并发症,已来不及实施其他措施,应果断行子宫切除手术。值得强调的是,对于基层医疗机构,在抢救转运时间不允许、抢救物品和血液不完备、相关手术技巧不成熟的情况下,为抢救产妇生命应适当放宽子宫切除的手术指征。胎盘因素引起的难以控制的产科出血,是近年来产科急症子宫切除术最重要的手术指征。穿透性胎盘植入,合并子宫穿孔并感染;完全胎盘植入面积>1/2;作楔形切除术后仍出血不止者;药物治疗无效者或出现异常情况;胎盘早剥并发生严重子宫卒中均应果断地行子宫切除。其次子宫破裂引起的产后出血是急症子宫切除的重要指征。特别是发生破裂时间长,估计已发生继发感染;裂口不整齐,子宫肌层有大块残缺,难予行修补术或即使行修补但缝合后估计伤口愈合不良;裂口深,延伸到宫颈等情况。而当羊水栓塞重度或未被发现的胎盘早剥导致循环障碍及器官功能衰竭,凝血因子消耗和继发性纤维蛋白溶解而引起的出血、休克,甚至脏器功能衰竭时进行手术,需迅速切除子宫。

2.胎盘因素

(1)胎盘已剥离未排出:膀胱过度膨胀应导尿排空膀胱,用手按摩使子宫收缩,另一手轻轻牵拉脐带协助胎盘娩出。

(2)胎盘剥离不全或胎盘粘连伴阴道流血:应徒手剥离胎盘。

(3)胎盘植入的处理:若剥离胎盘困难,切忌强行剥离,应考虑行子宫切除术。若出血不多,需保留子宫者,可保守治疗,目前用甲氨蝶呤(MTX)治疗,效果较好。

(4)胎盘胎膜残留:可行钳刮术或刮宫术。

(5)胎盘嵌顿:在子宫狭窄环以上者,可在静脉全身麻醉下,待子宫狭窄环松解后再用手取出胎盘。

3.软产道裂伤

一方面彻底止血,另一方面按解剖层次缝合。宫颈裂伤小于1cm若无活动性出血,则不需缝合;若有活动性出血或裂伤大于1cm,则应缝合。若裂伤累及子宫下段时,缝合应注意避免损伤膀胱及输尿管,必要时经腹修补。修补阴道裂伤和会阴裂伤,应注意解剖层次的对合,第一针要超过裂伤顶端0.5cm,缝合时不能留有无效腔,避免缝线穿过直肠黏膜。外阴、阴蒂的损伤,应用细丝线缝合。软产道血肿形成应切开并清除血肿、彻底止血、缝合,必要时可放置引流条。

4.凝血功能障碍

首先应排除子宫收缩乏力、胎盘因素、软产道裂伤引起的出血,明确诊断后积极输新鲜全血、血小板、纤维蛋白原或凝血酶原复合物,凝血因子等。若已并发DIC,则按DIC处理。在治疗过程中应重视以下几方面:早期诊断和动态监测;积极治疗原发病;补充凝血因子,包括输注新鲜冰冻血浆,凝血酶原复合物、纤维蛋白原,冷沉淀(含Ⅷ因子和纤维蛋白原)、单采血小板、红细胞等血制品来解决;改善微循环和抗凝治疗;重要脏器功能的维持和保护。

在治疗产后出血,补充血容量,纠正失血性休克,甚至抢救DIC患者方面,目前仍推广采用传统早期大量液体复苏疗法。即失血后立即开放静脉,最好有两条开放的静脉通道,快速输入复方乳酸林格液或林格溶液加 5% 碳酸氢钠溶液 45mL 混合液,输液量应为出血量的 2~3 倍。

处理出血性休克的原则:

(1)止血,止痛;

(2)补血,扩张血容量;

(3)纠正酸中毒,改善微循环,有时止血不是立即成功,而扩充血容量较容易,以维护主要脏器的血供,防止休克恶化,争取时间完成各种止血方法。

休克早期先输入 2000~3000mL 平衡液(复方乳酸林格液等),以后尽快输全血和红细胞。如无血,可以使用胶体液作权宜之计。尤其在休克晚期,组织间蛋白贮存减少,继续输晶体液会使胶体渗透压明显下降产生组织水肿。胶体液除全血外还有血浆、白蛋白血浆代用品。血液稀释可降低血液黏度增加心排出量,减少心脏负荷和增加组织灌注,但过度稀释义可使血液携氧能力降低,使组织缺氧,最佳稀释度一般认为是血细胞比容在 30% 以上。

另一方面,产科失血性休克的早期液体复苏还应涉及合理的输液种类问题。有关低血容量性休克液体复苏中使用品体还是胶体的问题争论已久,但目前尚无足够的证据表明晶体液与胶体液用于低血容量休克液体复苏的疗效与安全性方面有明显差异。近年研究发现,氯化钠高渗盐溶液(7.5%)早期用于抗休克,较常规的林格氏液,平衡盐液有许多优势,且价格便宜,使用方便,适合于急诊抢救,值得在临床一线广泛推广。新型的羧甲淀粉注射液高渗氯化钠羟乙基淀粉 40 溶液("霍姆")引起了国内外学者的广泛关注,其具有我国自主知识产权并获得 SDFA 新药证书。临床研究表明可以其较少的输液量迅速恢复机体的有效循环血容量、改善心脏功能、减轻组织水肿、降低颅内压。

(七)预防

加强围生期保健,严密观察及正确处理产程可降低产后出血的发生率。

1.重视产前保健

(1)加强孕前及孕期妇女保健工作,对有凝血功能障碍和可能影响凝血功能障碍疾病的患者,应积极治疗后再受孕,必要时应于早孕时终止妊娠。

(2)具有产后出血危险因素的孕妇,如多胎妊娠、巨大胎儿、羊水过多、子宫手术史、子宫畸形,妊娠期高血压疾病,妊娠合并血液系统疾病及肝病等,要加强产前检查,提前入院。

(3)宣传计划生育,减少人工流产次数。

2.提高分娩质量

严密观察及正确处理产程。第一产程:合理使用子宫收缩药物和镇静剂,注意产妇饮食,防止产妇疲劳和产程延长。第二产程:根据胎儿大小掌握会阴后斜切开时机,认真保护会阴;阴道检查及阴道手术应规范、轻柔,正确指导产妇屏气及使用腹压,避免胎儿娩出过快。第三产程:是预防产后出血的关键,不要过早牵拉脐带;胎儿娩出后,若流血量不多,可等待 15 分钟,若阴道流血量多应立即查明原因,及时处理。胎盘娩出后要仔细检查胎盘、胎膜,并认真检查软产道有无撕裂及血肿。

3.加强产后观察

产后 2 小时是产后出血发生的高峰。产妇应在产房中观察 2 小时：注意观察会阴后，斜切开缝合处有无血肿；仔细观察产妇的生命体征、宫缩情况及阴道流血情况，发现异常及时处理。离开产房前要鼓励产妇排空膀胱，鼓励母亲与新生儿早接触、早吸吮，能反射性引起子宫收缩，减少产后出血。

二、晚期产后出血

晚期产后出血指分娩后 24 小时至产后 6 周之间发生的子宫大量出血。多发生在产后 1～3 周，也有发生于产后 8～10 周以后者，更有时间长达产后 6 个月者。表现为持续或间断的阴道流血，亦可为急剧的阴道大量流血，出血多者可导致休克。产妇多伴有腹痛、低热，失血多者可出现贫血。晚期产后出血的发生率各家报道不一，但多在 0.3％左右。近年来由于剖宫产率逐渐升高，剖宫产术后各种并发症也相应增多，其中剖宫产术后晚期出血甚至是反复大量出血也时有发生，直接危及受术者生命安全。

（一）病因

1.阴道分娩后的晚期产后出血

（1）胎盘胎膜残留：最常见的病因，多发生在产后 10 日左右。残留的胎盘胎膜可影响子宫复旧或形成胎盘息肉，残留组织坏死、脱落后，基底部血管开放，导致大量阴道出血。

（2）蜕膜残留：正常情况下，子宫蜕膜于产后 1 周内脱落，随恶露排出。若蜕膜剥脱不全造成残留，可影响子宫复旧或继发感染，导致晚期产后出血。

（3）子宫胎盘剥离部位感染或复旧不全：影响子宫缩复，可引起胎盘剥离部位的血栓脱落，血窦重新开放而发生子宫出血。

2.剖宫产术后的晚期产后出血

除以上因素外，主要原因是子宫切口的感染及切口愈合不佳，多发生在子宫下段剖宫产术的横切口两端。

（1）切口感染：子宫下段横切口靠近阴道，如胎膜早破、产程长、多次阴道检查、无菌操作不严格、术中出血多等，易发生感染。

（2）切口位置选择不当：切口位置过高时，切口上缘子宫体肌组织厚，下缘组织薄，不易对齐，影响切口愈合；切口位置过低时，因宫颈结缔组织多，血供差，组织愈合能力差，切口不易愈合。子宫下段横切口若切断子宫动脉的下行支，可导致局部血供不足，也影响切口愈合。

（3）子宫切口缝合不当：组织对合不佳，或缝合过密，切口血供不良，或血管缝扎不紧致局部血肿等，均可导致切口愈合不良。

3.其他因素

少数晚期产后出血是由于产妇患重度贫血、重度营养不良、子宫肌瘤、产后绒癌等引起。

（二）诊断

病史可有第三产程或产后 24 小时内阴道出血较多史。阴道分娩者应询问产程进展是否顺利，胎盘胎膜是否完整娩出。剖宫产者应注意切口位置及缝合过程，术后恢复是否顺利。

（三）临床表现

阴道分娩和剖宫产术后发生的晚期出血虽然都表现为阴道流血，但各有特点。

1.阴道流血发生的时间

胎盘胎膜残留者,阴道流血多发生在产后10天左右;子宫胎盘部位复旧不全者,阴道流血多发生在产后2周左右;剖宫产子宫切口裂开或愈合、不良所致的阴道流血多在术后2～3周发生。

2.阴道出血量和出血方式

胎盘胎膜残留、蜕膜残留和子宫胎盘剥离部位复旧不全常为反复多次阴道流血,或突然大量阴道流血;子宫切口裂开多为突然大量阴道流血,可导致失血性休克。

3.全身症状

阴道流血量多时,可发生失血性贫血,严重者可致失血性休克,甚至危及患者生命。患者抵抗力降低,可导致或加重已存在的感染,出现发热及恶露增多、伴臭味。

4.妇科检查

子宫复旧不良,子宫大而软,宫颈口松弛,有时可触及残留组织或血块,如伴感染可有子宫压痛。

(四)辅助检查

1.超声检查

了解子宫大小、宫腔内有无残留物及子宫切口愈合的情况。

2.宫腔分泌物涂片

取宫腔分泌物涂片查找病原体,或行细菌培养加药敏试验,以选择有效抗生素抗感染。

3.血常规检查

有助于了解贫血的程度及是否有感染。

4.HCG测定

有助于排除胎盘残留及绒癌。

5.病理检查

将宫腔刮出物或子宫切除标本送病理检查。胎盘残留者镜下见到变性或新鲜绒毛;蜕膜残留者无绒毛,仅见玻璃样变性蜕膜细胞、纤维素和红细胞;胎盘剥离部位复旧不良者,蜕膜或肌层内有管腔扩大、壁厚、玻璃样变性的血管,无胎盘组织,再生的子宫内膜及肌层有炎性反应。

(五)处理

首先予以一般支持治疗,包括大量补液、输血以纠正失血性贫血或休克,应用广谱抗生素预防和治疗感染,应用止血和补血药物,保证患者生命体征平稳。更重要的是要同时查明发病原因,依据不同原因给予相应处理。

1.阴道分娩后的晚期产后出血

少量或中等量出血,给予宫缩剂促进子宫收缩,应用广谱抗生素和支持治疗。如有胎儿附属物残留,应在输液和备血条件下行刮宫术,操作应轻柔,以防子宫穿孔。术后继续应用抗生素和宫缩剂。

2.剖宫产术后的晚期产后出血

除非确定有胎盘胎膜或蜕膜残留,否则不宜行刮宫术。出血量较少者可给予抗生素治疗,加强营养,促进切口愈合,同时密切观察病情变化。保守治疗失败者,可行清创缝合及双侧子宫动脉或髂内动脉结扎。组织坏死严重者则行子宫次全切除术或全切术。有条件的医院可采用髂内动脉栓塞治疗。

3.其他

滋养细胞肿瘤或子宫黏膜下肌瘤引起的出血,应做相应处理。

（六）预防

产后仔细检查胎盘胎膜娩出是否完整,疑有残留者应及时行清宫术,术后给予宫缩剂治疗,复查B超,必要时再次宫腔探查。剖宫产术中子宫切口的位置选择应恰当,合理缝合切口,充分结扎止血,严格无菌操作。术后应用抗生素预防感染。

第四节　羊水栓塞

羊水栓塞(AFE),是指在分娩过程中羊水进入体循环中引起的急性缺氧、血流动力学衰竭和凝血的妊娠期过敏反应综合征。是严重的分娩并发症,病死率高达60%～70%。

一、流行病学

1989～1991年我国孕产妇死亡的资料中羊水栓塞占孕产妇死亡的4.7%,是孕产妇死亡的第3位原因。据北京市20世纪90年代统计,羊水栓塞占孕产妇死亡的15.5%,在美国、澳大利亚,羊水栓塞是孕产妇死亡的第2位原因,占孕产妇死亡的10%,在英国占7%。上海新华医院刘棣临、周致隆报道我国上海地区从1958～1983年资料统计羊水栓塞发生率为1∶14838。Clark等报道,羊水栓塞的发病率在美国为1∶(8000～80000);最近,美国两个大样本调查研究表明,羊水栓塞在经产妇和初产妇的发生率分别是14.8/10万和6.0/10万。在澳大利亚近27年致命性羊水栓塞的发病率为1.03/10万。据报道,羊水栓塞引起死亡的孕产妇占孕产妇死亡的10%～20%。羊水栓塞孕产妇病死率高达60%～70%,在不同的文献报道中,羊水栓塞的母亲病死率有很大的不同。在美国国家登记资料5年统计羊水栓塞孕产妇病死率是61%;英国国家登记统计资料羊水栓塞孕产妇病死率是37%。张振钧报道上海市1985～1995年间的75例羊水栓塞患者中死亡54例,病死率为68%。虽然急救技术迅速发展,仍有约25%病例可即时或发病后1小时内死亡。大部分幸存者又都存在因缺氧导致的永久性神经损害。胎儿病死率约为21%,羊水栓塞发生在分娩前,胎儿的预后是差的,胎儿的存活率大概是40%,在幸存的新生儿中29%～50%存在神经系统损害。

羊水栓塞绝大部分发生在妊娠晚期,尤以第一产程多见,罕有在产后48小时发病的。SteventClark所分析的46例羊水栓塞患者中,70%发生在产程中,胎儿娩出之前;11%发生在阴道分娩,胎儿刚刚娩出后;19%发生在剖宫产中。

二、发病机制

早期研究,在产科因循环衰竭死亡后的尸体解剖中发现肺组织有羊水成分,经电子扫描图像显示在母体子宫下段局部,子宫颈内膜血管和胎盘着床部的血管中发现微血栓。因此,传统的观点认为,羊水栓塞是羊水内容物进入母血循环,导致肺部血管机械性梗阻,引起肺栓塞、肺动脉高压,急性肺水肿、肺心病、左心衰竭、低血压、低氧血症、凝血以致产生全身多器官功能障碍。

近期,Clark 等研究认为与栓塞相比,AFE 更可能是母体对胎儿成分的过敏反应,并建议称其为孕期过敏反应综合征。羊水或羊水内容物如鳞状上皮、黏液、毳毛及胎脂等,在子宫收缩下从子宫下段或宫颈内膜破裂的静脉进入母血循环,在胎盘早剥、子宫破裂、剖宫产、妊娠中期钳刮术、引产术或羊膜腔穿刺注药引产术时,羊水可直接由开放血管进入母血循环后,在某些妇女激发了一系列复杂的与人类败血症及过敏相似的病理反应;内毒素介质的释放是继发病理生理过程的核心。

(一)有关羊水栓塞的发病机制

目前认为羊水栓塞是由于羊水活性物质进入母血循环引起的"妊娠过敏样综合征"。引起羊水栓塞的羊水中的活性物质有:花生四烯酸的代谢产物、白三烯、前列腺素、血栓素及血小板活性因子、过敏因子、组织样促凝物质。这些活性物质进入血循环后可引起肺支气管痉挛、血小板聚集、血管内凝血,主要表现为心肺功能障碍、肺动脉高压、缺氧,继而发生多脏器损害等综合征。

1.AFE 时血流动力学的变化

既往的观点认为,AFE 导致肺部血管机械性梗阻,引起肺动脉高压、急性肺水肿、肺心病、左心衰竭、低血压、低氧血症,最终产生全身多器官功能障碍。而近来 Clark 等认为,正常羊水进入母血循环可能并无危害。余艳红等用全羊水灌注兔的离体肺,未产生由于机械性栓塞而引起的肺动脉高压和肺水肿,但在镜下检查发现有胎儿毛发及上皮细胞沉着在血管内,也无明显的血管痉挛发生;而用不含羊水有形成分的羊水样血浆灌注离体肺,虽无机械样栓塞现象,但能立即使肺动脉压升高,产生肺水肿。这些结果证明 AFE 致心肺循环障碍的原因不完全是羊水中有形成分引起的机械栓塞,而是由于羊水入血后多种活性物质释放所引起的病理变化。

2.白三烯在羊水栓塞发病中的作用机制

白三烯是一组具有多种作用的生物活性物质,参与炎症和变态反应,又称为慢反应物质。当机体受到各种刺激和抗原抗体反应,会引起白三烯释放,它是过敏反应的重要介质,可导致过敏性哮喘或过敏性休克。白三烯能使支气管平滑肌强烈持久的收缩,增加毛细血管通透性和促进黏膜分泌,具有收缩肺血管的作用。可导致严重的低氧血症并产生低氧性肺动脉高压反应。另外,白三烯还具有强大的中性粒细胞、单核细胞和巨细胞趋化聚集作用,使肺血管膜和肺泡上皮损伤,引起肺水肿。此外,白三烯有负性肌力作用,影响心脏动力,使心排出量显著下降,再加上白三烯使血管通透性增高,血浆漏出,导致循环血量下降。

3.前列腺素在羊水栓塞发病中的作用

前列腺素是花生四烯酸的代谢产物,大剂量的花生四烯酸使血小板产生血栓素烷 (TXA_2),从而使血管收缩,增加毛细血管的通透性;还可使血小板聚集,促使血栓形成。目前,一些动物实验提供了羊水栓塞的发生与前列腺素之间的紧密联系,认为羊水栓塞对肺部的病理改变如肺动脉高压、肺水肿,是由前列腺素及其代谢物血栓素所致。另外,呼衰和低氧f 血症时前列环素(PGI_2)与血栓素烷(TXA_2)比例失去平衡,促使血小板聚集 DIC 形成。

4.羊水栓塞与肥大细胞类胰蛋白酶

羊水栓塞由于异体抗原在母血中的暴露,会引起一种过敏反应,在此反应发生时,T细胞和肥大细胞释放的颗粒中有一种肥大细胞类胰蛋白酶参与体内过敏反应。补体在激活羊水栓塞的发病机制中有重要的作用,在羊水栓塞的患者,补体C_3和C_4水平比正常妊娠低2~3倍。Benson等研究9例羊水栓塞患者中7例胎儿抗原升高,补体C_3平均水平44.0mg/dl,C_4平均水平10.7mg/dl显著低于自然分娩产后的对照组117.3mg/dl和29.4mg/dl,C_3、C_4水平分别降低8%和5%。

5.血管内皮素－1与羊水栓塞发病的关系

Khong发现羊水栓塞死亡者的肺泡,细支气管内皮,肺血管内皮均有内皮素－1表达,而羊水中胎儿上皮细胞－1十分丰富,内皮素－1与羊水栓塞时血流动力学及肺动脉高压的病理机制有密切关系,它可使肺血管及气道系统收缩。

(二)羊水栓塞发病的高危因素

1.宫缩过强

宫缩过强使宫内压增高,羊水易被挤入已破损的小静脉内。正常情况下羊膜腔内压力为0~15mmHg,与子宫内肌层、绒毛间隙压力相似。临产后,第一产程内,子宫收缩时羊膜腔内压力上升为40~70mmHg,第二产程时可达100~175mmHg,而宫腔内静脉压力为20mmHg,羊膜腔内压力超过静脉血流已被阻断,羊水与子宫血流之间的交流也被阻断,因而认为羊水栓塞不一定与过强宫缩有关。

2.其他因素

子宫体或子宫颈有病理性或人工性开放血窦,如在前置胎盘、胎盘早剥、胎盘边缘血管破裂胎盘血管瘤、人工胎膜、宫颈扩张术、引产、剖宫产术等各种原因造成的子宫体或宫颈血窦开放均是羊水栓塞发生的高危因素。HaimA等对美国多家医院近300万个分娩病例进行分析,显示羊水栓塞发生率是7.7/10万。分析其基础资料见羊水栓塞发病率较高的因素有:年龄大于35岁,发病率为15.3/10万;高龄初产妇21.4/10万;前次剖宫产8.0/10万;糖尿病28.1/10万;双胎9.0/10万;前置胎盘231.9/10万;胎盘早剥102.5/10万、妊娠高血压11.5/10万;先兆子痫65.5/10万;子痫197.6/10万;胎膜早破7.8/10万;人工破膜5.4/10万;引产11.3/10万;绒毛膜、羊膜炎15.3/10万;胎儿窘迫15.5/10万;难产6.2/10万;产钳18.3/10万;胎头吸引器7.3/10万;剖宫产分娩15.8/10万。其中以母亲年龄、前置胎盘、胎盘早剥、子痫和剖宫产是最突出的有关因素。

三、病理生理

羊水栓塞是由于羊水进入母体循环而引起的一系列严重症状的综合征。基本病理生理学是由于微循环中的外来物质和激活的继发的内源性介质相互作用引起的急性过敏性反应综合征。开始于肺血管紧张收缩,导致严重的低血氧,血流动力学的改变,包括心肺功能衰竭、急性右心衰竭、左心衰竭、休克等,继而出现凝血及出血。临床表现主要为急性呼吸困难、急性进行性心肺功能衰竭,在许多病例迅速出现凝血功能障碍。其主要死亡原因为突发性心肺功能衰竭,难以纠正的休克,大量出血或多脏器功能衰竭。最近,根据国际羊水栓塞登记资料分析认为羊水栓塞主要临床表现在血流动力学,血液学和特殊的过敏性休克三方面。

羊水进入子宫静脉,经下腔静脉回心→右心房→右心室→肺动脉→肺循环→体循环。羊水中的胎儿抗原进入母体循环引起急性过敏反应及一系列的病理生理学变化,主要的病理生理变化有以下几方面:

(一)急性过敏反应

羊水中的胎儿抗原进入母体循环引起一系列急性过敏反应,激活一些过敏反应的因素和介质,主要有花生四烯酸代谢产物:白三烯(LT)、前列环素12(PGI_2)、血栓素(TXA_2)和肥大细胞脱颗粒释放类胰蛋白酶(MCT)、组胺等。这些过敏反应介质,特别是白三烯可导致过敏性哮喘和过敏性休克,患者产生过敏性休克样反应,出现寒战、严重休克状态,休克程度与出血量不成正比例。

(二)急性肺动脉高压

羊水中的抗原物质引起的过敏反应,各种介质、细胞因素以及有形成分可引起肺动脉痉挛和栓塞,产生急剧的血流动力学改变。当羊水进入肺血管时,羊水中的PGF2等可引起肺血管痉挛,血管阻力升高,产生急性肺动脉高压。肺换气功能受影响,出现低血氧。肺动脉高压大约在羊水栓塞后10~30min发生。

羊水栓塞时肺动脉高压使右心前负荷加重,引起急性右心衰竭;肺血管痉挛使肺静脉缺血;左心回心血量减少,左心功能衰竭;心排出量下降,体循环血压降低。左心功能衰竭的原因可能与低氧对心肌损害、冠状动脉血流下降至心肌缺血及羊水对心肌的直接影响因素有关。

当母体受到胎儿抗原的刺激可产生抗原抗体反应,白三烯、前列腺素的释放直接影响肺血管完整性,并具有强大的中性粒细胞、单核细胞和巨噬细胞的趋化聚集作用,使肺血管和肺泡上皮损伤,支气管黏膜分泌增加,引起肺水肿。羊水栓塞时肺动脉高压、肺水肿还与羊水中的前列腺素及其代谢物血栓烷有关。羊水能诱发白细胞产生前列腺素,大剂量的花生四烯酸使血小板产生血栓素(TXA_2),从而使血管收缩,增加毛细血管的通透性。介质白三烯有收缩肺血管及增加肺毛细血管通透性的效应。有学者在动物实验中观察到注入碳环TXA_2入猫体内后,引起全身血管阻力升高,心排出量显著下降,因此认为血栓烷参与羊水栓塞的病理生理改变。

另外,羊水内容物可阻塞肺小动脉和毛细血管,形成广泛微小栓子,使肺血循环产生机械性阻塞,使肺泡失去换气功能。肺栓塞后严重影响肺内毛细血管氧的交换,微血管内血液灌注失调而发生缺氧和肺水肿。同时迷走神经兴奋引起反射性肺血管痉挛和支气管分泌亢进,亦加重肺动脉高压的病理改变。

(三)急性缺氧

羊水栓塞时各种因素引起肺动脉高压及支气管痉挛,导致血流淤滞和阻塞,以及血流通气比例失调。肺血管床面积减少50%以上,肺动脉压平均上升超过20mmHg。肺动脉高压使肺血液灌注量明显减少,即肺高压。低灌注而出现急性呼吸衰竭,引起急性缺氧。明显的一过性氧饱和度下降,常在开始阶段出现,并在许多幸存者中引起神经系统的损伤。肺缺氧时,肺泡及微血管通透性增加;羊水中的抗原性物质及一些细胞活化因素、内毒素、介质等引起过敏样反应,使肺毛细血管通透性增加,血浆部分渗出,导致肺间质及肺泡内水肿,进一步加重缺氧。白三烯类化合物能使支气管平滑肌强烈持久地收缩,增加毛细血管通透性和促进黏膜分泌;具有收缩肺血管的作用,可导致严重的低氧血症,并产生低氧性肺动脉高压反应。肺局部缺氧可使肺血管内皮损伤,血小板聚集,肺血管内微血栓形成,肺出血,肺功能进一步损害。缺氧还可使肺泡表面活性物质的产生减少,分解增多,肺泡下塌,无效腔增加致难治性进行性缺氧。

最终导致急性呼吸衰竭,成人呼吸窘迫综合征等一系列肺部疾患。羊水栓塞发生急性缺氧的原因可归纳为:①肺血管痉挛,肺动脉高压致换气障碍;②支气管痉挛,通气障碍;③肺水肿、成人呼吸窘迫综合征使通气、换气障碍;④心力衰竭、呼吸衰竭、DIC 等进一步加重缺氧。根据美国国家登记统计资料分析,羊水栓塞中有 83% 的患者有实验检测异常和临床缺血缺氧表现。

(四)弥散性血管内凝血

在妊娠后期,无论正常妊娠或病理妊娠均有凝血因子的增加,从血液学角度来说都是处于高凝状态。其血中的凝血因子如纤维蛋白原,凝血酶原Ⅷ、Ⅶ、Ⅴ因子等一个或多个凝血因子处于高水平。羊水栓塞作为一个启动因素可加速凝血,造成弥散性血栓形成发生 DIC。约有 50% 的羊水栓塞患者会发生继发性的 DIC。不管分娩的方式如何,50% 的病例 DIC 发生在发病 4h 以内,起始症状常在发病 20~30min。尽管适当的积极治疗,仍有 75% 的患者死于严重的出血和凝血功能障碍。

羊水栓塞造成 DIC 的原因是多方面的:①羊水进入体循环后激活母体凝血系统,造成凝血功能障碍。启动凝血过程,羊水中含有大量的凝血因子Ⅹ、Ⅱ、Ⅶ等,并且还含有外源性凝血系统的组织因子。组织因子可能是羊膜细胞合成的。另外,胎儿皮肤、呼吸道、生殖上皮的组织因子可能也是羊水中该成分的主要来源。羊水进入母体循环后,促凝物质即可激活外凝血系统,形成复合物即凝血酶原,使凝血酶原形成凝血酶,后者使纤维蛋白原转化为纤维蛋白。同时羊水中凝血活酶样物质可直接促使血液凝固,使血液呈暂时性高凝状态。血管内微血栓形成,迅速消耗大量凝血因子,纤维蛋白原减少。②促进血小板聚集及活化;羊水内颗粒物质具有促血小板聚集和血小板破坏的作用,血小板聚集增加促进微血栓的形成。广泛的微血栓形成,会导致血小板的大量消耗,加重了血小板消耗性减少的程度。③激活纤溶系统同时羊水中又有活化因子(纤溶激活酶)可激活血浆素酶(纤维蛋白溶酶原,Pg)形成血浆素(纤维蛋白溶酶 P),对血浆中纤维蛋白原和纤维蛋白起水解作用,产生纤维蛋白降解产物 FDP,积聚于血中,FDP 有抗凝作用,使血液的高凝状态迅速进入纤溶活跃状态,迅速出现出血倾向和产后出血,血液不凝,引起出血性休克。④呼吸衰竭和低氧血症时前列环素(PIG_2)与血栓素烷(TXA_2)比例失去平衡,使血小板聚集,DIC 形成。肺血管内微血栓可加重肺动脉痉挛,肾血管内微血栓可使肾灌注量减少,造成急性肾衰竭。

(五)多脏器功能衰竭

羊水栓塞时由于急剧的心肺功能衰竭、严重缺氧及弥散性血管内凝血导致脏器缺血缺氧,常引起多脏器功能衰竭。脑部缺氧可致抽搐或昏迷,造成神经系统损害的后遗症。由于低血容量、肾脏微血管栓塞,肾脏缺血缺氧可引起肾组织损害,导致急性肾衰竭。肺部缺氧可导致肺水肿、肺出血,成人呼吸窘迫综合征、呼吸衰竭等。多脏器功能衰竭是羊水栓塞死亡的重要原因之一,不少患者经紧急抢救虽然渡过了肺动脉高压、休克及 DIC 出血,但最终仍因多脏器功能衰竭而死亡。

四、临床表现

羊水栓塞多发生在分娩过程中,尤其在胎儿即将娩出前,或产后短时间内,极少超过产后48 小时。罕见的羊水栓塞发生在临产前,或妊娠中期手术,经腹羊膜腔穿刺术创伤和生理盐水羊膜腔灌注术,剖宫产术者多发生在手术过程中。Clark 所分析的羊水栓塞患者,70%发生在产程中胎儿娩出前,11%发生在阴道分娩胎儿刚刚娩出后,19%发生在剖宫产术中。

羊水栓塞典型的临床表现为突然发生的急性心肺功能障碍、肺动脉高压、严重低氧血症、深度低血压、凝血功能障碍和难以控制的出血。表现为呼吸困难、发绀、循环衰竭凝血障碍及昏迷五大主要症状。

(一)急性心肺功能衰竭

主要是在产程中,尤其是在刚破膜后不久,或分娩前后短时间内,产妇突然发生烦躁不安、寒战、气急等先兆症状;继而出现呼吸困难、发绀、抽搐、昏迷、血压下降、肺底部啰音等过敏样反应和急剧的心肺功能障碍的症状。严重者发病急骤甚至没有先兆症状,仅惊叫一声或打一个哈欠,血压迅速下降或消失,产妇可在数分钟内迅速死亡。经肺动脉导管发现在羊水栓塞的患者,有瞬时的肺动脉压升高,左心功能不全,有一定程度的肺水肿或成人呼吸窘迫综合征。

(二)严重的低氧血症

由于肺动脉高压和休克,患者出现严重的低氧血症,出现发绀、呼吸困难,血氧分压及氧饱和度急剧下降,PaO_2 可降至 80mmHg 以下,一般在 60~80mmHg 之间。

(三)休克

由肺动脉高压引起的心力衰竭、急性循环呼吸衰竭及变态反应引起心源性和过敏性休克。患者出现烦躁不安、寒战、发绀、四肢厥冷、出冷汗、心率快、脉速而弱、血压下降;DIC 高凝期的微血栓形成,使急性左心排出量低下,或心搏骤停致循环衰竭;凝血功能障碍凝血因子消耗致出血等均会引起急性循环衰竭、缺血、缺氧等休克的临床表现。

(四)凝血障碍

高凝期出现与出血不成比例的休克,此期持续时期很短,一般难以发现,凝血后期由于微血栓致脏器功能障碍。患者经过短暂的高凝期后,继之发生难以控制的全身广泛性出血,大量阴道流血,切口渗血、全身皮肤黏膜出血、消化道大出血甚至暴发性坏疽。有部分患者有急性严重的 DIC 而无心肺症状,在这部分患者以致命的消耗性凝血继发严重的广泛性出血表现为主,是羊水栓塞的顿挫型。

(五)急性肾衰竭与多脏器功能衰竭

羊水栓塞后期患者出现少尿或无尿和尿毒症的表现。这主要是由于循环功能衰竭引起的肾缺血及 DIC 高凝期形成的血栓堵塞肾内小血管,引起肾脏缺血、缺氧,导致肾脏器质性损害。羊水栓塞弥散性血管内凝血可发生在多个器官系统,DIC 微血栓终末器官功能紊乱的发病率如下:皮肤 70%、肺 50%、肾 50%、垂体后叶 50%、肝脏 35%、肾上腺 30%、心脏 20%。

一般把呼吸困难、发绀、循环衰竭、凝血障碍及昏迷列为羊水栓塞五大主要症状。Clark 等根据美国国家登记统计资料分析 46 例羊水栓塞患者主要症状体征出现频率为:缺氧100%、低血压 100%、胎儿窘迫 100%、肺栓塞或成人呼吸窘迫综合征 93%、心搏骤停 87%、发绀 83%、凝血 83%、呼吸困难 49%、支气管痉挛 15%、瞬时高血压 11%、抽搐 48%、弛缓失张

23%、咳嗽 7%、头痛 7%、胸痛 2%。同时报道超过 50% 的患者出现继发于凝血的产后出血。

五、诊断

(一)临床诊断

美国羊水栓塞临床诊断标准包括:①急性低血压或心搏骤停;②急性缺氧,表现为呼吸困难、发绀或呼吸停止;③凝血机制障碍,实验室数据表明血管内纤维蛋白溶解或无法解释的严重出血;④以上症状发生在子宫颈扩张、子宫肌收缩、分娩、剖宫产时或产后 30min 内;⑤对上述症状缺乏其他有意义的解释。

(二)实验室诊断

1.检测母亲外周血浆 SialyITn 抗原浓度

SialylTn 是一种存在于胎粪和羊水中的抗原物质,在出现羊水栓塞症状的患者,其血清中 SialylTn 明显升高,羊水栓塞发生是因为母胎屏障被破坏,使羊水及其有形成分入血。羊水和胎粪进入母血后使 SialylTn 抗原出现在母血中,可用其敏感的单克隆抗体检测。有学者发现胎粪和羊水中的 SialylTn 抗原能与单克隆抗体 TKH-2 特异性结合。羊水粪染的产妇血清中的 SialylTn 抗原 $20.3 \pm 15.4 U/mL$,略微高于羊水清亮产妇,而在羊水栓塞或羊水栓塞样综合征患者血清中 SialylTn 抗原有明显升高 $105.6 \pm 59.0 U/mL$,$P < 0.01$。该方法可以较为直接地证实胎粪或羊水来源的黏蛋白是否进入了母体循环,是一种简单、无创、敏感的诊断羊水栓塞的方法。

2.血涂片羊水有形成分的检查

取母亲中心静脉(下腔静脉、右心房、肺动脉)血,离心后分三层,下层为血细胞,上层为血浆,中层为一层薄的蛋白样组织,其中该层可查找到羊水中的毳毛、胎脂、鳞状上皮、黏液,如为阳性说明有羊水进入母体血循环中。亦有从气管分泌物中找中羊水角化细胞。有学者对血中羊水成分检查的方法进行改良;取外周血 2~3mL 于肝素抗凝管中、混匀、离心,从血浆液面 1mm 处取 10~20μl 血浆于载玻片上寻找脂肪颗粒及羊齿状结晶及羊水其他有形物质。将余下的全部血浆移到另一试管内,再离心,将沉淀物分别染成涂片、中等厚度片和厚片共 3 张,待干或酒精灯烘干瑞氏染色,油镜下寻找角化上皮、羊齿状结晶等羊水成分,其中羊齿状结晶在涂片干后不经染色即可镜检。在 18 例羊水栓塞患者中 15 例找到羊水成分,11 例找到脂肪颗粒,其中有 9 例为羊水结晶与脂肪颗粒均于同一标本内找到。可见羊水栓塞患者外周血中羊水的有形物质检出率为 83.33%,而对照组正常产妇其外周血羊水有形成分检出率为 11.11%,差异有显著性。对照组中未检出角化上皮及羊水结晶,仅见脂肪颗粒。国外有学者对心脏病分娩时产妇进行 SwanGang 导管监测时,在肺动脉内也发现羊水成分,无任何 AFE 临床症状。因此认为血中有羊水成分不能确认为羊水栓塞。在我们多年的临床实践中,认为有羊水栓塞的典型临床症状,配合外周血羊水成分检测阳性,有利于羊水栓塞的早期诊断,早期处理。因方法简单、快速,在基层医院可进行检测。因此,目前在临床中仍有一定应用价值,特别是基层医院。

3.抗羊颌下腺黏液性糖蛋白的单克隆抗体(TKH-2)诊断羊水栓塞

TKH-2 能检测到胎粪上清液中极低浓度的 SiglylTn 抗原,被 TKH-2 识别的抗原不但在胎粪中大量存在,同时也可出现在清亮的羊水中。用放射免疫检测法在胎粪污染的羊水和清亮的羊水中都可测到 SiglylTn 抗原。现发现 SiglylTn 抗原是胎粪和羊水中的特征成分之一。随着免疫组织技术的不断发展,通过羊水栓塞死亡的人体组织研究,用免疫组织方法诊断羊水栓塞,特别是抗羊颌下腺黏液性糖蛋白的单克隆抗体(TKH-2)诊断羊水栓塞是最敏感的方法之一,也是进一步研究的重点。

4.检测锌-粪卟啉(Znep-1)

Znep-1 是胎粪的成分之一,可通过荧光测定法在高压液相色谱仪上测定,是一种快速无损、敏感的诊断方法,以 35nmol/L 作为临界值。在国外有将血清 Znep-1 和 SialylTn 抗原测定作为羊水栓塞首选的早期诊断方法,亦可用于诊断不典型的羊水栓塞。

5.急性 DIC 的实验室诊断

(1)血小板计数:血小板减少是急性 DIC 的一个特征,发生羊水栓塞时,外凝系统被激活,在凝血酶的作用下,血小板聚集为微血栓存在于肺、肝、脾等内脏器官的微血管内,故外周血液中的血小板数减少,常低于 $100 \times 10^9/L$,或进行性下降,甚至低于 $50 \times 10^9/L$,血小板下降可做为 DIC 的基本指标之一。

(2)血浆纤维蛋白原含量<1.5g 或呈进行性下降。

(3)3P 试验阳性或血浆 FDP>20ng/L,或血浆 D-2 聚体水平较正常增高 4 倍以上。

(4)PT 延长或缩短 3s 以上,APTT 延长或缩短 10s 以上。多数患者 APTT 在 50~250s 之间,甚至>250s。

(5)抗凝血酶 I(AT-Ⅲ)活性<60%。

(6)外周血破碎红细胞>2%~10%、进行性贫血、血红蛋白尿等。

(7)血浆内皮素-1(ET-1)水平>80mg/L。

由于 DIC 早期临床表现缺乏特异性,而常规检查项目在 DIC 的早期呈现阳性结果的很少,近年提出前 DIC(Pre-DIC)的主要诊断依赖分子标志物的检查。主要标志物有:凝血酶原片段 1 和 2(F1+2)、凝血酶、抗凝血酶复合物(TAT)、纤维蛋白肽 A(FPA)、可溶性纤维素单体复合物(SFMC)、抗凝血酶Ⅲ(AT-Ⅲ)、β-血小板球蛋白(β-TG)、纤维蛋白降解产物(FDP)、D-二聚体、纤溶酶纤溶酶抑制复合物(PIC)等,这些项目目前在一般的医院尚未开展。DIC 的早期有血小板进行性下降、FDP 和 D-二聚体进行性增高。SFMC、TAT、PIC 增高或部分项目增高对确定 DIC 的存在有参考意义。羊水栓塞所致的 DIC 是来自羊水中组织因子进入血液及继发性缺氧激活凝血因子形成微血栓;纤溶系统也被激活。其临床表现为凝血因子的消耗所致的出血和微血栓所致的脏器功能不全。其实验室检查是凝固系统的抑制物 AT-Ⅲ 和纤溶系的抑制物同等程度被消耗。

(三)其他辅助诊断

1.胸部 X 线检查

90%以上的患者可出现肺部 X 线异常改变,主要表现为肺栓塞及肺水肿。肺水肿时可见双肺圆形或密度高低不等的片状影,呈非节段性分布。多数分布于两肺下叶,以右侧多见,一般数天内可消失。可伴有肺不张、右心影扩大。上腔静脉及奇静脉增宽。但肺部 X 线正常也不能排除羊水栓塞。

2.超声心动图检查

超声心动图对提供心脏功能状态和指导治疗是需要的,在羊水栓塞的患者可见右心房扩大、房间隔移向左边,有时见左心变成 D 型,显示右心高压。三尖瓣关闭不全,显示严重的右心功能障碍。经食管超声心动图(TOE)检查最近用于羊水栓塞心肺功能的检测,常显示严重右心功能不全,包括右心扩大、舒张期室间隔平坦、三尖瓣反流和肺动脉高压,TOE 检查并可排除大的肺血栓。

3.血气分析

主要表现是严重低氧血症,并是进行性下降,血氧饱和度常在 80% 以下;严重缺氧时可 $\leqslant$ 40mmHg。动脉血气分析显示代谢性酸中毒或呼吸性酸中毒,常呈现混合性酸中毒。$PaCO_2 > 40mmHg$,BE、HCO_3^- 浓度降低。

4.心电图

可显示窦性心动过速,ST－T 变化,心脏缺血缺氧的心电图改变。

5.放射性核素扫描或肺动脉造影

放射性核素[131]碘肺扫描有显影阙如,充填缺损。此方法简单、快速及安全。肺动脉造影可诊断肺栓塞,X 线征象可见肺动脉内充盈缺损或血管中断、肺段血管纹理减少。肺动脉造影还可以测量肺动脉楔压,对辅助诊断有帮助,但其方法并发症较多,目前很少应用。

6.死亡后诊断及病理论断

(1)取右心室血液检查:患者死亡后,取右心血置试管内离心,取沉淀物上层作涂片,找羊水中的有形成分,发现羊水中的有形成分如角化物、胎脂、毳毛等可做诊断。但因在非羊水栓塞死亡的产妇肺中亦有发现羊水有形成分,因而此法只能做参考。

(2)肥大细胞类胰蛋白酶的免疫组化检测:在过敏反应时,T 细胞和肥大细胞释放的颗粒中有一种肥大细胞类胰蛋白酶(Met)参与体内过敏反应,过敏休克和羊水栓塞死亡的尸体,检测其血液和肺组织,其 Met 含量增多。Met 是一种中性蛋白酶,参与过敏反应过程,在血清中相当稳定,是肥大细胞脱颗粒易于观察的一种标识。用免疫组化法检测体内组织 Met 增多,可提示体内存在过敏反应,结合病理形态改变,可增加过敏性休克诊断的可靠性。

(3)羊水中角蛋白的检测:在尸解病例中取肺脏组织,在肺脏的小血管内出现角化物,胎脂、胎粪、毳毛等可做出羊水栓塞的诊断。传统的 HE 染色染出的脱落的角化上皮和血管内脱落的上皮很难鉴别,特异性不强。中国医科大学法医学系用曲利本蓝－2B 染液,在羊水吸入死亡的胎儿肺脏及羊水栓塞死亡的产妇肺脏的小血管内,均检出条索状蓝色均匀一致的角化上皮,此种方法对脱落的角化上皮染色具有特异性,而对血管内皮不染色,因此能区别血管内皮,具有很强的特异性和准确性。

(4)羊水栓塞主要的病理改变:在肺小动脉和肺毛细血管中发现角化鳞状上皮、无定形碎片,胎脂、黏液或毳毛等所组成的羊水栓子,可诊断为羊水栓塞。羊水成形物质多见于肺、肾,也可见于心、脑、子宫、阔韧带等,最特征性的改变是肺小动脉和毛细管内见羊水有形成分。特殊免疫组化抗羊颌下腺黏液性糖蛋白的单克隆抗体(TKH2)标记羊水成分中的神经氨酸 2N2 乙酰氨基半乳糖抗原(SialylTn)、肺肥大细胞类胰蛋血酶等可以协助诊断。

目前早期诊断羊水栓塞仍然比较困难,临床上仍是依靠典型的临床表现、体征及从中心静脉或动脉插管中找到胎儿鳞状上皮或碎片和相应的辅助检查,协助诊断。确诊羊水栓塞主要依据是病理尸体解剖。

(四)鉴别诊断

羊水栓塞应与肺血栓、过敏性反应、休克、产后出血、子痫抽搐、胎盘早剥、心肌梗死、急性肺水肿、充血性心力衰竭、空气栓塞、气胸等作鉴别诊断。

1.肺血栓

妊娠晚期,血黏度增加,血液处于高凝状态,偶有因下肢深静脉或盆腔静脉血栓脱落致肺血栓,其症状与羊水栓塞相似。肺血栓多见于阴道产后或剖宫产后数天,下地活动时突然发病;突发性胸痛、呼吸困难、发绀、休克、突然死亡。根据无羊水栓塞诱因,发病经过与羊水栓塞不同,血液学检查无DIC改变。胸部X线表现及CT对肺栓塞的诊断有很大帮助。

2.过敏反应

羊水栓塞早期症状常见过敏样反应、寒战,需与过敏反应鉴别。过敏反应患者常有或在输液中发生症状,少见发绀、缺氧、呼吸困难等症状。血液检查无DIC改变,无严重的缺氧,X线肺部无羊水栓塞的表现。用抗过敏药地塞米松推注症状迅速好转。

3.子痫羊水栓塞

常有昏迷、抽搐,应与子痫鉴别。子痫时血压明显升高,有蛋白尿,出现典型的子痫抽搐。根据发病经过临床症状、体征、辅助检查常可鉴别。

4.急性充血性心力衰竭

羊水栓塞呼吸困难、缺氧须与急性充血性心力衰竭相鉴别。后者常见有心脏病的病史、心界扩大、奔马律、双肺弥散性湿啰音,少见休克。血液学检查无DIC改变。

5.出血性休克

患者出现出血症状,伴休克;常有面色苍白、出冷汗,其症状与延缓型羊水栓塞相似。而产后出血性休克常有出血原因存在如宫缩乏力、子宫破裂、胎盘因素,软产道损伤、血液病等;休克时伴中心静脉压下降。根据病史,体征、血液DIC检查、胸片等可以鉴别。羊水栓塞的休克常有呼吸困难及发绀、中心静脉压上升,临床上两者有时难以完全区别。然而在治疗上有相同之处。

6.心肌梗死

是冠状动脉急性闭塞,血流中断,心肌因严重而持久缺血以致局部坏死所致。患者常剧烈胸痛,胸部紧缩感,有冠心病或心肌病病史,少数见于梅毒性主动脉炎。无肺部啰音,心绞痛发作时心电图有特殊改变,示ST段明显抬高,或胸前导联出现T波高耸,或缺血图形。

7.脑血管急症

脑血管瘤或脑血管畸形破裂,常见突然昏迷、抽搐、缺氧、休克瞳孔散大等。根据神经系统检查有病理反射定位体征、偏瘫、CT检查可以鉴别。

8.气胸

系肺泡和脏层胸膜破裂,肺内气体通过裂孔进入胸腔所致,在产程中用力屏气可发生突发性气胸,常见症状有胸痛、伴刺激性咳嗽、呼吸困难、发绀、肺部呼吸音低。叩诊鼓音。患侧胸部或颈部隆起,有捻发感。X线见患侧透明度增高,纵隔偏移,血压常正常。

六、治疗

羊水栓塞患者多数死于急性肺动脉高压、呼吸循环衰竭、心搏骤停及难以控制的凝血功能障碍。急救处理原则包括生命支持稳定产妇的心肺状态、正压供气、抗休克、维持血管的灌注、纠正凝血功能障碍等措施。

(一)纠正呼吸循环衰竭

心肺复苏及高级生命支持羊水栓塞时由于急剧血流动力学的变化致心搏骤停、心肺衰竭，如不能及时复苏，大部分患者可在 10min 内死亡。产科急救医师必须熟练掌握心肺复苏（CPR）技术，包括基础生命支持（BLS）和高级生命支持（ACLS），熟悉妊娠期间母体生理改变对复苏效果的影响。基础生命支持采用初级 CABD 方案：①进行胸外按压、心前区叩击复律（Circulation.C），必要时心脏电击除颤；②开放气道（Airway.A）；③提供正压呼吸（Breathing.B）；①评估（Defibrillation.D）。目标是针对恢复道气通畅，建立呼吸循环。高级生命支持采用高级 ABCD 方案，包括：①尽快气管插管（A）；②确定气管套管位置正确、确定供氧正常、高流量正压供氧（B）；③建立静脉通道，检查心率并监护，使用合适药物（C）；④评估，鉴别诊断处理可逆转的病因（D）。

复苏用药包括：①肾上腺素 0.5～1mg 静推，可重复用药，隔 3～5min 重复一次。②碳酸氢钠，复苏早期不主张用碳酸氢钠纠正酸中毒，主要通过 ABCD 方案以改善通气换气及血液循环。多主张经历一段时间 CPR 后临床无明显改善，才考虑用碳酸氢钠，并根据血气分析指导用量。③心率缓慢可用阿托品，每次 0.5～1mg 静推。④用药途径，近 10 多年来已放弃使用心腔注射，改用静脉注射或气管内给药，用 0.9%NaCl10mL 稀释，经导管注入气管内。但多次气管内给药可致动脉氧分压下降，一次注射中断 CPR 的时间不能超过 10 秒。

(二)正压供氧，改善肺内氧的交换

羊水栓塞的起始症状是由于肺动脉痉挛和栓塞，血管阻力升高，产生急性肺动脉高压；出现严重的呼吸困难、发绀和低氧，应立即行气管内插管呼气末正压供氧，以改善肺泡毛细血管缺氧，减少肺泡渗出液及肺水肿，从而改善肺呼吸功能，减轻心脏负担及脑缺氧，有利于昏迷的复醒。充分吸氧可最大限度地缓解脑和心肌缺血及酸中毒引起的肺动脉痉挛，改善缺氧，避免由于缺氧造成的心、脑、肾缺氧而致的多脏器功能衰竭。

(三)抗过敏

患者出现寒战，咳嗽、胸闷与出血量不成比例的血压下降时，可给地塞米松 20mg 静脉缓注。临床诊断为羊水栓塞者再给地塞米松 20mg 加入 10% 葡萄糖液 250～500mL 静脉滴注；或氢化可的松 200mg 静脉推注，然后以 100～300mg 置于葡萄糖液中静脉点滴，每日可用500～1000mg。在美国国家羊水栓塞登记册中已认可用高剂量的类固醇治疗羊水栓塞，但并无统一的用量标准。目前，临床上以用地塞米松较多，较少使用氢化可的松。

(四)抗休克

休克主要因过敏反应、心肺功能衰竭、肺动脉高压、迷走神经反射、DIC 高凝期及消耗性低凝期出血所致。补充血容量、恢复组织血流灌注量是抢救休克的关键。应立即开放两条输液通道，放置中心静脉导管，测定中心静脉压；必要时也可做输液用。休克早期以补充晶体液及胶体液为主，常选用乳酸钠林格溶液（含钠 130mmol/L，乳酸 28mmol/L），各种平衡盐液。胶

体液常用右旋糖酐 70、羟乙基淀粉(706 羧甲淀粉)、全血、血浆等。最好选用新鲜冰冻血浆,因内含有纤维蛋白原及抗凝血酶 I(AT－Ⅲ);在补充血容量的同时可有利于改善凝血功能障碍。伴有出血时,如血红蛋白低于 50～70g/L、红细胞低于 $1.8×10^{12}$/L,血细胞比容低于 24%时,应补充全血。补液量和速度最好以血流动力学监测指标作指导,当 CVP 超过 $18cmH_2O$时,应注意肺水肿的发生。有条件的应采用 Swan－Gan2 导管行血流动力学监测。血液循环恢复灌注良好的指标为:尿量＞30mL/h,收缩压＞100mmHg,脉压＞30mmHg,中心静脉压为 5.1～$10.2cmH_2O$。

对于由于急性呼吸循环衰竭而致的休克,及经补充血容量仍不能纠正的休克可使用正性心肌药物,常用多巴胺。多巴胺是体内合成肾上腺素的前体,具有 β 受体激动作用,也有一定 α 受体激动作用,低浓度时有增强 α 受体兴奋作用,能增强心肌收缩力,增加心排出量,对外周血管有轻度收缩,高浓度时 β 受体兴奋作用,对内脏血管(肾,肠系膜,冠状动脉)有扩张作用,可增加心,肾的血流量。多巴胺用量一般 40～100mg 加入 5% 葡萄糖溶液 250mL 静脉滴注,根据血压调节用量,起始剂量 0.5～1.0μg/(kg·min)可逐渐增加至 2～10μg/(kg·min)。多巴酚丁胺 20mg 加入 5% 葡萄糖液 100mL 中,按 5～10μg/(kg·min)静脉滴注。每日总量可达 240～480mg,但滴速不宜过快。抗休克的另一个选择药物为去甲肾上腺素,它可以升压并同时增加心肌输出量和肾灌注量。

(五)解除肺血管及支气管痉挛,减轻肺动脉高压

解除肺血管及支气管痉挛降低肺动脉高压的药物有:①盐酸罂粟碱,可阻断迷走神经反射引起的肺血管及支气管平滑肌的痉挛,促进气体的交换,解除迷走神经对心脏的抑制,对冠状动脉,肺及脑血管均有扩张作用。用盐酸罂粟碱 30～60mg 加入 5% 葡萄糖 250mL 静脉滴注,可隔 12h 重复使用,每天总量不超过 300mg,是解除肺动脉高压的首选药物。②血管扩张剂:酚妥拉明为 α 肾上腺素受体阻滞剂,直接扩张小动脉和毛细血管解除肺动脉高压,起始剂量0.1mg/min,维持剂量 0.1～0.3mg/min。可将酚妥拉明 10～20mg 加入 5% 葡萄糖液 250mL内缓慢滴注,用静脉泵控制滴速。不良反应有低血压,心动过速,停药后消失。血管扩张剂可抑制肺动脉收缩,可降低肺动脉压力,从而降低右心室后负荷,增加右心排出量,改善通气,改善肺气体弥散交换功能,减轻心脏前负荷。常用药物除酚妥拉明外还可选用肼屈嗪、前列环素静脉滴注。最近有应用一氧化氮吸入,气管内滴入硝普钠的;用 0.9% 生理盐水稀释的硝普钠液少量分次气管内滴入。血管扩张剂与非洋地黄类增强心肌收缩力的药物合用更合理更有效。在临床上对肺动脉高压、肺水肿或伴休克患者多采用多巴胺和酚妥拉明联合静脉滴注,有较好的效果。血管扩张剂常见的不良反应有体循环血压下降,用药过程中应特别注意初始用药剂量,密切观察患者血压的变化。③氨茶碱能解除血管痉挛,舒张支气管平滑肌,降低静脉压与右心负担,可兴奋心肌,增加心搏出量,适用于急性肺水肿。每次 250mg 加入 10% 葡萄糖溶液 20mL 静脉缓慢滴注。④阿托品能阻断迷走神经对心脏的抑制,使心率加快,改善微循环,增加回心血量,减轻肺血管及支气管痉挛,增加氧的交换。每次 0.5～1mg 静脉注射。心率减慢者可使用。

(六)处理凝血功能障碍

羊水栓塞 DIC 的发生率约 50%,往往造成严重的难以控制的出血,是羊水栓塞患者死亡

的主要原因之一。凝血功能障碍表现为微血管病性溶血、低纤维蛋白原血症、凝血时间延长、出血时间延长及纤维蛋白降解产物增加。处理方面包括抗凝、肝素的应用、补充凝血因子等。

1.抗凝治疗肝素的应用

由于羊水栓塞并发 DIC 其原发病灶容易去除，是否应用肝素治疗似有争议。大多数学者认为应在羊水栓塞的早期应用肝素。羊水进入母体循环后血高凝状态一般发生在起始症状 4min 至 1h 之间，在此段期间应该及时应用肝素，早期用肝素是抢救成功的关键。肝素具有强大的抗凝作用，它能作用于血液凝固的多个环节，抑制凝血活酶的生成，对抗已形成的凝血活酶，阻止纤维蛋白的形成，其作用是通过加速抗凝血酶Ⅲ（AT－Ⅲ）对凝血酶的中和作用，阻止凝血酶激活因子Ⅷ，影响纤维蛋白单体的聚合和加速 AT－Ⅲ 中和激活的因子Ⅸ、Ⅺ和Ⅹ。阻止血小板及各种凝血因子的大量耗损，并能阻止血小板凝集和破坏，防止微血栓形成，肝素主要用于抗凝，对已形成的血栓无溶解作用，故应用宜早。在羊水栓塞病因已祛除，在 DIC 凝血因子大量消耗期，以出血为主的消耗性低凝期不宜使用肝素；或在小剂量肝素使用下补充凝血因子。现广州地区使用肝素的方法一般是：肝素剂量用 0.5～1mg/kg（每 1mg 肝素相当于 125U），先用肝素 25mg 静脉推注，迅速抗凝，另 25mg 肝素稀释于 5％葡萄糖 100～250mL，静脉点滴。亦可采用间歇静脉滴注法，肝素 50mg 溶于 5％葡萄糖 100～150mL，在 30～60min 内滴完，以后根据病情每 6～8h 用药一次，24h 总量不超过 200mg。在我们的临床实践中，处理过的羊水栓塞患者，多在短期由高凝期进入消耗性低凝期，且病因（妊娠）多已祛除，羊水栓塞在病因祛除后 DIC 过程可自然缓解，一般不必多次，反复使用肝素，更不必达肝素化。故很少用间歇静脉滴注法。一般以在羊水栓塞起始高凝期用肝素 50mg，检查有凝血因子消耗，即及时补充凝血因子和新鲜冰冻血浆。新鲜冰冻血浆除血小板外，含有全部凝血因子，还含有 AT－Ⅲ 成分，可加强肝素的作用，又有防止 DIC 再发的作用。在应用肝素过程中应密切监测，应做凝血时间（试管法），监测凝血时间在 25～30min 为肝素适量；＜12min 为肝素用量不足；＞30min 出血症状加重考虑为肝素过量。肝素过量时应立即停用肝素，需用鱼精蛋白对抗，1mg 鱼精蛋白可中和 100U（1mg）普通肝素。临床上用药剂量可等于或稍多于最后一次肝素的剂量。一般用量为 25～50mg，每次剂量不超过 50mg。经静脉缓慢滴注，约 10min 滴完。肝素有效的判断包括：①出血倾向改善；②纤维蛋白原比治疗前上升 400mg/L 以上；③血小板比治疗前上升 $50×10^9$/L 以上；④FDP 比治疗前下降 1/4；⑤凝血酶原时间比治疗前缩短 5s 以上；⑥AT－Ⅲ 回升；⑦纤维蛋白肽 A 转为正常。停用肝素的指征：①临床上病情明显好转；②凝血酶原时间缩短至接近正常，纤维蛋白原升至 1.5g 以上，血小板逐渐回升；③凝血时间超过肝素治疗前 2 倍以上或超过 30min；④出现肝素过量症状，体征及实验室检查异常。低分子肝素（LMWH）有显著的抗Ⅹα 和抗Ⅱα（凝血酶）作用。与普通肝素相比，因肽链较短，而保留部分凝血酶活性。抗因子Ⅹα 与抗凝血酶活性之比为 3.8∶1，在拥有较强抗Ⅹα 作用的同时对Ⅱα影响较小，较少引起出血的危险。主要用于血栓栓塞性疾病。近年有报道用于治疗早、中期 DIC，但羊水栓塞 DIC 发病急促，用广谱的抗凝药物普通肝素为宜。

2.凝血因子的补充

DIC 在高凝状态下，消耗了大量凝血因子和血小板，迅速转入消耗性低凝期，患者出现难以控制的出血，血液不凝，凝血因子减低，血小板减少，纤维蛋白原下降，在这种情况下必须补充凝血因子。新近的观点认为在活动性未控制的 DIC 患者,输入洗涤浓缩红细胞,浓缩血小板,AT－Ⅲ浓缩物等血液成分是安全的。临床上常用的凝血因子种类有:①新鲜冰冻血浆(FFP):除血小板外,制品内含有全部凝血因子,其浓度与新鲜全血相似。一般 200mL 一袋的 FFP 内含有血浆蛋白 60～80g/L,纤维蛋白原 2～4g/L,其他凝血因子 0.7～1.0U/mL,及天然的抗凝血物质如 AT－Ⅲ、蛋白 C 及凝血酶。一般认为,若输注 FFP 的剂量 10～20mL/kg 体重,则多数凝血因子水平将上升 25％～50％。由于大多数凝血因子在比较低的水平就能止血,故应用 FFP 的剂量不必太大,以免发生循环超负荷的危险,通常 FFP 的首次剂量为 10mL/kg,维持剂量为 5mL/kg。②浓缩血小板:当血小板计数<50×10⁹/L,应输注血小板,剂量至少 1U/10kg 体重。③冷沉淀:一般以 400mL 全血分离的血浆制备的冷沉淀为 1 袋,其容量为 20～30mL。每袋冷沉淀中含有因子Ⅷ约 100U,含约等于 200mL 血浆中的 von Willebrand 因子(vWF),此外,还含有 250～500mL/L 的纤维蛋白及其他共同沉淀物,包含各种免疫球蛋白等。④纤维蛋白原:当纤维蛋白原<1.5g/L 可输注纤维蛋白原或冷沉淀,每天用 2～4g,使血中纤维蛋白原含量达到 1g/L 为适度。⑤AT－Ⅲ浓缩剂的应用:肝素的抗凝作用主要在于它能增强 AT－Ⅲ的生物学活性。如血中 AT－Ⅲ含量过低,则肝素的抗凝作用明显减弱。只有 AT－Ⅲ浓度达到正常时,肝素的疗效才能发挥出来。因此,有人主张对 AT－Ⅲ水平较低的患者,应首先应用 AT－Ⅲ浓缩剂,然后再用肝素抗凝,往往会收到更好的疗效。在肝素治疗开始时,补充 AT－Ⅲ既可以提高疗效,又可以恢复正常的凝血与抗凝血的平衡。现国内已有 AT－Ⅲ浓缩剂制剂,但未普及,可用正常人血浆或全血代替。冻干制品每瓶含 AT－Ⅲ1000U,初剂量为 50U/kg,静脉注射,维持剂量为每小时 5～10U/kg。⑥凝血酶原复合物(pec):每瓶 pec 内约含有 500U 的因子Ⅸ和略低的因子Ⅱ、Ⅶ和Ⅹ,由于该制品内含有不足量的活化的凝血因子,所以有些制品内已加入肝素和(或)抗凝血Ⅲ(AT－Ⅲ)以防止应用后发生血栓栓塞。使用 pec 特有的危险是发生血栓性栓塞并发症;虽然在制剂中添加少量肝素后血栓栓塞并发症大为减少。

羊水栓塞所致的弥散性血管内凝血(DIC)的处理原则是积极祛除病因,尽早使用肝素抗凝治疗。当病情需要时可输注血制品做替代治疗,但所有的血制品必须在抗凝的基础上应用。在采用血制品进行替代治疗之前,最好先测定抗凝血酶Ⅲ(AT－Ⅲ)的含量。若 AT－Ⅲ水平显著降低,表明 DIC 的病理过程仍在继续,此时只能输注浓缩红细胞、浓缩血小板、AT－Ⅲ浓缩剂,或输含 AT－Ⅲ成分的新鲜冰冻血浆,避免应用全血、纤维蛋白原浓缩剂及冷沉淀。AT－Ⅲ含量恢复正常是 DIC 病理过程得到控制的有力证据,此时补充任何所需要的血液制品都是安全的。补充凝血因子应在成功抗凝治疗及 DIC 过程停止后仍有持续出血者(DIC 过程停止的指征是观察 AT－Ⅲ水平被纠正 E),则凝血因子缺乏具有高度可能性,此时补充凝血因子既必要又安全。凝血因子补充的量应视病情而定,一般认为成功抗凝治疗以后,输注血小板及凝血因子的剂量,应使血小板计数>80×10⁹/L,凝血酶原时间<20s,纤维蛋白原>1.5g/L。若未达到上述标准,应继续补充凝血因子和输注血小板。

3.抗纤溶治疗

最近多数学者再次强调,抗纤溶药物如 6－氨基己酸,抗血纤溶芳酸,氨甲环酸等使用通常是危险的,其可以延长微血栓存在的时间,加重器官功能的损害。因此,抗纤溶治疗,绝对不能应用于 DIC 过程高凝状态在继续的患者,因为此时仍需要纤溶活性以便尽快地消除微血栓,改善脏器的血流,恢复脏器功能。抗纤溶治疗只有在原发病及激发因素治疗、抗凝治疗、补充凝血因子 3 个治疗程序已经采用,DIC 过程已基本停止,而存在纤维蛋白原溶解亢进的患者。

(七)预防感染

常规预防性使用抗生素。使用对肝肾功能损害较小的抗生素。

(八)纠正酸碱紊乱

羊水栓塞患者常有代谢性酸中毒或呼吸性酸中毒,常呈现混合性酸中毒。羊水栓塞时治疗代谢性酸中毒通过加强肺部通气,以排出 CO_2 和肾排出 H^+,使 $H^+ - Na^+$ 交换增加,保留 Na^+ 和 HCO_3^-,以调节酸碱平衡。轻症酸中毒者,清除病因、纠正脱水后,能自行纠正,一般无须碱剂治疗,而重症者则需补充碱剂。

(九)产科处理原则

羊水栓塞发生后,原则上应先改善母体呼吸循环功能,纠正凝血功能障碍,病情稳定后即应立刻终止妊娠,祛除病因,否则病情仍会继续恶化。产科处理几个原则为:①如在第一产程发病,经紧急处理,产妇血压,脉搏平稳后,胎儿未能立即娩出,应行剖宫产术结束分娩;②如在第 2 产程发病,则应及时行产钳助产结束分娩;③产后如大量出血,凝血功能障碍应及时输注新鲜血,新鲜冰冻血浆、补充凝血因子、浓缩纤维蛋白原抑肽酶等。若经积极处理仍未能控制出血时即行子宫切除术,可减少胎盘剥离面大血窦的出血,又可阻断残留子宫壁的羊水及有形物质进入母血循环。子宫切除后因凝血功能障碍手术创面渗血而致的腹腔内出血,一般情况下使用凝血因子能奏效;若同时伴有腹膜后血肿、盆腔阔韧带血肿等可在使用凝血因子的同时行剖腹探查止血。亦有使用髂内动脉介入栓塞术,阻止子宫及阴道创面的出血,疗效未肯定;④关于子宫收缩剂的应用,可常规的应用适量的缩宫素及前列腺素,但不可大量应用,加大宫缩剂的用量未能达到减少出血的效果,同时可能将子宫血窦中的羊水及其有形物质再次挤入母体循环而加重病情。

(十)预防

羊水栓塞尚无特殊的预防方法,提出以下几点应注意的问题:①做好计划生育工作。②不行人工剥膜引产,人工破膜应避开宫缩,需引产或加强宫缩者,在人工破膜后 2h 再决定是否采用催产素静脉滴注。1991 年 Beischer 认为需行引产而人工破膜等待 4~6h 仍未引产则采用静脉滴注催产素,避免宫缩过程及胎儿宫内缺氧。③掌握催产素使用指征及常规,专人看护观察,以防宫缩过强,必要时应用镇静剂及宫肌松弛药物。④严格掌握剖宫产指征,宫壁切口边缘出血处用钳夹后缝合,减少羊水进入母血循环。⑤中期妊娠钳刮术,先破膜后再用宫缩药。采用羊膜腔内注药引产,应选用细针穿刺,在 B 超指引下避开胎盘,争取一次成功,避免胎盘血窦破裂而发生羊水栓塞。用水囊引产者,注入量不要过多,速度不要过快,避免子宫破裂而引起羊水栓塞。对晚期妊娠活胎引产,不适宜应用米非司酮、卡孕栓及各种不规范的引产方法,因其可诱发强烈宫缩而发生羊水栓塞。米索前列醇用于孕晚期引产的适宜剂量仍未明确,宜用最低有效剂量,剂量过大易引起宫缩过强致羊水栓塞及子宫破裂。

七、羊水栓塞治疗新方法介绍

（一）一氧化氮的吸入

2006 年 MeDonnell 报道使用一氧化氮迅速改变一例临产期羊水栓塞的血流动力学变化：患者 35 岁，G_2P_0 孕 41 周＋6 天在硬膜外麻醉下自然分娩，阴道检查时见粪染羊水。在分娩过程中突发心血管功能衰竭，出现呼吸困难、发绀、心搏骤停、无呼吸和脉搏。即给胸部按压、心肺复苏、气管插管、紧急给麻黄碱 6mg 静脉注射。2 分钟后心率在 140～160/min，呼吸速，胎心 60/min。当时诊断为局部麻醉反应和心血管神经系统的并发症。即在全身麻醉下行剖宫产结束分娩，关腹后产妇出现新鲜的阴道出血和身体多个部位出血。当时考虑羊水栓塞。在心搏骤停初始症状 1h 后，患者的凝血功能显示：PR1.7，APTT78s，血浆纤维蛋白原 0.9g/L，血红蛋白 12.2g/dl，血小板计数 169×10⁹/L。已输晶体液 2000mL，2U 红细胞，2U 的新鲜冰冻血浆。手术后转入 ICU，患者仍然低氧，X－ray 显示肺部广泛浸润，给正性肌力药物及血管活性药物（去甲肾上腺素）。血液呈现不凝状况。PR2.8、APTT＞250s，纤维蛋白原 0.3g/L，血红蛋白 7.3g/L，血小板计数 51×10⁹/L。

在起始症状出现 45min 后，行经食管超声心动图（TOE）检查，TOE 显示严重的右心功能不全，包括右心扩大、舒张期室间隔平坦，严重的三尖瓣反流和肺动脉高压（68mmHg），在肺循环没有发现血栓物质。患者持续的心血管功能衰竭，发绀、低氧、凝血功能障碍和急性右心衰竭。在急性右心衰竭和肺功动脉高压的情况下，使用一氧化氮的吸入，一氧化氮吸入控制在 40ppm。结果血流动力学有显著的改善，在吸入 NO 治疗 2h 以后正性肌力药物需要量明显减少，配合其他综合治疗，约一天后 FiO_2 从 100％降至 40％；在第 2 天成功拔管，第 4 天撤离 ICU。

在 1999 年 TanusSantosandMoreno 报道过使用 NO 作为选择性的血管扩张剂用于治疗羊水栓塞。鉴于羊水栓塞时肺动脉高压是血流动力学变化的关键，因此，使用 NO 是一种合乎逻辑的选择。吸入 NO 的浓度 40ppm 是在常用剂量的上限，但仍是安全剂量的范围。我们认为 NO 应用于羊水栓塞的治疗是一种有益的，是应该考虑的新的羊水栓塞综合治疗方法之一。

（二）连续性血液透析滤过在羊水栓塞引起的 DIC 患者中的应用

2001 年 YuhkoKaneko 等撰文讨论连续性血液透析滤过（CHDF），在羊水栓塞中的应用，并报道一例成功的病例。患者 27 岁，孕 38 周行剖宫产术。手术后半小时子宫出血、阴道出血没有血块。B 超发现腹腔内出血。术后 4h 患者休克，血红蛋白由 10.7g/dl 降至 3.4g/dl，BP46/22mmHg，P140 次/分。诊断为心血管功能衰竭所致的休克。使用浓缩 RBC、平衡液、静脉滴注多巴胺。实验室检查有 DIC 存在，PT20.2s，纤维蛋白原 35mg/dl，FDP＞40pug/mL，AT－Ⅲ58.0％，血小板 82000/μl，血氧分析呈代谢性酸中毒，BE8.4MEq/L。用新鲜冰冻血浆、富集血小板、AT－Ⅲ治疗 DIC。发病大约 9h 患者使用连续性静脉滤过。使用高通量聚丙烯纤维膜 APF－06s，由细胞外液交换人工细胞外液（置换液）每小时 200mL，在使用连续性静脉滤过 24h 以后，患者 PT 降为 11s，APTT47.7s，纤维蛋白原 460mg/dl，FDP20～40μg/dl，血小板 133.000/pl。患者一般情况显著改善，盐酸多巴胺用量由 15μg/(kg·min)降至 5μg/(kg·min)。随后患者情况一天天好转，住院 24 天后母婴痊愈出院，母亲和胎儿没有任何并发症。

CHDF 是用人工细胞外液（置换液）连续的置换患者血液中存在的羊水物质，包括那些含在羊水中的胎粪。CHDF 可以清除分子量从 30kD 的物质；包括细胞因子 IL－6、(MW21kD) 和 IL－8(mw8kD)。CHDF 在临床上应用于清除炎性细胞因子，由于血滤器允许滤出 50kD 以下的中分子量物质，而主要的炎症因子如 TNT－a、IL－1、IL－6、IL－8、IL－2 和 IL－10 的分子量均在 50kD 以下，血滤可将它们从血液中清除。因此 CHDF 可以清除 AFE 患者血液中超量的细胞因子，可防止过度炎症反应。

AFE 使用 CHDF 和血液滤过是有益的，血滤对清除高分子重量的物质比 CHDF 好，而 CHDF 对清除中分子量物质和合并代谢性的中毒、多脏器功能衰竭的患者较好。持续时间为 10 余小时至 7 天不等，AFE 漏入母体血液中的羊水是短暂、可限的，因此对 AFE 患者短时间的 CHDF 可见效。血滤对血流动力学影响远较血液透析为小，对过度炎症反应综合征的治疗有较明显的效果，目前已广泛用于危重病抢救。

(三)重组活化凝血因子 VIa(rFⅡa)在 AFE 合并 DIC 中的应用

目前把血浆置换、体内膜肺(ECMO)、重组激活因子Ⅶa 的联合应用认为是治疗凝血功能障碍的新方法。羊水栓塞时，羊水中含有促凝物质，具有组织因子(组织凝血活酶)的活性，羊水进入母体循环后，促凝物质即可激活外凝血系统，因子Ⅳ与因子Ⅶ结合，在钙存在的条件下激活因子(Ⅹa)，形成复合物即凝血酶原，使凝血酶原形成凝血酶，后者使纤维蛋白原转化为纤维蛋白。rFⅦa 最初用于治疗血友病患者，近年来已成功地用于治疗和预防非血友病的严重出血，常用于伴有 DIC 的难治性出血。用于羊水栓塞合并 DIC 可减少凝血因子用量，治疗效果显著。当使用常规的方法未能控制严重产后出血时，应用 rFⅦa 是非常有效和安全的。产后出血患者应用 rFⅦa 的先决条件是：血红蛋白＞70g/L，国际标准化比率(INR)＜1.5，纤维蛋白≥1g/L，血小板≥50×10^9/L。推荐的用药初始剂量是 40～60ug/kg，静脉注射初次用药 15～30min 后仍然出血，考虑追加 40～60μg/kg 的剂量；如果继续出血，可间隔 15～30min 重复给药 3～4 次。最近 Franchiai 等总结 118 例患者，rFⅦa 的平均用量为 716μug/kg，90％的患者能有效地停止或减少出血。

第七章　产褥期及产褥期疾病

第一节　产褥感染

产褥感染是指分娩和产褥期生殖道受病原体侵袭而引起局部或全身的感染。产褥病率是指分娩 24h 以后的 10d 内，每日用口表测 4 次体温，每次间隔 4h，其中有 2 次体温达到或超过 38℃。产褥病率多由产褥感染所引起，亦可由泌尿系统感染、呼吸系统感染及乳腺炎等引起。产褥感染是常见的产褥期并发症，其发病率为 6% 左右。至今产褥感染对产妇仍构成严重威胁，目前产褥感染、产后出血、妊娠合并心脏病、重度妊娠高血压综合征仍是导致孕产妇死亡的四大原因。1997 年 Koonin 等根据国立孕妇死亡监护系统的数据进行分析，发现 1990－1997 年美国 1500 例孕产妇死亡中产褥感染占 13%，占死亡原因的第四位。随着抗生素预防性的应用，产褥感染的发生率正在有所下降。

一、病因

女性生殖道对细菌的侵入有一定的防御功能，其对入侵病原体的反应与病原体的种类、数量、毒力及机体的免疫力有关。妇女阴道有自净作用，羊水中含有抗菌物质。妊娠和分娩通常不会给产妇增加感染机会。在机体免疫力、细菌毒力和细菌数量三者之间的平衡失调，则会增加产褥感染的机会，导致感染发生。

二、高危因素

1.破膜时间较长、产程长、阴道检查多次、胎儿宫内监测等产褥感染的发生率较高，可达 6%。如果合并宫内绒毛膜羊膜炎，则感染的危险可上升到 13%。

2.Tran 等的研究证明多胎妊娠、年轻初产妇剖宫产术后易发生产褥感染。

3.Bahn 等发现引产时间长的产妇也易发生产褥感染。

4.产前阴道支原体感染增加产褥感染的危险性。

5.体重指数每增加 5 个单位，感染的危险性增加 2 倍。

6.Rotmensch 等报道为预防早产而使用地塞米松治疗≥3 个疗程者产褥感染的危险性增加。

7.社会经济状况比较差的与经济条件中上等的相比更易发生产褥感染，具体原因不清，但可以肯定与卫生习惯无关。

三、病原体

正常妇女阴道寄生大量细菌，包括需氧菌、厌氧菌、真菌及衣原体、支原体。细菌可分为致病菌和非致病菌。有些非致病菌在一定条件下可以致病称为条件致病菌。即使是致病菌也需要达到一定数量或在机体免疫力下降时，才会致病。

（一）需氧菌

1.链球菌

以β溶血性链球菌致病性最强,能产生多种外毒素和溶组织酶,使病变迅速扩散,引起严重感染,需氧链球菌可以寄生在正常妇女阴道中,也可以通过医务人员或产妇其他部位感染而进入生殖道。

2.杆菌

以大肠埃希菌、克雷伯菌属、变形杆菌属多见,这些细菌平时可寄生在阴道中,能产生内毒素,引起菌血症或感染性休克。因此,产褥感染若出现菌血症或感染性休克,则多考虑杆菌感染。

3.葡萄球菌

主要为金黄色葡萄球菌和表皮葡萄球菌,多为外源性感染传播给产妇。金黄色葡萄球菌引起的感染一般较严重,且可产生青霉素酶,易对青霉素产生耐药性。表皮葡萄球菌多见于混合感染。

（二）厌氧菌

厌氧菌感染通常为内源性,来源于宿主全身的菌群,厌氧菌感染的主要特征为化脓,有明显的脓肿形成及组织破坏。厌氧菌感染一般始于皮肤黏膜屏障的损害。

1.球菌

以消化球菌和消化链球菌最常见。当有产道损伤,局部组织坏死时,消化球菌和消化链球菌可迅速繁殖而致病,厌氧性链球菌多与需氧菌混合感染。厌氧菌感染者,阴道分泌物可出现恶臭味。

2.杆菌属

常见的厌氧性杆菌有脆弱类杆菌。这类杆菌多与需氧菌和厌氧性球菌混合感染,形成局部脓肿,产生大量脓液,有恶臭味。感染还可引起化脓性血栓静脉炎,形成感染血栓,脱落后随血液循环到达全身各器官形成器官脓肿,如肺、脑、肾、肝脓肿。

3.梭状芽孢杆菌

主要是产气荚膜杆菌,可以产生两种毒素,一种毒素可溶解蛋白质而产气,另一种毒素可引起溶血,因此,产气荚膜杆菌引起的感染,轻者为子宫内膜炎,腹膜炎、败血症,重者可引起溶血、黄疸、血红蛋白尿、急性肾衰竭、循环衰竭、气性坏疽而死亡。

（三）支原体与衣原体

支原体和衣原体均可在女性生殖道内寄生,可引起生殖道的感染。有致病作用的支原体是解脲支原体和人型支原体。衣原体主要为沙眼衣原体,其感染多无明显症状,临床表现多较轻微。

四、感染途径

（一）内源性感染

寄生于产妇阴道内的细菌,在一定的条件下,细菌繁殖能力增加或机体抵抗力下降,使原本不致病的细菌转化为致病菌引起感染。

(二)外源性感染

外界的病原菌进入产道所引起的感染,其细菌可以通过医务人员、消毒不严或被污染的医疗器械及产妇临产前性生活等途径侵入机体。

五、临床表现及病理

(一)急性外阴、阴道、宫颈炎

会阴裂伤及侧切部位是会阴感染的最常见部位,会阴部可出现疼痛、肿胀,使产妇活动受限,局部伤口充血、水肿,并有触痛及波动感,严重者伤口边缘可裂开。阴道若有感染,可出现阴道部疼痛,严重者可有畏寒、发热、阴道黏膜充血、水肿,甚至出现溃疡坏死。宫颈裂伤引起的炎症,症状多不明显,若深度达穹隆部及阔韧带底部,又未及时缝合,则病原体可直接上行或通过淋巴播散引起盆腔结缔组织炎。

(二)子宫感染

产后子宫感染包括急性子宫内膜炎、子宫肌炎。细菌经胎盘剥离面侵入,先扩散到子宫蜕膜层引起急性子宫内膜炎,一般发病率为 2% 左右,炎症可继续侵犯浅肌层、深肌层乃至浆膜层,导致子宫肌炎。由于子宫内膜充血、坏死,阴道内有大量脓性分泌物且有臭味。若表现为子宫肌炎,则子宫复旧不良,体检腹部有压痛,尤其是宫底部,这些患者还出现高热、头痛、白细胞增多等感染征象。

(三)急性盆腔结缔组织炎和急性附件炎

感染沿淋巴管播散引起盆腔结缔组织炎和腹膜炎,可波及输卵管、卵巢,形成附件炎,如未能有效地控制炎症,炎症可继续沿阔韧带扩散,直达侧盆壁、髂窝、直肠阴道隔。患者可出现持续高热、寒战、腹痛、腹胀,检查下腹部有明显压痛、反跳痛及腹肌紧张,宫颈蒂组织增厚,有时可触及肿块,肠鸣音减弱甚至消失。患者白细胞持续升高、中性粒细胞明显升高。

(四)急性盆腔腹膜炎及弥散性腹膜炎

炎症扩散至子宫浆膜,形成急性盆腔腹膜炎,继而发展为弥散性腹膜炎,出现全身中毒症状,病情危重。

(五)血栓静脉炎

多由厌氧性链球菌引起。炎症向上蔓延可引起盆腔内血栓静脉炎,可累及子宫静脉、卵巢静脉、髂内静脉、髂总静脉,盆腔静脉炎向下扩散可形成下肢深静脉炎。这些患者早期表现为下腹痛,而后向腹股沟放射。当下肢血栓静脉炎影响静脉回流时,可出现肢体疼痛、肿胀、变粗,局部皮肤温度上升,皮肤发白,习称"股白肿"。若小腿深静脉有栓塞,可以有腓肠肌和足底部压痛,小腿浅静脉炎症时,可以出现水肿和压痛,若患侧踝部、腓肠肌部和大腿中部的周径大于健侧 2cm 时,则可做出诊断。血栓静脉炎可表现为反复高热、寒战、下肢持续性疼痛。

(六)脓毒血症和败血症

感染血栓脱落进入血循环,可引起脓毒血症。若细菌大量进入血循环并繁殖形成败血症,可危及生命。

六、诊断与鉴别诊断

(一)详细询问病史及分娩经过

对产后发热者,应首先考虑为产褥感染,并作相应的检查以排除上呼吸道感染、急性乳腺炎、泌尿系统感染等其他系统的感染。

（二）全身及局部体检

通过仔细检查腹部、盆腔及会阴伤口，可以基本确定感染的部位和严重程度。辅助检查如B超、彩色超声多普勒、CT、磁共振成像等检测手段，能够对感染形成的炎性包块、脓肿做出定位及定性诊断，其中CT的敏感性和特异性较高。

（三）实验室检查

确定病原体。对宫腔分泌物、脓肿穿刺物、后穹隆穿刺物作涂片镜检。必要时，需作血培养和厌氧菌培养。

（四）鉴别诊断

主要应与上呼吸道感染、急性乳腺炎、泌尿系统感染相鉴别。

七、治疗

（一）一般治疗

加强营养，给予足够的维生素，若有贫血或患者虚弱可输血或人血白蛋白，以增加抵抗力。产妇宜取半卧位，有利于恶露引流和使炎症局限于盆腔内。

（二）抗生素治疗

轻度的感染者可以口服给药，中、重度感染的患者应静脉用药。开始必须根据临床表现及临床经验选用广谱抗生素，有待细菌培养和药敏试验结果再作调整。抗生素使用原则：应选用广谱抗生素，同时能作用革兰阳性菌和阴性菌、需氧菌和厌氧菌的抗生素或联合应用作用于需氧菌和厌氧菌的抗生素；给药时间和途径要恰当；给药剂量充足，要保持血药有效浓度。对于中毒症状严重的患者，可以短期给予肾上腺皮质激素，以提高机体应激能力。

（三）引流通畅

会阴部感染应及时拆除伤口缝线，有利引流。每日至少坐浴2次。若经抗生素治疗48～72h，体温仍持续不退，腹部症状、体征无改善，应考虑感染扩散或脓肿形成。如疑盆腔脓肿，可经腹或后穹隆切开引流。若会阴伤口或腹部切口感染，则行切开引流术。

（四）血栓静脉炎的治疗

（1）肝素1mg/（kg·d）加入5％葡萄糖液500mL，静脉滴注，每6小时1次，连用4～7d。

（2）尿激酶40万U加入0.9％氯化钠液或5％葡萄糖液500mL中，静脉滴注10d，用药期间监测凝血功能。同时还可口服双香豆素、阿司匹林或双嘧达莫等。

八、预防

（一）加强孕期保健及卫生宣传教育工作

临产前2个月内避免盆浴和性生活，积极治疗贫血等内科并发症。

（二）待产室、产房及各种器械均应定期消毒

严格无菌操作，减少不必要的阴道检查及手术操作，认真观察并处理好产程，避免产程过长及产后出血。产后应仔细检查软产道，及时发现和处理异常情况。产褥期应保持会阴清洁，每日擦洗2次。加强对孕产妇的管理，避免交叉感染。

（三）预防性应用抗生素

对于阴道助产及剖宫产者，产后应预防性使用抗生素，对于产程长、阴道操作次数多及胎膜早破、有贫血者，也应预防性应用抗生素。

第二节　晚期产后出血

产后出血发生在分娩 24 小时后至产褥期末称为晚期产后出血。多发生于产后 1～2 周内，发生率在 1%。阴道流血可以持续少量出血，然后大出血，亦可以一次性的急剧大量出血。大多发生在家中，可因失血过多导致严重贫血或休克，对出血量很难做出准确的估计。

一、病因

（一）胎盘异常

是引起晚期产后出血最常见的病因，多发生于产后 10 天左右。主要可能由子宫胎盘附着面下血管不能及时退化引起子宫胎盘附着面复旧不良。或由于残留于宫腔内的胎盘胎膜组织，产时未被发现，影响子宫复旧。残存组织逐渐发生坏死，感染，如胎盘残留一周以上，残留的胎盘组织发生变性，坏死，机化形成胎盘息肉。当坏死组织脱落时，暴露基底血管，引起大出血。在之前妊娠时患有影响母胎滋养细胞异常相互作用的并发症，如前置胎盘，胎儿生长受限、自然流产或胎盘滞留时，晚期产后出血的发生率增加。

临床表现为少量持续性出血、恶露，可以反复出血，也可以一次性大出血。检查时子宫复旧不全，宫口松弛，有时在宫颈口可触到残留组织，宫腔刮出物，病理为胎盘绒毛组织即可诊断。

（二）感染

子宫内膜炎是晚期产后出血的另外一个原因。患者如存在子宫压痛、发热及恶露异味时，首先考虑子宫内膜炎。少量出血可通过抗生素有效治疗，而不一定需要扩张宫口行刮宫（以避免 Asherman 综合征）。如因出血多需紧急刮宫，在刮宫前 6～12 小时应用抗生素，控制感染后给予刮宫。晚期产后出血患者，不宜应用纯孕激素避孕药，因为孕激素不利于子宫内膜恢复，也不利胎盘部位恢复。剖宫产患者感染会引起剖宫产后子宫切口裂开，多发生于术后 2～3 周。常见于子宫下段横切口两侧端，由于切口两侧靠近血管，血管丰富，用手作钝性分离时，可能伤及动脉分支，术中盲目反复缝合止血，活动性出血，血管未缝合，形成局部血肿，组织坏死，伤口不愈合，肠线溶解脱落，血管开放。另一方面，切口两侧角缝线过多过密，影响血液供应，而使切口感染，愈合不良。或者切口过低，宫颈部组织主要由结缔组织构成，含有少量平滑肌纤维；缝合伤口时，将子宫内膜或宫颈内膜一并缝合。会阴切开缝合术后感染裂开，极为少见，但由于检查不仔细易误诊。多发生在分娩后 5～7 天。由于阴道壁伤口感染，局部坏死，肠线松弛脱落，使阴道壁血管内血栓脱落而出现阴道大量流血。应用双叶阴道拉钩仔细检查阴道壁切口，寻找出血点，用肠线缝扎止血。

（三）既往存在的子宫疾病

子宫肌瘤或宫颈肌瘤，影响产褥期子宫复旧。

（四）血液病

少见情况下，较早期的产后出血（产后一周内）与凝血功能异常有关。由于 vonWillebrand 因子在妊娠时生理性增加，vonWillebrand 病患者可能在妊娠期处于正常状态，但产后如 V 因子轻微下降，就可能发生无法估计的大出血。所有 vonWillebrand 病患者均可能出现产时及产后出血。轻型的疾病不需要任何治疗，特别是四因子水平正常者，严重病例（VM 因子水平小于 5%）出血的风险明显。

（五）产后首次月经

主要根据临床排除其他原因后诊断，表现为产后 14～28 天突然大量出血（大于总血量的 10%），这种出血可能是产后首次月经出血，通常由不排卵月经周期引起，月经量多、伴疼痛及持续时间长。

二、疾病诊断

产后出血的诊断不难做出，诊断的重点与难点在于寻找出血原因，据因施治，迅速止血。因此，需要将引起产后出血的 4 大原因：子宫收缩乏力、胎盘因素、软产道损伤及凝血机制障碍加以鉴别诊断。

1.子宫收缩乏力者多有产程子宫收缩乏力的病史，产后出血多为暗红色血液，可见血凝块，鲜血少见；按摩宫底，子宫松软甚至如布袋，按摩后可有大量血液流出阴道，软产道检查并无异常；加强宫缩后出血量减少。

2.胎盘滞留、部分粘连、部分植入等胎盘异常引起的产后出血，多见于胎儿娩出后胎盘未娩出，无胎盘剥离征象；腹部检查有时胎盘嵌顿时在子宫下段形成狭窄环，徒手剥离胎盘可发现胎盘与宫壁粘连或难以分离。

3.软产道裂伤多发生在胎儿娩出后，出血鲜红，无血凝块但可自凝；检查发现子宫收缩良好，软产道检查能明确裂伤部位及严重程度。

4.凝血功能障碍于产前即可有慢性全身出血表现，患者可出现子宫、软产道等多部位出血，血难自凝，根据血小板计数，凝血功能检查结果不难诊断。

三、发病机制

分娩时对胎盘及胎膜检查不仔细，尤其当有副胎盘或帆状胎盘时，少量胎盘胎膜残留导致胎盘附着部位复旧不全，子宫不能正常缩复，子宫收缩差。随着残留局部血栓脱落，血窦开放而出现晚期产后出血。胎盘息肉部分或全部脱落，使附着部位血窦开放发生晚期产后出血。

四、症状体征

（一）胎盘残留

第 3 产程处理不当，过早牵拉娩出胎盘，如有大块胎盘缺损或副胎盘残留在宫腔内而未能及时发现，残留的胎盘组织发生变性、坏死、机化，形成胎盘息肉。当其坏死脱落时，其基底部血管破裂出血。临床表现常为红色恶露时间延长，反复出血甚或突然大出血、失血性休克，多发生于产后 10 天左右。妇科检查发现子宫复旧不全，宫口松弛，有时可见残留组织堵塞宫口。患者可伴有发热，B超检查显示子宫内膜线不清，宫腔内有强光团回声，有时可见暗区间杂其中,宫腔刮出物病理检查有绒毛组织。

(二)胎膜残留

亦可引起晚期产后出血,但主要表现为持续性红色恶露时间过长,大出血少见。妇科检查发现子宫复旧不良,B超检查显示子宫内膜线不清,宫腔内有细小强光团回声。宫腔刮出物病理检查有胎膜组织。

(三)蜕膜残留

正常蜕膜组织多于产后1周内脱落并随恶露排出。子宫畸形如双子宫、双角子宫等,蜕膜容易剥离不全而长时间残留,影响子宫复旧,容易继发子宫内膜炎,导致晚期产后出血,好发于产后2周左右。临床表现不易与胎膜残留相鉴别。B超检查显示子宫内膜线不清,宫腔内可能有细小光团回声或液性暗区。宫腔刮取物病理检查仅见玻璃样变性的蜕膜细胞和红细胞等,但不见绒毛。

(四)胎盘附着部位子宫复旧不全或子宫内膜修复不全

子宫胎盘附着部位血管在胎盘排出后即有血栓形成,其后血栓机化,透明样变,血管上皮增厚,管腔狭窄、堵塞。胎盘附着部位边缘的子宫内膜向内生长,底蜕膜深层的残留腺体和内膜重新生长,使子宫内膜正常修复,该过程需6～8周。如该部位发生感染,血栓脱落,血窦重新开放可以导致大出血。常发生于产后2～3周,妇科检查可见子宫增大、软,宫口松弛,有时可见大量血块堵塞,按摩子宫则有陈旧性血液及凝血块排出。B超检查显示子宫内膜线不清,无第3产程胎盘胎膜残留病史,宫腔内无组织回声。刮出物无胎盘绒毛,蜕膜或肌层内仍保持大小不等的管腔,提示内膜修复过程受阻,再生内膜及肌层有炎症反应。

(五)剖宫产术后子宫切口裂开

多见于子宫下段剖宫产横切口的两侧端。造成切口裂开的原因有:

1.切口感染

子宫下段横切口距离阴道近,手术操作失血及术后出血,胎膜早破、产程延长等诱因引起切口及周围感染,组织坏死脱落,血管开放而大出血。切口裂开后加重感染,二者互为因果,互相影响使切口难以愈合,如无菌操作不严格更易如此。

2.切口选择不当

当切口过低时,由于接近宫颈外口,此处组织结构以结缔组织居多,愈合能力差;而切口位置过高时,位于解剖学内口处,切口上缘为宫体组织,收缩力和缩复力强,胎儿娩出后变厚变短,下缘为宫颈组织,缩复力差,薄而长,缝合时创面对合不良易导致愈合不佳。由于妊娠子宫多右旋,切开时易偏左容易损伤左侧子宫血管。

3.缝合不当

切缘对合不良,操作粗暴,活动性出血的血管缝扎不紧,尤其是切口两侧角部血管未能缝扎住导致血肿形成;缝线过松或打结过松不能有效压迫血管,缝线打结过紧将血管与组织割断,缝扎组织过多或过稀,肠线过粗及结头过多,子宫全层穿透缝合等都将影响切口愈合而导致出血。切口裂开患者常表现为术后3周左右突然发生的无痛性大量阴道流血,并反复发作,短时间内患者陷于休克状态。检查时阴道及宫颈管内有血块,宫颈外口松弛,有时可在子宫下段切口处触及凹陷、突起或血块,此时切勿强行撕拉或触摸"异物",否则可导致难以控制的大出血。

(六)其他

胎盘部位滋养细胞肿瘤、子宫黏膜下肌瘤、子宫内膜息肉、宫腔内异物、宫颈糜烂、宫颈恶性肿瘤等,均可能引起晚期产后出血。诊断依靠妇科检查,血或尿 HCG 测定,X 线或 CT 检查,B 超检查及宫腔刮出物病理检查等。

(七)多表现为产后恶露不净,有臭味

反复或突然阴道大出血,可导致贫血、休克甚至危及生命。

对于既往有多次人工流产史,胎盘粘连史,产后出血史者,或分娩时有产程延长,急产,双胎,难产,宫腔操作,副胎盘,轮廓状胎盘,胎盘缺损或产后出血史应提高警惕。

五、辅助检查

(一)首要检查

1.血常规

以了解贫血和感染情况。

2.宫腔分泌物培养或涂片检查

以了解病原菌种及选用有效抗生素。

3.宫腔刮出物病理检查

宫腔刮出物肉眼见坏死胎盘组织并与血凝块混在一起,镜下见绒毛即可确诊为胎盘残留;若刮出物见坏死蜕膜,镜下见蜕膜细胞及红细胞,但不见绒毛为胎膜残留。

4.B 超检查

了解宫腔有无残留物,以及剖宫产子宫切口愈合情况等。

(二)次要检查

1.血中 β－HCG 检查

有助于诊断胎盘残留及绒毛膜癌。

2.血小板检查

有助于诊断血小板减少或功能不全。

(三)检查注意事项

剖宫产术后患者发生晚期产后出血,应考虑子宫刀口裂开的可能,一般不主张行诊断性刮宫。如行超声检查怀疑宫腔残留者,可在住院及备血、做好手术前准备的情况下清宫,清宫后仍未找到出血原因,且出血不止或反见增多,应考虑子宫瘢痕裂开。

六、处理

(一)产后流血

若少量或中等量流血,持续不净,B 超提示子宫腔无凝血块及残留内时,可给予子宫收缩剂和抗生素,促使子宫收缩,控制感染。不要常规给予清宫术。

(二)胎盘和胎膜残留

患者入院时,出血量多,休克时,应先积极抢救失血性休克,输血、输液补充血容量。B 超提示子宫内有大块物时,在应用抗生素及子宫收缩剂的同时,进行吸宫术。术中有时见胎盘及胎膜堵塞宫颈口,或有大量血块潴留宫腔内。应立即用卵圆钳钳夹后,尽量吸宫,或用大刮勺清宫,有条件时:应在 B 超监视下清宫。动作应轻柔,不要过多伤及子宫组织,以免感染扩散

或引起更多的出血。刮出物送病理检查可排除滋养细胞疾病,但由于在所有产后清宫所得标本都可能找到变性绒毛及蜕膜,所以不能完全根据病理结果诊断胎盘残留。

(三)剖宫产后伤口裂开

如患者一般情况尚好,出血不多时,可暂卧床休息,予抗生素、宫缩剂和止血药治疗。放置导尿管。对于伤口不大者可期待自愈。

若出血多,或已处于失血性休克状态,在积极补充血容量,快速输血,抢救休克,给予抗生素治疗的同时,立即剖腹探查,术中发现切口裂口,作子宫全切或次全子宫切除。在宫腔感染存在的情况下,如果裂口修补,不易愈合有再度裂开的可能。对此类患者不能采用纱布填塞止血,以免扩大裂口,引起更多的出血。

七、治疗要点

(一)治疗原则

治疗原则为去除病因,止血、补血、消炎,必要时行手术治疗。

(二)具体治疗方法

1.基本治疗

纠正贫血、补充血容量及抗感染的同时,给予子宫收缩剂。有休克时,应积极抗休克治疗。疑有胎盘、胎膜蜕膜残留或胎盘附着部位复旧不全,在控制感染的同时行刮宫术,刮出物送病理检查,术后继续给予抗生素及子宫收缩剂。

2.手术治疗

对于有活动性出血,或出血量超过平常月经量,怀疑有胎盘组织残留者,应选择手术治疗。剖宫产术后子宫出血常常由于子宫切口缘组织坏死和切口再裂开,胎盘残留机会罕见。

临床手术治疗产后出血的方法:①清除宫腔内残留物;②必要时行子宫切除术;③超选择性双侧髂内动脉栓塞。

3.药物治疗

最初均以抗生素、缩宫素保守治疗。青霉素400万U,每日2次,静脉滴注;甲硝唑1.0g,每日1次,静脉滴注;缩宫素10U,每日1次,静脉滴注;经保守治疗后未止血者可应用己烯雌酚,12～18mg/d,血止后,每3日递减用量的1/3,最后维持量每日2～3mg,血止后共服15～20日。

(三)治疗注意事项

(1)在静脉通道输液、备血及准备手术的条件下刮宫,操作应轻柔,不要过多的伤及子宫组织,以免引起子宫穿孔,感染扩散和更多的出血,术后继续给予抗生素及子宫收缩剂;对于肿瘤引起的阴道流血,应作相应处理。大剂量的雌激素可影响乳汁分泌,但在大出血时应以抢救产妇及止血为首要目的,对乳汁的影响是次要的考虑,但在用药前要向家属说明情况,征得同意后使用。

(2)栓塞血管的选择以栓塞双髂内动脉的前干为好,紧急时可栓塞子宫动脉,栓塞剂多选择吸收性明胶海绵,因其7～20日后再通,可减少并发症。

(3)出血性休克的治疗首先是止血,力争在1～4小时内改善微循环障碍,以免发生不可逆的器质性损害。

八、饮食保健

药物的话可以适当的吃一些初元或血乐之类的补剂，如果有淤血或恶露不尽，可以用益母草煮鸡蛋来吃，效果很好。

红糖小米粥是非常的食品，既可补血又可补气，里面再加一些山药就更好了。

另外，产后多喝一些豆浆，一定要多喝，可以使身材迅速恢复，还可以调理内分泌。

九、预防

(一)预防胎盘残留

引起晚期产后大出血的主要原因是胎盘及胎膜残留，因此对产后 2 小时内阴道流血较多或怀疑胎盘残留时，应仔细检查胎盘、胎膜。如有残缺，应立即探查取出，必要时用大刮勺刮宫，产后给子宫收缩剂及抗生素，避免产褥感染及影响子宫复旧。

(二)预防严重并发症发生

剖宫产引起产后大出血是最严重并发症之一。因此术中应注意：

(1)剖宫产时子宫下段横切口不宜过低。因宫颈处纤维组织多，血供相对较少，切口愈合能力较子宫下段差，切口越接近子宫颈外口感染机会越大。

(2)术中避免横切口向两侧角部撕裂，切口可先行钝性分离，长度视胎儿大小而定，一般 10～12cm。当胎儿过大时，可在横切口两侧角略向上剪开，使切口呈弧形，以免切口撕裂损伤子宫动脉。

(3)缝合切口时注意检查两侧角，有时外侧肌层完整，而内侧黏膜肌层有撕裂，应仔细检查按解剖关系缝合。如有活动性出血时，可先钳夹后用丝线单独缝扎止血，避免多次缝扎，缝合不宜过紧、过密。尽量不穿透蜕膜层，以免影响血运导致伤口愈合不良。

(4)缝线缝合不宜太多，因随着子宫的复旧，切口在短期内迅速缩短，而这时的缝线尚未溶解，缝线太多易致组织缺血，坏死及感染。

(5)术后及时纠正贫血，控制感染。

(三)预防护理

做好妊娠期保健，恰当处理好分娩过程，可明显减少晚期产后出血的发生。

对有产后出血史，多次人工流产史，胎盘滞留及双胎，羊水过多，产程延长者提高警惕，做好产前保健及产时，产后监护。同时详告产妇，取得配合，预防晚期产后出血的发生。

正确处理第 2、3 产程，出头娩肩应缓慢，保护好会阴以免软产道撕裂。产后严密观察宫缩及阴道出血量，按压宫底促积血排出。

严格剖宫产指征，加强对正常生理分娩方式的宣传，减少社会因素的影响。对于具备剖宫产指征者，子宫切口选在子宫下段，先切开一个小口，再用手撕至合适的长度，出胎头应动作轻柔，选择恰当缝线，针距不可太密，止血彻底，术后用抗生素预防感染。

第三节　产褥期抑郁症

妊娠是妇女在人生中经过的正常生理过程,但由于在妊娠、分娩、产后恢复等一系列过程中妇女的内分泌状态、生理、和心理都产生了巨大的变化,尤其是在产褥期这个充满压力和应激的时段容易诱发精神疾患,或使原有精神疾病旧病复发或症状加重,据调查产褥期妇女精神疾病的发病率明显高于妇女的其他时期,其中尤其以产褥期抑郁症较常见。1968 年 Pitt 首次将产妇在产褥期内出现抑郁症状,称为产褥期抑郁症。近 20 年来,随着心身医学日趋受到广大临床医务工作者的重视,孕产妇的心理卫生健康也越来越受到大家的关注。产褥期抑郁症的发病率在国外报道可高达 30％左右,国内发病率为 15％左右。

一、病因

病因不明,可能与下列因素有关:遗传因素、心理因素、妊娠因素、分娩因素和社会因素等。

(一)遗传因素

有精神病家族史的产妇,其产后抑郁症的发生率亦特别高,这提示可能在这些家族中存在抑郁症的易感因子,这样的产妇更易受外界因素的影响而发病。

(二)心理因素

产褥期抑郁症的发生与产妇孕前的心理素质、心理承受能力及个性特征密切相关,产褥期抑郁症多见于以自我为中心,情绪不稳定,固执,性格内向等。

(三)内分泌因素

妇女在妊娠、分娩过程中内分泌发生几次大的变化,内分泌的变化与产褥期抑郁症的关系尚不十分清楚。有研究表明,胎盘类固醇与孕产妇的情绪变化有关。胎盘类固醇升高,可以使孕产妇情绪愉快,反之可以使产妇表现抑郁,产褥期抑郁症与垂体、甲状腺功能低下有关。

(四)妊娠因素

妇女妊娠以后,首先表现为兴奋状态,但接下来就面临许多精神上的压力,常常考虑胎儿是否畸形、胎儿是否正常、生产过程能否正常顺利等各种和胎儿、分娩有关的问题,这些问题在分娩以前一直困扰着孕妇,使孕妇表现为焦虑和抑郁。

(五)生产因素

生产过程是产褥期抑郁症的一个重要的诱因,分娩疼痛,其他产妇情绪的影响,产程的长短及不同分娩方式给产妇的刺激不同,均可使孕妇在心理上、生理上产生不平衡,诱发产后抑郁症。

(六)社会因素

社会因素的压力来自三个方面:

(1)妊娠期不愉快事件的发生,如夫妻关系不和睦、家人下岗、家庭经济条件差等;

(2)不良的妊娠结局,担心社会、家庭的压力,如死胎、胎儿畸形等;

(3)有的家庭特别在意婴儿的性别,也可成为诱发产褥期抑郁症的重要因素。

二、临床表现

产褥期抑郁症的主要表现是抑郁,多在产后 2 周内发病,产后 4～6 周症状明显。产妇多表现为心情压抑、沮丧、感情淡漠,不愿与人交流,甚至与丈夫也会产生隔阂。有的产妇还可表现为对生活、对家庭缺乏信心,主动性下降,流露出对生活的厌倦,平时对事物反应迟钝,注意力不易集中。食欲、性欲均明显减退。产褥期抑郁症患者可伴有头晕、头痛、胃部不适、心率加快、呼吸增加、便秘等症状,有的产妇有思维障碍、迫害妄想,甚至出现伤婴或自杀行为。

三、诊断

本病至今尚无统一的诊断标准。根据第 21 版《Williamr's Obstetrics》援引的诊断标准如下:

1.在产后 3～6 个月中持续 2 周出现下列 5 条或 5 条以上的症状,必须具备(1)或(2)。

(1)一天中情绪抑郁。

(2)对全部或多数活动明显缺乏兴趣或愉悦。

(3)体重显著下降或增加。

(4)失眠或睡眠过度。

(5)精神运动性兴奋或阻滞。

(6)疲劳或乏力。

(7)遇事皆感毫无意义或负罪感。

(8)思维力减退或注意力涣散。

(9)反复出现死亡想法,反复出现自杀的想法但无明确的自杀计划,或有自杀企图。

2.这些症状可造成社会交往的紧张和部分社会属性的障碍。

3.上述症状不是由某种物质或某种内科疾病造成。

4.患者在最近的 2 个月内未丧失亲人:轻度产褥期抑郁症的诊断标准采用美国《精神疾病的诊断与统计手册》中制订的"产褥期抑郁症的诊断标准",其内容与上表相似。诊断标准为持续 2 周的情绪抑郁不少于 5 条症状。对产褥期抑郁症的诊断,许多指标带有一定的主观性,因此目前的诊断多以 Cox 等设立的 Edinburgh 产后抑郁量表(EPDS)为标准。EPDS 包括 10 项内容,于产后 6 周进行调查。每项内容分 4 级评分(0～3),总分相加;≥分者可诊断为产褥期抑郁症。

四、治疗

产褥期抑郁症通常不能很好的诊断和进行适宜的治疗,所以必须引起我们的充分重视。产褥期抑郁症的治疗包括心理治疗和药物治疗。

(一)心理治疗

心理治疗对产褥期抑郁症非常重要。心理治疗的关键是:①增强患者的自信心,提高患者的自我价值意识;②根据患者的个性特征、心理状态、发病原因给予个体化的心理辅导,解除致病的心理因素;③另外,还应对有自杀倾向和杀婴倾向的患者进行有效的监护。

(二)药物治疗

重症患者单纯心理治疗远远不够,还应进行药物治疗。选用抗抑郁症的药物以不进入乳汁为佳,目前常用的药物有:

1.氟西汀

选择性地抑制中枢神经系统 5－羟色胺的再摄取,延长和增加 5－羟色胺的作用,从而产生抗抑郁作用,每日 20mg,分 1～2 次口服,根据病情可增加至每日 80mg。

2.帕罗西汀

通过阻止 5 羟色胺的再吸收而提高神经突触间隙内 5－羟色胺的浓度,从而产生抗抑郁作用。每日 20mg,一次日服,连续用药 3 周后,根据病情增减剂量,1 次增减 10mg,间隔不得少于 1 周。

3.舍曲林

作用机制同帕罗西汀,每日 50mg,一次口服,数周后可增加至每日 100～200mg。

4.阿米替林

为常用的三环类抗抑郁药,每日 50mg,分 2 次口服,渐增至每日 150～300mg,分 2～3 次服。维持量每日 50～150mg。

五、预防

产褥期抑郁症的发生受到许多社会因素、心理因素及妊娠因素的影响。因此,加强对孕妇的精神关怀,了解孕妇的生理特点和性格特点,运用医学心理学,社会学知识,及时接触致病的心理因素、社会因素,在孕期和分娩过程中,多给一点关心、爱护,对于预防产褥期抑郁症具有积极意义。

1.加强围生期保健,利用孕妇学校等多种渠道普及有关妊娠、分娩常识,减轻孕妇对妊娠、分娩的紧张、恐惧心情,完善自我保健。

2.对有精神疾患家族史的孕妇,应定期密切观察,避免一切不良刺激,给予更多的关爱、指导。

3.在分娩过程中,医护人员要充满爱心和耐心,尤其对产程长,精神压力大的产妇,更需要耐心解释分娩过程。

4.对于有不良分娩史、死胎、畸形胎儿的产妇,应向她们说明产生的原因,用友善、亲切、温和的语言,给予她们更多的关心,鼓励她们增加自信心。

5.产妇是一个特殊的群体,需要特殊的爱,这个爱来自丈夫、家庭、朋友及社会等各个方面,相信只要大家多一点微笑,就会少点“产褥期抑郁症”。

六、预后

本病预后良好,约 70％患者于 1 年内治愈,但再次妊娠有 20％复发率,其下～代的认知能力可能受到一定影响。

第四节　产褥中暑

产褥中暑是指产褥期间产妇在高温、高湿和通风不良的环境中体内余热不能及时散发,引起以中枢性体温调节功能障碍为特征的急性疾病,表现为高热,水、电解质代谢紊乱,循环衰竭和神经系统功能损害等。本病起病急骤,发展迅速,处理不当可遗留严重的后遗症,甚至死亡。

一、病因

产褥中暑的易感因素有:

1.外界气温>35℃、相对湿度>70%时,机体靠汗液蒸发散热受到影响;

2.居住条件差,居室通风不良且无降温设备;

3.产妇分娩过程中体力消耗大且失血多致产后体质虚弱,产后出汗过多又摄盐不足;

4.产褥感染患者发热时,更容易中暑。在产褥期尤其是产褥早期除尿量增多外,经常出现大量排汗,夜间尤甚,习称“褥汗”。若产妇受风俗旧习影响在产褥期为“避风”而紧闭门窗、衣着严实,使身体处在高温、高湿环境中,严重影响机体的散热机制,出现一系列的病理改变。

二、临床表现

(一)中暑

先兆起初多表现为口渴、多汗、皮肤湿冷、四肢乏力、恶心、头晕、耳鸣、眼花、胸闷、心悸等前驱症状。此时体温正常或略升高,一般在38℃以下。若及时将产妇移至通风处,减少衣着,并补充盐写水分,症状可迅速消失。

(二)轻度中暑

中暑先兆未能及时处理,产妇体温可逐渐升高达38.5℃以上,症状亦明显加重。出现剧烈头痛,颜面潮红,恶心胸闷加重,脉搏和呼吸加快,无汗,尿少,全身布满“痱子”,称为汗疹。此期经及时治疗多可恢复。

(三)重度中暑

体温继续上升,达40℃以上。出现嗜睡、谵妄、抽搐、昏迷等中枢神经系统症状,伴有呕吐、腹泻、皮下及胃肠出血。检查时可见面色苍白,脉搏细数,心率加快,呼吸急促,血压下降,瞳孔缩小然后散大,各种神经反射减弱或消失。若不及时抢救可因呼吸循环衰竭、肺水肿、脑水肿等而死亡,幸存者也常遗留严重的中枢神经系统后遗症。

三、诊断和鉴别诊断

根据发病季节,患病产妇居住环境和产妇衣着过多,结合典型的临床表现,一般不难诊断。但应注意与产后子痫和产褥感染败血症等相鉴别。夏季罹患产褥感染的产妇若有旧风俗旧习惯常易并发产褥中暑,患严重产褥中暑的患者亦易并发产褥感染,这些在诊断时应引起重视。

四、治疗

产褥中暑的治疗原则是迅速改变高温、高湿和通风不良的环境,降低患者的体温,及时纠正脱水、电解质紊乱及酸中毒,积极防治休克。迅速降低体温是抢救成功的关键。

(一)降温

1.环境降温

迅速将产妇移至凉爽通风处,脱去产妇过多衣着。室内温度宜降至25℃。

2.物理降温

鼓励多饮冷开水、冷绿豆汤等;用冰水或酒精擦浴;在头、颈、腋下、腹股沟、腘窝浅表大血管分布区放置冰袋进行物理降温。

3.药物降温

氯丙嗪 25～50mg 加入 0.9％氯化钠液或 5％葡萄糖液 500mL 中静脉滴注,1～2h 内滴完,必要时 6h 重复使用。氯丙嗪可抑制体温调节中枢,降低基础代谢。降低氧消耗,并可扩张血管,加速散热。高热昏迷抽搐的危重患者或物理降温后体温复升者可用冬眠疗法,常用冬眠 1 号(哌替啶 100mg、氯丙嗪 50mg、异丙嗪 50mg)。使用药物降温时需监测血压、心率、呼吸等生命体征。如血压过低不能用氯丙嗪时,可用氢化可的松 100～200mg 加入 5％葡萄糖液 500mL 中静脉滴注。另外,可同时用解热镇痛类药物,如阿司匹林和吲哚美辛等。

药物降温与物理降温具有协同作用,两者可同时进行,争取在短时间内将体温降至 38℃左右。降温过程中必须时刻注意产妇体温的变化,每隔 30min 测量一次体温,体温降至 38℃左右时应立即停止一切降温程中必须时刻注意产妇体温的变化,每隔 30min 测量一次体温,体温降至 38℃左右时应立即停止一切降温措施。

(二)对症处理

(1)保持呼吸道通畅,及时供氧。

(2)患者意识尚未完全清醒前应留置导尿,并记录 24h 出入量。

(3)周围循环衰竭者应补液,可输注晶体液、血浆、羧甲淀粉或右旋糖酐—40 等,但 24h 内液体入量需控制于 2000～3000mL,输液速度宜缓慢,16～30 滴/分,以免引起肺水肿。

(4)纠正水、电解质紊乱和酸中毒,输液时注意补充钾盐和钠盐,用 5％碳酸氢钠纠正酸中毒。

(5)脑水肿表现为频繁抽搐,血压升高,双瞳孔大小不等,可用 20％甘露醇或 25％山梨醇 250mL 快速静脉滴注,抽搐患者可用地西泮 10mg 肌内注射,或用 10％水合氯醛 10～20mL 保留灌肠。

(6)呼吸衰竭可给予呼吸兴奋药,如尼可刹米、洛贝林等交替使用,必要时应行气管插管。

(7)心力衰竭可给予洋地黄类制剂,如毛花苷 C0.2～0.4mg 缓慢静脉注射,必要时 4～6h 重复。

(8)应用广谱抗生素预防感染。

五、预防

产褥中暑可以预防,且应强调预防。关键在于对产妇及其家属进行卫生宣教,让他们了解并熟悉孕期及产褥期的卫生,破除旧的风俗习惯,使卧室凉爽通风和衣着被褥适宜,避免穿着过多影响散热。另外,可饮用一些清凉饮料。积极治疗和预防产褥期生殖道及其他器官的感染,也是预防产褥中暑的主要环节。此外,还应让产妇了解产褥中暑的先兆症状,一旦察觉有中暑先兆症状时能够应急对症处理。

第八章　胎儿发育异常

第一节　巨大胎儿

胎儿体重达到或超过4000g称为巨大胎儿。近年来,由于围生期保健改善、孕期营养过剩,孕妇运动减少等因素,巨大胎儿的发生有逐年增高的趋势。国内巨大胎儿发病率为7%,国外发病率为15.1%,男婴多于女婴。巨大胎儿是胎儿性难产的原因之一,并发肩难产机会多,处理不当可发生子宫破裂、软产道损伤、新生儿窒息颅内出血、锁骨骨折等,给母儿造成极大的伤害。

一、主诉
孕妇在妊娠晚期出现呼吸困难,腹部沉重及两肋胀痛。

二、临床特点

(一)主要症状
孕妇体重增加迅速,妊娠晚期出现呼吸困难,腹部沉重及两肋胀痛等症状。

(二)次要症状
(1)腹部的负重引起腰背疼痛、行动不便。

(2)母亲患糖尿病是导致巨大胎儿的常见原因,孕妇可有多饮、多食、多尿等"三多"症状。

(三)体征
孕妇腹部明显隆起,呈尖腹或悬垂腹。宫高>35cm,先露部高浮,到临产尚未入盆。若宫高加腹围≥140cm,巨大胎儿的可能性较大。

(四)鉴别诊断

1.双胎妊娠

妊娠晚期也可出现呼吸困难,甚至不能平卧,行动不便等。检查子宫大于相应孕周的单胎妊娠,孕中、晚期腹部可触及两个胎头或多个小肢体。可在腹部两个部位听到频率不同的两个胎心音,B超检查两个胎头可以确诊。

2.羊水过多

也可使孕妇自觉腹部胀痛、呼吸困难、行动不便等,腹部检查子宫过度增大,充满液体,腹壁及子宫壁紧张,张力大,胎位不易查清,胎心遥远或听不清。B超检查羊水指数>18cm或羊水最大暗区垂直深度>7cm可明确诊断。

三、辅助检查

(一)首要检查

1.超声检查估计胎儿体重

(1)用于测量参数的超声切面:双顶径(BPD):双顶径应在丘脑水平做头颅横切面。超声图像:头颅呈椭圆形,丘脑两半球居中央,其间为第三脑室,中线两侧应基本对称,图像前三分之一处可见透明隔。测量据点可置于近场颅板的外缘及远场颅板的内缘,两点之间垂直穿过第三脑室之间的距离即为双顶径。

头围(HC):头围的测量切面与双顶径测量切面完全相同,可在测量双顶径的同一切面上进行。不同的是要将测量据点完全放置在颅板的外缘,打点或划线均要完全包围在头颅的最外缘。如果仪器不能直接读出所划出的头围,也可分别测双顶径及枕额径,用公式计算出头围。

公式:头围=(双顶径+枕额径)×1.57。

腹围(AC):腹围的标准切面:胎儿腹部胃泡水平横切面。超声图像:基本呈圆形,背侧脊柱呈圆形,左侧为胃泡暗区,腹前壁完整,看不到脐静脉入腹壁,可见到肝门静脉或静脉导管。图像中不要包括有肾脏或心脏的影像。掌握了这些特点,一定可获得最佳的标准腹围测量切面。方法与测头围相同。

股骨长度(FL):测量股骨时超声声束应完全与股骨呈垂直方向,要包括全部骨干,但不包括远端的骨骺。

(2)最常用的体重计算公式:Hadlock等用多项参数所得出的公式,目前公认较好,许多高档超声仪器中设有产科软件,多用其公式。如果仪器有此设备,只要将所测数据一输入仪器会自动报出所得的估计体重。如果仪器无此设备,就需要自己将数据代入公式进行运算。但应注意数据准确计算,不要有错误。

Log_{10}出生体重$=1.3596-0.00386\times AC\times FL+0.0064\times HC+0.00061\times BPD\times AC+0.0424\times AC+0.174\times FL$

Shepard等用双顶径及腹围计算:

Log_{10}出生体重$=-1.7492+0.166\times BPD+0.046\times AC-2.646\times AC\times BPD/1000$

(3)巨大胎儿的超声诊断:巨大胎儿超声诊断方法与估计胎儿体重一样。用同样的测量参数,推算出胎儿体重。也可以单项参数估测巨大胎儿,如$BPD\geq9.5cm$,$FAC\geq35cm$,$FL\geq7.5cm$,均提示巨大胎儿可能。三者中以FAC最为敏感。近年来国内有学者用B超测量胎儿肱骨软组织厚度预测巨大胎儿,认为如果以胎儿肱骨软组织厚度$\geq11mm$为截断值,预测巨大儿的灵敏度可达91.3%。

2.宫高、腹围预测胎儿体重

"宫腹法"是粗略估计胎儿体重简单易行的方法,它的精确性虽不及B超,但对于B超水平不够的基层医院,"宫腹法"不失为一种很好的方法。目前临床上常用以下几种公式估计胎儿体重[所有公式的胎儿体重(g)用W表示,测量的数值单位均为cm]:

(1)宫高>35cm,宫高+腹围>140cm,先露浮动不易衔接,提示巨大胎儿。

(2)胎儿体重=(宫高-n)×155,n为常数,先露位棘下时,n=11,先露达棘平或棘上1cm时,n=12,先露位棘上2cm以上时,n=13。

(3)胎儿体重=宫高×腹围+150。

(4)胎儿体重=2900+0.3×宫高×腹围。

(5)胎头衔接者,胎儿体重=腹围×宫底高+200;胎头浮动或臀位者,胎儿体重=腹围×

宫底高;胎膜已破胎头衔接者,胎儿体重=腹围×宫底高度+300。

(二)次要检查

血糖水平在普通孕妇中,孕24～28周时,OGTT中的空腹血糖(FPG)＞5.0mmol/L,预测巨大儿(＞4000g)的敏感性为100％,特异性为64％。

(三)检查注意事项

超声检查由于对胎儿无害,方法简捷,可重复性强,成为目前最常用的检查方法。但超声诊断仍有不足之处,存在一定程度的假阴性或假阳性,临床上除了尽可能做到标准要求,还应当结合临床有关资料适当考虑结果。

影响超声对巨大胎儿诊断的因素有:

1.所采用的测量切面不标准

未按所要求的切面来进行测量。其原因可能是操作人员不够熟练,对标准切面掌握不好,也可能由于仪器分辨率差,测量标尺不精确。

2.胎儿位置影响胎位常影响

对标准切面的获取,尤其在孕末期,儿头入盆,头俯屈,胎体过度屈曲,均不易获得理想的超声断面图像。

3.超声探头所能探达的范围有限

胎儿过大,尤其足月后胎儿腹围太大,而探头的范围有限,常不能将过大胎儿的身体部分完全包括在图像之内。测量时只能估计可能超出的范围,使所得数据出现误差。

四、治疗要点

(一)治疗原则

尽可能准确估计胎儿体重,并结合骨盆测量选择分娩方式。

(二)具体治疗方法

1.剖宫产

估计非糖尿病孕妇胎儿体重≥4500g或糖尿病孕妇胎儿体重≥4000g,即使骨盆正常,但为防止母儿产时损伤,应行剖宫产结束分娩。

2.经阴道分娩

(1)巨大胎儿试产在分娩过程中应严密观察:监护产程进展及胎儿安危,认真填写产程图,防止产科并发症。第一产程中,因子宫过度膨胀,可导致原发或继发宫缩乏力。产程稍有延迟就要及时查找原因,不易试产过久。若第一产程及第二产程延长,胎头停止在中骨盆迟迟不能下降者应尽早行剖宫产。若胎头双顶径已达坐骨棘水平以下2cm,第二产程延长时,可行较大会阴侧切,行产钳助产。

(2)在助产时特别要注意肩难产:当胎儿较大时,不宜过早进行外旋转,使胎儿双肩径沿骨盆入口横经或斜径下降至中骨盆,再协助旋转胎肩,使双肩沿骨盆最大径线下降。

3.肩难产及其处理

胎头娩出后胎儿前肩嵌顿于耻骨联合上方,用常规助产手法不能娩出胎儿双肩称为肩难产。肩难产发生突然,情况紧急,必须迅速处理,否则,将导致母婴严重并发症。

临床上肩难产有时很难预测,一旦发生,应迅速采取有效的助产方法,尽快娩出胎肩,这是新生儿存活的关键。肩难产发生后,首先应快速清理胎儿口鼻内的黏液及羊水。请有经验的产科医师、新生儿科医师、麻醉科医师到场抢救的同时,双侧阴部神经阻滞麻醉并行足够大的双侧会阴后斜侧切开,使产道松弛。

肩难产助产应采取以下方法:

(1)屈大腿助产法(McRobert 法):即在助手帮助下使产妇的双侧髋关节向腹部高度屈曲,使大腿贴近腹部,可通过耻骨联合向母体头部方向转动,使骶骨和腰椎间角度变平,骨盆倾斜度减少,骨盆入口平面与产力的方向更加垂直,胎儿后肩较易通过骶骨岬而下降,前肩随之从耻骨联合后方下降。此法可使耻骨联合向上移动 8cm,使骨盆入口与第五腰椎水平面的角度由原来的 26°变成 10。此法是处理肩难产的首选,对母婴的损伤较少。

(2)压前肩法:在产妇耻骨联合上方适度压胎儿前肩,使双肩径缩小,同时向下牵拉胎头,两者相互配合持续加压与牵引,有助于嵌顿的前肩娩出。此法多与屈大腿助产手法合用。

(3)旋肩法(Wood 旋转法):当胎肩嵌顿于骨盆入口前后径时,需将其转到骨盆入口斜径上才能娩出。具体操作为术者一手指或两手指在胎儿后肩,向顺时针转动 180°,使前肩从耻骨联合下转动,双肩径位于骨盆斜径。此法可用于 McRobert 法失败者。

(4)后肩娩出法:术者手顺骶骨深入至后肩,向上至后肘窝,使胎儿在胸前属肘屈前臂,然后握住胎手,沿胸的方向轻柔将手、前臂牵出阴道,娩出后肩,然后向下牵引胎头即可娩出前肩。

(5)Rubin 法:一手入阴道,找到易触到的胎肩(一般为前肩),将其推向胎儿前胸壁,使双肩径缩小,而松动嵌顿之前肩。

(6)Gasbin 法:产妇用双掌和双膝支撑身体跪于产床上,以使胎儿后肩通过骶骨岬,据报道第一次宫缩即可使 83%胎儿后肩通过骶骨岬,如不能自动娩出,则可配用 Wood 手法。

(7)还纳胎头后剖宫产法(Zavanelli 法):在子宫松弛剂及麻醉下,将胎头以枕前或枕后位屈曲,慢慢还纳入阴道内,然后立刻行剖宫产分娩。该方法一般在上述方法均失败时使用,至今对此法评价不一。若失败则母婴并发症严重,甚至导致死亡。

(8)锁骨切断术:尽量牵引胎头,使锁骨距阴道口近,然后以长剪刀在一手保护下切断锁骨中段,缩小肩径,娩出胎儿,如一侧锁骨切断后仍不能娩出则断另一侧锁骨。此法多用于胎儿已死的病例。存活胎儿行此术时注意勿伤及锁骨下动脉。

(9)耻骨联合切开术:可在局部麻醉下进行,切开耻骨联合之软骨及纤维组织,使骨盆径线增大,胎肩很易娩出,术后制动固定,伤口容易愈合。此法在第三世界应用较多,但手术时注意勿损伤膀胱及输尿管。

(三)治疗注意事项

1.目前要准确做出巨大胎儿的诊断有时有一定的难度,许多巨大胎儿往往是在出生后才做出诊断。

2.选择合适的分娩方式非常重要,虽然巨大胎儿也可以经阴道分娩,但毕竟发生难产、软产道损伤、新生儿产伤的机会增加,一般建议放宽剖宫产指征。注意防止产后出血的发生,剖宫产时子宫壁的切口要充分防止裂延。

3.巨大胎儿出生后 1~2 小时开始喂糖水,及早开奶,预防低血糖的发生;易发生低钙血症,应补充钙剂,多用10％葡萄糖酸钙1mL/kg加入葡萄糖溶液中滴注。积极治疗高胆红素血症,多选用蓝光治疗。

4.由于肩难产较少见,临床医师想在实践中熟悉操作机会较少,平时若不注意练习,一旦有肩难产就不易处理好。所以产科医师必须在平时要经常在模型上练习,达到熟练掌握肩难产的操作手法。处理肩难产时不能慌乱,要冷静、有条不紊地进行,否则将造成严重后果。

5.处理肩难产应避免过度牵拉胎头。过度牵拉胎头可并发臂丛神经损伤,因为过度侧牵胎头牵拉了侧神经根,常可导致上脊髓神经的损伤（$C_5 \sim C_6$）,最终导致肩和上臂的损伤和麻痹（Erb－duchenne麻痹）。少数病例可致低位神经根受影响（$C_7 \sim T_1$）,使手活动障碍（Klumpke麻痹）。$T_1 \sim T_3$损伤可致非常罕见的Horner综合征。有研究认为臂丛神经损伤有一部分是宫内来源的,即是对胎儿不匀称的牵拉力或者推力。

6.肩难产后,产妇需仔细检查有无产道裂伤,预防产后出血及感染。注意膀胱功能恢复。新生儿应积极处理新生儿窒息,仔细检查有无产伤,如臂丛神经损伤,胸锁乳突肌血肿,颅内出血,锁骨、肱骨骨折等,并预防感染。

第二节　胎儿生长受限

胎儿生长受限（FGR）是指胎儿受各种不利因素影响,未能达到其潜在所应有的生长速率。表现为足月胎儿出生体重＜2500g;或胎儿体重低于同孕龄平均体重的两个标准差;或低于同孕龄正常体重的第10百分位数。其发病率为3％～10％,我国发病率平均6.39％。胎儿生长受限时围生儿患病率和病死率均高于正常体重儿,对远期体格与智能发育也有一定影响。

一、主诉
孕妇自觉腹部膨隆速度缓慢或体重增加缓慢、停滞。

二、分型
胎儿生长受限根据其发生时间、胎儿体重以及病因分为三型。

(一)内因性均称型FGR
属于原发性胎儿生长受限。在胎儿发育的第一阶段,抑制生长因素即发生作用。因胎儿在体重、头围和身长三方面均受限,头围与腹围均小,故称均称型。其病因包括基因或染色体异常、病毒感染、接触放射性物质及其他有毒物质。

(二)外因性不匀称型FGR
属于继发性胎儿生长受限。胚胎早期发育正常,至孕晚期才受到有害因素影响,如合并妊娠期高血压疾病等所致的慢性胎盘功能不全。

(三)外因性均称型FGR
为上述两型的混合型。其病因有母儿双方因素,多系缺乏重要生长因素,如叶酸、氨基酸、微量元素,或由有害物质影响所致。在整个妊娠期间均产生影响。

三、临床特点

(一)主要症状

足月胎儿出生体重＜2500g；或胎儿体重低于同孕龄平均体重的两个标准差；或低于同孕龄正常体重的第 10 百分位数。

三类胎儿生长受限的特点如下。

1.内因性均称型 FGR

体重、生长、头径相称，但均小于该孕龄正常值。外表无营养不良表现，器官分化或成熟度与孕龄相符，但各器官的细胞数量均减少，脑重量轻，神经元功能不全和髓鞘形成迟缓；胎盘小，但组织无异常。胎儿无缺氧表现。胎儿出生缺陷发病率高，围生儿病死率高，预后不良。产生新生儿多有脑神经发育障碍，伴小儿智力障碍。

2.外因性不匀称型 FGR

新生儿外表呈营养不良或过熟儿状态，发育不匀称，身长、头径与孕龄相符而体重偏低。胎儿常有宫内慢性缺氧及代谢障碍，各器官细胞数量正常，但细胞体积缩小，以肝脏为著。胎盘体积正常，但功能下降，伴有缺血、缺氧的病理改变，常有梗死、钙化、胎膜黄染等，加重胎儿宫内缺氧，使胎儿在分娩期对缺氧的耐受力下降，导致新生儿脑神经受损。新生儿在出生后躯体发育正常，容易发生低血糖。

3.外因性均称型 FGR

新生儿身长、体重、头径均小于该孕龄正常值，外表有营养不良表现。各器官细胞数目减少，导致器官体积均缩小，肝脾严重受累，脑细胞数也明显减少。胎盘小，外观正常。胎儿少有宫内缺氧，但存在代谢不良。新生儿的生长与智力发育常受到影响。存在影响胎儿生长的因素，包括母亲营养供应、胎盘转运和胎儿遗传潜能。

(二)次要症状

1.羊水过少

临床症状多不典型，孕妇可于胎动时感腹痛，有子宫紧裹胎儿感，子宫敏感，轻微刺激可诱发宫缩。

2.脐带异常

脐带过长、脐带过细(尤其近脐带根部过细)、脐带扭转、脐带打结等可影响胎儿获得营养，引起 FGR。

(三)体征

1.子宫长度、腹围值

连续 3 周测量均在第 10 百分位数以下者，为筛选 FGR 指标，预测准确率达 85％以上；宫高明显小于相应孕周是 FGR 最明显且最容易识别的体征。孕 18～30 周时宫底高度与孕周有明确相关性，若低于正常宫高 2 个标准差，则考虑 FGR。

计算宫高和孕周关系的公式如下。

(1)第 50 百分位数＝0.7×孕周＋6。

(2)第 10 百分位数＝0.7×孕周＋3。

(3)第 90 百分位数＝0.7×孕周＋9。

2.孕晚期

孕妇每周增加体重 0.5kg,发生 FGR 时妊娠晚期孕妇体重增加缓慢或停滞。

3.计算胎儿发育指数

胎儿发育指数＝子宫长度(cm)－3×(月份＋1)。

指数在－3 和＋3 之间为正常,小于－3 提示可能为 FGR。

(四)鉴别诊断

FGR 应与早产儿及其他原因引起的孕妇体重增加缓慢或停滞、羊水过少鉴别。

1.早产儿

两者的共同表现为出生体重＜2500g,可根据胎龄、体重、神态、皮肤、耳郭、乳腺、指纹等方面加以鉴别。

2.死胎

两者的共同表现为孕妇体重增加缓慢或停滞。区别点在于死胎者还存在胎动停止,胎心消失的表现,同时 B 超检查可见胎心和胎动消失。

3.过期妊娠

两者的共同表现为妊娠期间出现的羊水过少,区别点在于检查时过期妊娠者胎儿发育无异常,故胎儿发育指数、子宫长度、腹围值均在正常范围。

4.胎儿畸形

胎儿泌尿系统畸形时可出现妊娠期间的羊水过少,区别点在于 B 超检查可发现胎儿异常。

四、辅助检查

(一)首要检查

1.B 超测量

可以通过以下数据的测量来筛选 FGR。常用的测量参数如下。

(1)测头围与腹围比值(HC/AC):比值小于正常,在同孕周平均值的第 10 百分位数以下,即应考虑可能为 FGR,有助于估算不匀称型 FGR。HC/AC 正常平均值及 95％上限。

(2)测量胎儿双顶径(BPD):孕 28 周＜70mm,孕 30 周＜75mm,孕 32 周＜80mm。

(3)股骨长径与腹围比率(FL/AC×100):正常值为 22±2(平均值±2 倍标准差),比率大于 24,则不匀称型 FGR 的诊断可以成立。

(4)羊水量与胎盘成熟度:多数 FGR 出现羊水过少(羊水最大暗区垂直深度测定≤2cm、羊水指数≤5cm)、胎盘老化的 B 超图像。35 周前出现Ⅲ级胎盘为病理性成熟图像,应警惕有无 FGR。

(5)彩色多普勒超声检查:妊娠晚期脐动脉收缩期血流与舒张期末血流(S/D)比值≤3 为正常值,脐血 S/D 比值升高时,应考虑有 FGR 的可能。频谱多普勒表现为舒张期血流速度降低,消失或反向,血流搏动指数(PI)≥1,血流阻力指数(RI)≥0.7,脐动脉舒张期末波缺失或倒置。

2.胎儿生物物理评分

应用 B 超监测胎儿呼吸运动、肌张力、胎动、羊水量,及根据胎儿电子监护结果进行综合评分,满分为 10 分。FGR 时,小于 6 分。

(二)次要检查

1.胎盘功能检查

(1)测定孕妇尿 E,和 E/C 比值:正常 24 小时尿 E：＞15mg 为正常值,10～15mg 为警戒值,妊娠晚期多次测得尿 E 值＜10mg 表示胎盘功能低 F。也可测尿 E/C,＞15 为正常值,10～15 为警戒值,＜10 为危险值。

(2)血清胎盘生乳素值(HPL):采用放射免役法,妊娠足月 HPL 值为 5～15mg/L,若该值于妊娠足月＜4mg/L 或突然降低 50%,提示胎盘功能低下。若同时合并 Es 低值 FGR 的发生可接近 95%。

(3)妊娠特异性 β 糖蛋白(PSβ,G):通常以 SP 表示,于妊娠 4 周后随孕周增加而升高,孕 34～38 周可达到高峰,当 SP、HPL、尿 E/C 比值均低时,胎盘功能不全的发生率可达 100%,其 FGR 发生率高。

2.脐血、羊水细胞遗传学或分子遗传学检查

唐氏综合征(21－三体综合征)、18－三体综合征、13－三体综合征及 Turner 综合征等常可伴有 FGR,对羊水和脐血中的胎儿细胞进行基因病检测、染色体核型分析或荧光原位杂交等可以对许多遗传病做出产前诊断,从而筛选 FGR 的高危因素,对胎儿做出评估。

3.血糖测定

孕妇患严重糖尿病伴有血管病变时,FGR 的发生率大大提高,可达 21%。正常空腹血糖值为 3.89～6.11mmol/L。

4.甲状腺功能检查

重症或控制不当的甲状腺功能亢进患者可发生 FGR。

5.血常规检查

重度贫血时可引起 FGR。

6.TORCH 检测

孕妇感染人巨细胞病毒及单纯疱疹病毒后可引起 FGR 的发生。

(三)检查注意事项

(1)孕期准确诊断 FGR 并不容易,往往需要在分娩后才能确诊。密切关注胎儿发育情况是提高 FGR 诊断率及准确率的关键。没有高危因素的孕妇应在孕早期明确孕周,并通过孕妇体重和子宫长度的变化,初步筛查出 FGR,进一步经超声检查确诊。有高危因素的孕妇还需要从孕早期开始定期行超声检查,根据各项衡量胎儿生长发育指标及其动态情况,及早诊断 FGR。

(2)孕妇应在孕早期明确孕周,尤其对于月经周期不规律的妇女,可根据早孕反应出现的时间、胎动出现的时间,基础体温提示的排卵期、性交日期等来估计孕周。不能仅凭一次检查结果确定诊断,需动态观察,并增加产前检查次数。

(3)B 超是胎儿生长受限首选的最准确的检查的方法,可以直接测量胎头、躯体、四肢等各个部位的大小,但某 1～2 个测量数据并不能代表胎儿全面情况,可采用多参数测量综合分析。孕 36 周前采用头围、腹围、双顶径为宜,孕 36 周后采用头围、腹围、股骨长为宜。如果 HC/AC

比值增高超过正常值 95％ 以上,不匀称型 FGR 的诊断可以成立,此法较为准确,几乎可以检出所有不匀称型 FGR。但是 HC/AC 比值不适应于均称型 FGR。

(4)血清 SP_1 值和孕周数、胎儿体重及胎盘重量呈正相关,连续测定血清 SP_1 可做为预测 FGR 的一项有价值的指标。

五、治疗要点

(一)治疗原则

积极寻找病因,早期治疗,适时终止妊娠。

(二)具体治疗方法

1.寻找病因

对临床怀疑 FGR 的孕妇,应尽可能找出可能的致病原因,如及早发现妊娠期高血压疾病,行 TORCH 感染检查,抗磷脂抗体测定,必要时脐血穿刺行染色体核型分析。

2.孕期治疗

治疗越早,效果越好,孕 32 周前开始治疗疗效佳,孕 36 周后疗效差。

(1)一般治疗:卧床休息,均衡膳食,吸氧,左侧卧位改善子宫胎盘血液循环。

(2)补充营养物质:口服复合氨基酸片,每次 1 片,每日 1～2 次;脂肪乳注射剂 250～500mL,静脉滴注,每 3 日 1 次,连用 1～2 周;10％葡萄糖溶液 500mL 加维生素 C 或能量合剂,静脉滴注每日 1 次,连用 10 日;叶酸 5～10mg,每日 3 次,连用 15～30 日,适量补充维生素 E(100mg,每日 1～2 次)、B 族维生素(维生素 B_1、维生素 B_2,应每日分别从膳食中摄入 1.8mg)、钙剂(以饮食摄入为主,例如牛奶、菠菜、动物肝脏。必要时服用含钙药物,如钙尔奇碳酸钙 D_3 片,每日 1 次,口服)、铁剂(自孕 4～5 个月开始,给予硫酸亚铁 0.3g,或富马酸亚铁 0.2g,每日 1 次,口服)、锌剂(自孕 3 月起,每日从饮食中补锌 20mg,例如羊肉的含锌量为 6.06mg/100g,牛肉为 4.73mg/100g)等。

(3)改善微循环:β 受体激动剂能舒张血管、松弛子宫,改善子宫胎盘血流,促进胎儿生长发育,可选用口服沙丁胺醇(硫酸舒喘宁),每次 2.4mg,每日 3 次;利托君每次 10～30mg,每日 4 次,口服,;均连续 7～10 日为一疗程。硫酸镁能恢复胎盘正常的血流灌注,可给予每日 10g,静脉滴注,但用药过程中应注意呼吸(每分钟不少于 16 次)、膝跳反射(存在)及尿量(每小时不少于 25mL)。丹参能促进细胞代谢、改善微循环、降低毛细血管通透性,有利于维持胎盘功能,用法:右旋糖酐－40500mL,加复方丹参注射液 4mL,静脉滴注,每日 1 次,连续 7～10 日为一疗程。低分子肝素(5000U,每日 2 次)、阿司匹林(75mg/d)用于抗磷脂抗体综合征引起 FGR 者有效。

3.产科处理

(1)继续妊娠指征:胎儿状况良好,胎盘功能正常,妊娠未足月,孕妇无并发症及并发症者,可以在密切监护下妊娠至足月,但不应超过预产期。B 超测定估计胎儿体重已达 2500g 以上,可考虑终止妊娠。

(2)终止妊娠指征:①治疗后 FGR 无改善,胎儿停止生长 3 周以上;②胎盘提前老化,伴有羊水过少等胎盘功能低下表现;③NST、胎儿生物物理评分及脐动脉 S/D 比值测定等,提示胎儿缺氧;④妊娠并发症、并发症病情加重,继续妊娠将危害母婴健康或生命者,均应尽快停止妊娠。一般在孕 34 周左右考虑终止,妊娠,如孕周未达 34 周者,应促胎肺成熟后再终止妊娠。

(3)分娩方式选择:FGR 胎儿对缺氧耐受力差,胎儿胎盘贮备不足,难以耐受分娩过程中宫缩时的缺氧状态,应适当放宽剖宫产指征,阴道分娩应加强监护,缩短第二产程。

阴道产:胎儿情况良好,胎盘功能正常,胎儿成熟,Bishop 宫颈成熟度评分≥7 分,羊水量及胎位正常,无其他禁忌者,可经阴道分娩;若胎儿难以存活,无剖宫产指征时予以引产。

剖宫产:胎儿病情危重,产道条件欠佳,阴道分娩对胎儿不利,均应行剖宫产结束分娩。

(三)治疗注意事项

(1)早发现,早诊断,治疗越早,效果越好。

(2)FGR 胎儿对缺氧耐受力差,分娩过程中应注意密切监测胎心变化。

(3)新生儿出生后应仔细清理呼吸道,及时清除鼻和口腔的羊水和黏液,避免羊水和胎粪的吸入,预防胎粪吸入综合征的发生。

(4)不要将脐血管的血液挤入胎儿循环,预防红细胞增多症。

(5)新生儿为高危儿,注意保暖,早喂糖水,以防低血糖发生。

(6)加强新生儿的近期和远期随访,早日进行智力开发。

第三节 胎儿畸形

广义的胎儿畸形,指胎儿先天异常,包括胎儿各种结构畸形、功能缺陷、代谢以及行为发育的异常。又细分为代谢障碍异常、组织发生障碍异常、先天畸形和先天变形。

狭义的胎儿畸形,即胎儿先天畸形,是指由于内在的异常发育而引起的器官或身体某部位的形态学缺陷,又称为出生缺陷。

据美国全球出生缺陷报告,全球每年大约有 790 万的出生缺陷儿出生,约占出生总人口的 6%。已被确认的出生缺陷有 7000 多种,其中全球前五位的常见严重出生缺陷占所有出生缺陷的 25%,依次为先天性心脏病(104 万)、神经管缺陷(32.4 万)、血红蛋白病(地中海贫血,30.8 万)、Down 综合征(21.7 万)和 G6PD(17.7 万)。我国每年约有 20 万～30 万肉眼可见的先天畸形儿出生,加上出生后数月和数年才显现的缺陷,先天残疾儿童总数高达 80～120 万,约占每年出生人口总数的 4%～6%。据全国妇幼卫生监测办公室和中国出生缺陷监测中心调查,我国主要出生缺陷 2007 年排前五位的是先天性心脏病、多指(趾)、总唇裂、神经管缺陷和脑积水。

一、病因

导致胎儿畸形的因素目前认为主要由遗传、环境因素,以及遗传和环境因素共同作用所致。遗传原因(包括染色体异常和基因遗传病)占 25%;环境因素(包括放射、感染、母体代谢失调、药物及环境化学物质等)占 10%;两种原因相互作用及原因不明占 65%。

(一)遗传因素

目前已经发现有 5000 多种遗传病,究其病因,主要分为单基因遗传病、多基因遗传病和染色体病。

单基因病是由于一个或一对基因异常引起,可表现为单个畸形或多个畸形。按遗传方式分为常见常染色体显性遗传病[多指(趾)、并指(趾)、珠蛋白生成障碍性贫血、多发性家族性结肠息肉、多囊肾、先天性软骨发育不全、先天性成骨发育不全、视网膜母细胞瘤等]、常染色体隐性遗传病(白化病、苯丙酮尿症、半乳糖血症、黏多糖病、先天性肾上腺皮质增生症等)、X连锁显性遗传病(抗维生素 D 佝偻病、家族性遗传性肾炎等)和 X 连锁隐性遗传病(血友病、色盲、进行性肌营养不良等)。

多基因遗传病是由于两对以上基因变化,通常仅表现为单个畸形。多基因遗传病的特点是:基因之间没有显、隐性的区别,而是共显性,每个基因对表型的影响很小,称为微效基因,微效基因具有累加效应,常常是遗传因素与环境因素共同作用。常见多基因遗传病有先天性心脏病,小儿精神分裂症、家族性智力低下、脊柱裂、无脑儿、少年型糖尿病、先天性肥大性幽门狭窄、重度肌无力、先天性巨结肠、气道食道瘘、先天性腭裂、先天性髋脱位、先天性食道闭锁、马蹄内翻足、原发性癫痫、躁狂抑郁精神病、尿道下裂、先天性哮喘、睾丸下降不全、脑积水等。

染色体数目或结构异常(包括常染色体和性染色体)均可导致胎儿畸形,又称染色体病,如21－三体综合征、18－三体综合征、13－三体综合征、TURNER 综合征等。

(二)环境因素

包括放射、感染母体代谢失调、药物及环境化学物质、毒品等环境中可接触的物质。环境因素致畸与其剂量效应、临界作用以及个体敏感性吸收、代谢、胎盘转运、接触程度等有关。20世纪 40 年代广岛长崎上空爆炸原子弹诱发胎儿畸形,50 年代甲基汞污染水体引起先天性水俣病,以及 60 年代反应停在短期内诱发近万例海豹畸形以来,环境因素引起先天性发育缺陷受到了医学界的高度重视。风疹病毒可引起胎儿先天性白内障、心脏异常,梅毒也可引起胎儿畸形。另外,环境因素常常参与多基因遗传病的发生。

二、胎儿畸形的发生易感期

在卵子受精后 2 周,孕卵着床前后,药物及周围环境毒物对胎儿的影响表现为"全"或"无"效应。"全"表示胚胎受损严重而死亡,最终流产;"无"指无影响或影响很小。可以经其他早期的胚胎细胞的完全分裂代偿受损细胞,胚胎继续发育,不出现异常。"致畸高度敏感期"在受精后 3～8 周,亦即停经后的 5～10 周,胎儿各部开始定向发育,主要器官均在此时期内初步形成。如神经在受精后 15～25 日初步形成,心脏在 20～40 日,肢体在 24～26 日。该段时间内受到环境因素影响,特别是感染或药物影响,可能对将发育成特定器官的细胞发生伤害,胚胎停育或畸变。8 周后进入胎儿阶段,致畸因素作用后仅表现为细胞生长异常或死亡,极少导致胎儿结构畸形。

三、常见胎儿畸形

(一)先天性心脏病

由多基因遗传及环境因素综合致病。发病率为 8% 左右,妊娠期糖尿病孕妇胎儿患先天性心脏病的概率升高,为 4% 左右。环境因素中妊娠早期感染,特别是风疹病毒感染容易引起发病。

先天性心脏病种类繁多,有 Fallot 四联症、室间隔缺损、左心室发育不良、大血管转位、心内膜垫缺损、Ebstein 畸形、心律失常等。由于医学超声技术水平的提高,绝大多数先天性心脏病可以在妊娠中期发现。

1.Fallot 四联症

指胎儿心脏同时出现以下四种发育异常:室间隔缺损、右心室肥大、主动脉骑跨和肺动脉狭窄。占胎儿心脏畸形的 6%~8%,属于致死性畸形,一旦确诊,建议终止妊娠。

2.室间隔缺损

是最常见的先天性心脏病。占 20%~30%左右。可分为三种类型:①漏斗部:又称圆锥间隔,约占室间隔的 1/3;②膜部室间隔:面积甚小。直径不足 1.0cm;③肌部间隔:面积约占2/3。膜部间隔为缺损好发部位,肌部间隔缺损最少见。各部分缺损又分若干亚型:①漏斗部缺损分干下型(缺损位于肺动脉瓣环下,主动脉右与左冠状瓣交界处之前),嵴上(内)型缺损(位于室上嵴之内或左上方);②膜部缺损分嵴下型(位于室上嵴右下方),单纯膜部缺损,隔瓣下缺损(位于三尖瓣隔叶左下方);③肌部缺损可发生在任何部位,可单发或多发。大部分室间隔缺损出生后需要手术修补。

3.左心室发育不良

占胎儿心脏畸形的 2%~3%,左心室狭小,常合并有二尖瓣狭窄或闭锁、主动脉发育不良。属致死性心脏畸形。

4.大血管转位

占胎儿心脏畸形的 4%~6%,发生于孕 4~5 周左右,表现为主动脉从右心室发出,肺动脉从左心室发出,属复杂先天畸形。出生后需要手术治疗。首选手术方式是动脉调转术动脉调转术,但因需冠状动脉移植、肺动脉瓣重建为主动脉瓣、血管转位时远段肺动脉扭曲、使用停循环技术等,术后随访发现患儿存在冠状动脉病变、主动脉瓣反流、神经发育缺陷、肺动脉狭窄等并发症。

5.心内膜垫缺损

占胎儿心脏畸形的 5%左右,其中 60%合并有其他染色体异常。心内膜垫是胚胎的结缔组织,参与形成心房间隔、心室间隔的膜部,以及二尖瓣和三尖瓣的瓣叶和腱索。心内膜垫缺损又称房室管畸形,主要病变是房室环上、下方心房和心室间隔组织部分缺失,且可伴有不同程度的房室瓣畸形。出生后需手术治疗,合并染色体异常时,预后不良。

6.Ebstein 畸形

占胎儿心脏畸形的 0.3%左右,属致死性心脏畸形。1866 年 Ebstein 首次报道,又名三尖瓣下移畸形。三尖瓣隔瓣和(或)后瓣偶尔连同前瓣下移附着于近心尖的右室壁上,将右室分为房化右室和功能右室,异位的瓣膜绝大多数关闭不全,也可有狭窄。巨大的房化右室和严重的三尖瓣关闭不全影响患者心功能,有报道 48%胎死宫内,35%出生后虽经及时治疗仍死亡。

7.胎儿心律失常

占胎儿的 10%~20%左右,主要表现为期外收缩(70%~88%),心动过速(10%~15%)和心动过缓(8%~12%)。胎儿超声心动图是产前检查胎儿心律失常的可靠的无创性影像技术,其应用有助于早期检出并指导心律失常胎儿的处理。大多数心律失常的胎儿预后良好,不需要特殊治疗,少部分合并胎儿畸形或出现胎儿水肿,则预后不良,可采用宫内药物(如地高辛)治疗改善预后。

除上述胎儿心脏畸形外,还有永存动脉干、心室双流出道、心肌病、心脏肿瘤等。必须提出的是,心脏畸形常常不是单独存在,有的是某种遗传病的一种表现,需要排查。

(二)多指(趾)

临床分为 3 种类型:①单纯多余的软组织块或称浮指;②具有骨和关节正常成分的部分多指;③具有完全的多指。超过 100 多种异常或遗传综合征合并有多指(趾)表现,预后也与是否合并有其他异常或遗传综合征有关。单纯多指(趾)具有家族遗传性,手术效果良好。目前国内很多医院没有将胎儿指(趾)形状和数量观察作为常规筛查项目。

(三)总唇裂

包括唇裂和腭裂。发病率为 1‰,再发危险为 4‰。父为患者,后代发生率 3‰;母为患者,后代发生率 14‰。单纯小唇裂出生后手术修补效果良好,但严重唇裂同时合并有腭裂时,影响哺乳。B 超妊娠中期筛查有助诊断,但可能漏诊部分腭裂,新生儿预后与唇腭裂种类、部位、程度,以及是否合并有其他畸形或染色体异常有关。孕前 3 个月开始补充含有一定叶酸的多种维生素可减少唇腭裂的发生。

(四)神经管缺陷

神经管在胚胎发育的 4 周前闭合。孕早期叶酸缺乏可引起神经管关闭缺陷。神经管缺陷包括无脑儿、枕骨裂、露脑与脊椎裂。各地区的发病率差异较大,我国北方地区高达 6‰～7‰,占胎儿畸形总数的 40%～50%,而南方地区的发病率仅为 1‰左右。

1.无脑儿

颅骨与脑组织缺失,偶见脑组织残基,常伴肾上腺发育不良及羊水过多。属致死性胎儿畸形。孕妇血清甲胎蛋白(AFP)异常升高,B 超检查可以确诊,表现为颅骨不显像,双顶径无法测量。一旦确诊,建议终止妊娠。即使妊娠足月,约 75%在产程中死亡,其他则于产后数小时或数日死亡。无脑儿外观颅骨缺失、双眼暴突、颈短。

2.脊柱裂

脊柱裂是指由于先天性的椎管闭合不全,在脊柱的背或腹侧形成裂口,可伴或不伴有脊膜、神经成分突出的畸形。可分为囊性脊柱裂和隐性脊柱裂,前者根据膨出物与神经、脊髓组织的病理关系分为:脊膜膨出、脊髓脊膜膨出和脊髓裂。囊性脊柱裂的患儿于出生后即见在脊椎后纵轴线上有囊性包块突起,呈圆形或椭圆形,大小不等,有的有细颈或蒂,有的基底部较大无颈。脊髓脊膜膨出均有不同程度神经系统症状和体征,患儿下肢无力或足畸形,大小便失禁或双下肢呈完全弛缓性瘫痪。脊髓裂生后即可看到脊髓外露,局部无包块,有脑脊液漏出,常并有严重神经功能障碍,不能存活。囊性脊柱裂几乎均须手术治疗。隐性脊柱裂为单纯骨性裂隙,常见于腰骶部第五腰椎和第一骶椎。病变区域皮肤大多正常,少数显示色素沉着、毛细血管扩张、成肤凹陷、局部多毛现象。在婴幼儿无明显症状;长大以后可出现腰腿痛或排尿排便困难。

孕期孕妇血清甲胎蛋白(AFP)异常升高,B 超排畸筛查可发现部分脊柱排列不规则或有不规则囊性物膨出,常伴有 lcmon 征(双顶径测定断面颅骨轮廓呈柠檬状)和 banana 征(小脑测定断面小脑呈香蕉状)。孕前 3 个月起至孕后 3 个月补充叶酸,可有效预防脊柱裂发生。

(五)脑积水

与胎儿畸形、感染、遗传综合征、脑肿瘤等有关。最初表现为轻度脑室扩张,处于动态变化过程。单纯轻度脑室扩张无严重后果,但当脑脊液大量蓄积,引起颅压升高、脑室扩张、脑组织收受压,颅腔体积增大、颅缝变宽、囟门增大时,则会引起胎儿神经系统后遗症,特别是合并其他畸形或遗传综合征时,则预后不良。孕期动态 B 超检查有助于诊断。对于严重脑室扩张伴有头围增大时,或合并有 Dandy－Walker 综合征等其他异常时,建议终止妊娠。

(六)唐氏综合征

又称 21－三体综合征或先天愚型,是最常见的染色体异常。发病率为 1/600～800。根据染色体核型的不同,唐氏综合征分为三种类型,即单纯 21－三体型、嵌合型和易位型。唐氏综合征的发生起源于卵子或精子发生的减数分裂过程中随机发生的染色体的不分离现象,导致21 号染色体多了一条,破坏了正常基因组遗传物质间的平衡,造成患儿智力低下,颅面部畸形及特殊面容,肌张力低下,多并发先天性心脏病,患者白血病的发病率增高,为普通人群的10～20 倍。生活难以自理,患者预后一般较差,50%左右于 5 岁前死亡。目前对唐氏综合征缺乏有效的治疗方法。

通过妊娠早、中期唐氏综合征母体血清学检测(早期 PAPP－A,游离 β－HCG,中期AFP、β－HCG 和 uE_3 等),结合 B 超检查,可检测 90%以上的唐氏综合征。对高风险胎儿,通过绒毛活检或羊水穿刺或脐血穿刺等技术作染色体核型分析可以确诊。一旦确诊,建议终止妊娠。

多数单纯 21－三体型唐氏综合征患者的产生是由于配子形成中随机发生的,其父母多正常,没有家族史,与高龄密切相关。因此,即使夫妇双方均不是唐氏综合征患者,仍有可能怀有唐氏综合征的胎儿。易位型患者通常由父母遗传而来,对于父母一方为染色体平衡易位时,所生子女中,1/3 正常,1/3 为易位型患者,1/3 为平衡易位型携带者。如果父母之一为 21/21 平衡易位携带者,其活婴中全部为 21/21 易位型患者。

四、辅助检查

随着母胎医学的发展,现在很多胎儿畸形可以在产前发现或干预。采用的手段有以下几方面:

(一)产科 B 超检查

除早期 B 超确定宫内妊娠、明确孕周、了解胚胎存活发育情况外,早期妊娠和中期妊娠遗传学超声筛查,可以发现 70%以上的胎儿畸形。

(二)母体血清学筛查

可用于胎儿染色体病特别是唐氏综合征的筛查。早孕期检测 PAPPA 和 βHCG,中孕期检测 AFP、β－HCG 和 uE_;,是广泛应用的组合。优点是无创伤性,缺点是只能提供风险率,不能确诊。

(三)侵入性检查

孕早期绒毛吸取术,孕中期羊膜腔穿刺术和孕中晚期脐带穿刺术可以直接取样,进行胎儿细胞染色体诊断。

(四)胎儿镜

有创、直观,对发现胎儿外部畸形(包括一些 B 超不能发现的小畸形)优势明显,但胎儿高流失率阻碍其临床广泛应用。

(五)孕前及孕期母血

TORCH 检测有助于了解胎儿畸形的风险与病因。

(六)分子生物学技术

从孕妇外周血中富集胎儿来源的细胞或遗传物质,联合应用流式细胞仪、单克隆抗体技术、聚合酶链反应技术进行基因诊断,是胎儿遗传疾病产前诊断的发展方向。

五、预防和治疗

预防出生缺陷应实施三级预防。一级预防是通过健康教育、选择最佳生育时机、遗传咨询、孕前保健、合理营养、避免接触放射线和有毒有害物质、预防感染、谨慎用药、戒烟戒酒等孕前阶段综合干预,减少出生缺陷的发生。二级预防是通过孕期筛查和产前诊断识别胎儿严重先天缺陷,早期发现,早期干预,减少缺陷儿的出生。三级预防是指对新生儿疾病的早期筛查、早期诊断、及时治疗,避免或减轻致残,提高患儿生活质量和生存概率。

建立健全围生期保健网,向社会广泛宣传优生知识,避免近亲婚配或严重的遗传病患者婚配,同时提倡适龄生育,加强遗传咨询和产前诊断,注意环境保护,减少各种环境致畸因素的危害,可有效地降低各种先天畸形儿的出生率。

对于无脑儿、严重脑积水、Fallot 四联症、唐氏综合征等致死性或严重畸形,一经确诊应行引产术终止妊娠;对于有存活机会且能通过手术矫正的先天畸形,分娩后转有条件的儿科医院进一步诊治。宫内治疗胎儿畸形国内外有一些探索并取得疗效,如双胎输血综合征的宫内激光治疗,胎儿心律失常的宫内药物治疗等。对于胎儿畸形的宫内外科治疗,争议较大,需要进一步研究探索。

六、临床特殊情况的思考和建议

(一)如何认识遗传性超声检查中染色体异常软指标

胎儿染色体病占胎儿畸形的 0.1%～0.2%,其中唐氏综合征发病率最高。近二十年遗传学超声迅速发展,对于早期发现染色体疾病发挥了重要作用。所谓软指标指在妊娠中期 B 超排畸检查中,容易被发现,非特异性的,通常是短暂存在的一些声像学变化,包括颈项皮肤厚度增加、脉络膜囊肿、心室强光点、轻度肾盂增宽、肠管强回声、四肢短小等。这些指标的出现提示胎儿患染色体病的风险增加。随着超声技术发展,早期妊娠 B 超也可以发现胎儿颈项透明层增宽、鼻骨缺失等指标,提示胎儿染色体病患病可能增加,需要进一步检查。这些指标如果多个同时出现,将增加染色体异常的风险。临床有应用这些软指标的 LR 比值修正唐氏血清学筛查的风险值,比如某孕妇唐氏血清学筛查的测定值为 1:1700,为低风险人群,但若在妊娠中期 B 超排畸检查中发现颈项皮肤厚度增加,LR 比值为 17,则唐氏风险值将修订为 1:100,进入高风险人群范畴,需要进一步检查。

对于这些软指标的认识,随着经验积累,将进一步深入。既不可视而不见,也不必过度惊慌。不能将心室强光点与胎儿心脏病相提并论,也不能将脉络膜囊肿认为是胎儿脑肿瘤。这些软指标仅仅是判断胎儿染色体病的参考,需要结合孕妇年龄、孕周、血清学筛查结果综合判断,以决定是否需要作侵入性检查来确诊。

(二)不要把胎儿脑室前角或侧脑室的轻度增宽等同于胎儿脑积水

自从开展胎儿超声排畸以来,胎儿侧脑室或脑室前角大于正常临界值(10mm)常有发现,文献一般将侧脑室或脑室前角宽度在 10～15mm 划归为轻度增宽。Pilu 等(1999)复习文献并研究 31 例轻度脑室增宽的胎儿,认为独立的轻度脑室增宽一般没有严重后果,但提示脑部发育异常或染色体异常的风险增加。Simioli 等对 34 例在 18～34 周诊断为轻度脑室增宽的胎儿随访研究表明:4 例终止妊娠的病例里,2 例伴染色体异常,1 例脑积水,1 例正常;出生后继续随访的 26 例中,61％结果正常。

对轻度脑室增宽的处理目前还没有确切的规范,我们建议既不能谈"宽"色变,将胎儿脑室前角或侧脑室的轻度增宽等同于胎儿脑积水而盲目要求终止妊娠,也不能掉以轻心,应该继续全面的检查(包括染色体检查和其他超声异常的检查)和随访。

(三)掌握超声影像图上的鉴别要点

超声技术的应用,尤其是遗传学超声的引进与开展,使出生缺陷在宫内发现的概率大大增加,但国内各级医院的超声检查水平参差不齐,对胎儿异常的识别和诊断差距很大,常常给孕妇及其家庭造成很大压力和心理负担。因此对超声图像的识别和对超声报告的正确解读很重要,必须抓住鉴别要点。比如 CCAM 与隔离肺的影像学鉴别要点是后者具有独立的体循环,可以看到从主动脉分出的血管支进入肺部肿块;重复肾的诊断要点是一侧肾脏具有两套集合系统;而脊膜膨出与脊髓脊膜膨出的鉴别点在于膨出的组织中是否含有脊髓组织,等等。不同的诊断与胎儿预后直接相关,需要足够重视和不断提高诊断水平。

第四节　多胎妊娠

在一次妊娠中,宫腔内同时有两个或两个以上胎儿时称双胎妊娠或多胎妊娠。以双胎为例,分为双卵双胎和单卵双胎。双卵双胎的发生率受种族、遗传、年龄、孕产次以及促排卵药物的影响,报道在 1.3‰～49.0‰不等,单卵双胎自然发生率在 4‰左右,促排卵治疗后单卵双胎发生率可升至 8‰。近二十年随着辅助生育技术和胎儿医学的发展,双胎妊娠正成为方兴未艾的热点围生医学领域。

一、多胎的发生学及诱发因素

多胎妊娠,以双胎妊娠为例,可以发生在一个卵子与一个精子相遇结合[(单卵双胎,也可以发生在两个卵子与两个精子相遇结合(双卵双胎)]。

当一个卵子与一个精子受精后,受精卵在从输卵管壶腹部往宫腔移形的同时,不断呈倍数分裂,形成桑椹胚,着床后继续分裂为囊胚,胚胎逐步分化发育,成长为胎儿。单卵双胎发生原因不明,如果分裂发生在桑椹期前,则形成双羊膜双绒毛膜双胎;若分裂发生在囊胚期,则形成双羊膜单绒毛膜双胎;若分裂发生在羊膜囊已形成后,则形成单羊膜单绒毛膜双胎。其中以双羊膜单绒毛膜双胎最常见,约占单卵双胎的 68％,单羊膜单绒毛膜双胎较少见,约占单卵双胎的 1‰～2‰。如果受精卵在受精 13 日原始胚盘已形成后分裂,则形成联体双胎(两个胎儿共用内脏器官)或寄生胎。联体双胎的发生率为单卵双胎的 1:1500。单卵双胎具有相同的遗传基因,两个胎儿性别、血型及其他种表型完全相同。联体双胎和寄生胎属胎儿畸形。单卵双胎的发生率在世界范围内都相对恒定,约每 250 例分娩出现 1 例,并与种族、遗传、年龄和产次等基本无关。

当两个卵子与两个精子分别结合,受精分裂发育,则形成双卵双胎。双卵双胎具有不同的遗传基因,两个胎儿性别、血型及其他种表型(如指纹、外貌、精神类型)完全不同。双卵双胎的发生率是单卵双胎的两倍,约占双胎的 70%,不同人种、孕妇年龄、孕妇体重、有无多胎分娩家族史等因素都会影响双卵双胎的发生,高龄孕妇、肥胖妇女、有双胎分娩家族史的妇女容易生育双胎。高尿促卵泡素水平与双胎发生有关。不孕症的促排卵治疗和辅助生育技术的广泛应用,使双胎,尤其是双卵双胎发生率大增。超排卵疗法可能导致 25%～30% 的病例发生多胎妊娠。脉冲性促性腺激素疗法导致 10% 的病例发生多胎妊娠。

(一)同期复孕

一种两个卵子在短时期内不同时间受精而形成的双卵双胎,精子可以是来自相同或不同男性,检测 HLA 型别可识别精子的来源。曾有新闻报道国外一女子生育的双胎中一个为白人、一个为黑人。

(二)异期复孕

在一次受精后隔一个排卵周期后再次受精妊娠。属于双卵双胎中特殊罕见的类型。人类未见报道。

二、妊娠期母体变化

双胎或多胎妊娠时,与单胎妊娠相比母体负担更重,变化更大。子宫体积及张力明显增大,其容量将增加超过 10L,重量将增加至少 9kg,当合并羊水过多时,容积和重量增加更明显。孕妇血容量扩张较单胎妊娠多 500mL,心率和心搏量都增加,心排出量增多,加上宫底上升抬高横膈,心脏向左相上移位更加明显,心脏负担加重。由于血容量的剧增,以及两个胎儿的发育,对铁、叶酸等营养物质的需要剧增,而孕妇常常早孕反应重,胃储纳消化吸收功能减弱,孕期易患贫血、低钙血症等。相对于单胎,双胎或多胎妊娠孕妇骨关节及韧带的变化更加明显。容易发生腰椎间盘突出或耻骨联合分离,影响孕妇活动。

三、诊断及鉴别诊断

(一)诊断

1.病史及临床表现

有家族史或(和)孕前曾用过促排卵药或接受体外受精多个胚胎移植(IVF－ET)的多为双卵双胎。早孕期早孕反应明显。中期妊娠后体重增加迅速,腹部增大与停经月份不相符,多伴有下肢水肿、静脉曲张等压迫症状,妊娠晚期常感身体沉重,行走不便,严重者有呼吸困难。

2.孕期产科检查

宫底高度大于停经月份,常超出妊娠图的 90th% 位,四步诊时腹部可触及多个小肢体或三个胎极,在腹部不同部位可听到两个或多个胎心,胎心率相差 10 次以上。下腹部和下肢皮肤可见妊娠纹,多见脚背或脚踝水肿。

3.产科超声检查

是诊断双胎或多胎的主要手段。孕6～7周时可见两个或多个妊娠囊,孕9周时可见到两个或多个原始心管搏动。可通过查看胎盘和胎儿性别判断单卵双胎和双卵双胎。若有两个胎盘,胎儿性别不同,提示双卵双胎;若超声影像图上只有一个胎盘,可以是单卵双胎,也可以是双卵双胎。临床常根据有无双胎峰来协助判断绒毛膜性。所谓双胎峰指分隔的胎膜与胎盘胎儿面接触处呈三角形,提示双绒毛膜双羊膜双胎。无双胎峰或分隔的胎膜与胎盘胎儿面接触处呈T形,提示单绒毛膜双羊膜双胎。另外测定两个相邻孕囊的间隔胎膜厚度可辅助诊断。间隔胎膜厚度≥2mm提示双羊膜双绒毛膜双胎。超声检查还可以筛查胎儿先天畸形、早期发现双胎输血综合征并辅助治疗、判断胎方位等。常见的畸形有脑积水、无脑儿、脑脊膜膨出、脐膨出及内脏外翻、连体畸形及无心畸形等,均可经妊娠中期的排畸B超检查诊断。产后检查胎盘有助于判断双胎类型。

(二)鉴别诊断

当宫底高度大于停经月份时,首先应重新核定孕周,特别对于月经周期不规则的孕妇,第二应排空膀胱再测宫底高度,做好这两项工作后确定子宫大于停经月份,还应与以下情况相鉴别:

(1)妊娠滋养细胞疾病。

(2)子宫畸形(纵隔子宫、双角子宫或残角子宫)合并妊娠。

(3)子宫肌瘤合并妊娠。

(4)附件肿瘤合并妊娠。

(5)羊水过多。

(6)巨大儿。

通过询问相关病史,主要依靠超声检查,可以鉴别诊断。

四、并发症及对母儿的影响

多胎妊娠比单胎妊娠发生孕产妇与胎儿并发症的风险增加,除容易早产等常见并发症外,还有一些特有的并发症,危及胎儿安全。

(一)常见并发症

1.流产

多胎妊娠容易发生自然流产,据报道流产的双胎比足月分娩的双胎多三倍以上。单绒毛膜双胎是自然流产的高危因素,与双绒毛膜双胎的流产比例为18:1。

2.早产

因胎膜早破或宫腔内压力过高及严重母儿并发症等原因,约占50%的双胎并发早产,导致围生儿病死率增高。美国一项调查显示16年间,双胎足月分娩数下降22%,与医源性干预有关,但并未造成围生儿病死率增高。

3.妊娠期高血压疾病

双胎并发妊娠期高血压疾病可高达40%,比单胎多3～4倍,具有发病早、程度重、容易出现心肺并发症等特点。

4.妊娠肝内胆汁淤积症

发生率是单胎的 2 倍,胆酸常高出正常值 10～100 倍,容易引起死胎及死产。

5.贫血

双胎并发贫血是单胎的 2.4 倍,与铁及叶酸缺乏有关。

6.羊水过多及胎膜早破

双胎羊水过多发生率约为 12%,约 14% 双胎并发胎膜早破。

7.胎盘早剥

多胎易发胎盘早剥,可能与妊娠期高血压疾病发病率增加有关,另外,胎膜早破或双胎第一胎儿娩出后宫腔压力骤降,是胎盘早剥的另一常见原因。

8.宫缩乏力

双胎子宫肌纤维伸展过度,常并发原发性宫缩乏力,易致产程延长和产后出血。经阴道分娩双胎,其平均产后出血量 500mL,这与子宫过度膨胀、产后宫缩乏力加上胎盘附着面积增大有关。

9.难产

胎位为臀头位,胎头交锁易致难产,即使是头头位,胎头碰撞也会难产。多胎包括双胎的剖宫产率增加。

10.脐带缠绕或脐带脱垂

也是双胎常见并发症,常见于单羊膜囊双胎。可致胎儿死亡。

11.过期妊娠

美国一项研究表明孕 39 周以后双胎死产的风险超过了新生儿死亡的风险。有学者建议将 40 周以后的双胎妊娠视为过期妊娠。

(二)特有并发症

1.双胎生长不一致

指胎儿大小不等。双胎生长不一致可以因为双胎间胎盘血管吻合引起的血流动力学不平衡,也可以因为胎盘植入部位不理想,另外双卵双胎可能有不一样的遗传生长潜力,特别在性别不同时也是原因之一。临床主要依靠超声诊断。以腹围差异超过 20mm,或根据超声测定胎儿生长指标计算胎儿体重,相差超过 25% 以上来诊断双胎生长不一致。双胎生长不一致,不良围生期结局增加。呼吸窘迫、脑室内出血、脑室周围白质软化、败血症和坏死性小肠结肠炎等的发生率都随着双胎生长不一致程度的上升而上升。当体重相差超过 30% 时,胎儿死亡的相对风险增加 5 倍以上。有时妊娠早中期双胎中的一个胎儿死亡,可被另一胎儿压成薄片,称纸样胎儿。

2.双胎输血综合征(TTTS)

是双羊膜囊单绒毛膜单卵双胎的并发症。通过胎盘间的动,静脉吻合支,血液从动脉向静脉单向分流,使一个胎儿成为供血儿,另一个胎儿成为受血儿。导致供血儿贫血、血容量减少,致使发育迟缓,肾灌注不足,羊水过少,胎儿活动受限并引起"贴附胎"(即固定不动胎儿),甚或死亡;受血儿血容量过多,可因循环过负荷而发生胎儿水肿、胎儿充血性心力衰竭。严重双胎输血综合征可能在妊娠中期出现,产前诊断该综合征的标准包括:单绒毛膜双胎(依靠同性别双胎或胎盘胎膜超声检查)、双胎间体重差异＞20％、较大胎儿羊水过多、较小胎儿羊水过少以及血红蛋白差异＞5g/dl(脐带穿刺测量)。产后诊断双胎输血综合征主要依靠双胎间体重差异＞15％～20％,血红蛋白差异＞5g/dl,伴随较小胎儿贫血。产后胎盘病理检查和胎盘血管灌注造影有助诊断。

3.单羊膜双胎

大约占单卵双胎的1％。两个胚胎共用一个羊膜囊,容易发生脐带相互缠绕,重者导致胎儿宫内死亡。目前缺乏对其有效的预测方法,定期或及时行超声多普勒测定脐带血流波形及血流阻力指数变化有助于早期发现及诊断。一些研究显示脐带缠绕引起的胎儿死亡较多见于妊娠早期,孕30～32周后发生率下降。

4.联体双胎

受精卵在胚盘已开始形成后才分裂形成双胎,属于单羊膜囊妊娠的特有并发症。估计发生率为每60000例妊娠中有一例。联体可涉及任意数量的器官,可分为前(胸部联胎)、后(臀部联胎)、头(头部联胎)和尾(骶部联胎)四类,其中最常见的连接部位为胸部和(或)腹部。联体双胎属于胎儿畸形,可通过超声检查进行产前诊断。

5.无心双胎

是单绒毛膜单卵双胎的又一罕见、特有并发症,被称为双胎反向动脉灌注(TRAP)畸形。发生率大约为每35000例分娩中有1例。表现为一个有正常身体结构但心力衰竭的供血胎儿,和一个没有正常心脏及其他各脏器的受血胎儿。无心畸形属致死性畸形。病因不明,有假说认为胚胎期存在大的胎盘动脉-动脉短路,常伴有静脉-静脉短路,在供体胎儿的灌注压力下,受体胎儿接受供体胎儿的反向血流,"用过的"动脉血到达受血儿,优先进入髂血管,仅灌注下半身,使得上半身生长发育受严重影响。正常或供血胎儿常发生心力衰竭,如未经治疗,50％～75％的供血胎儿将发生死胎。

五、临床管理

(一)孕前准备

(1)计划妊娠:"计划妊娠"新理念倡导从生理、心理、环境、营养、遗传、经济等各方面做好充分准备,减少孕后并发症的发生,降低出生缺陷发生率。建议准备怀孕的夫妇到正规妇幼保健机构至少看一次孕前门诊。

(2)不滥用促排卵药物。

(3)规范辅助生育技术的临床应用,避免三胎或三胎以上妊娠。

(二)孕期管理

1.强调正规建卡、定期产检的重要性

从孕3个月开始建卡,在有资质的产科医院定期、正规产前检查,可早期发现和诊断多胎妊娠,筛查胎儿结构或染色体异常,诊断和治疗多胎妊娠的各种并发症,使多胎妊娠对母儿的不良影响降到最低。

2.妊娠期处理及监护

(1)监测胎儿生长发育,注意依靠超声检查,了解胎儿是否生长一致,有无生长受限或胎儿畸形,诊断双胎绒毛膜性,早期发现并治疗双胎输血综合征。

（2）营养指导，补充含一定叶酸量的复合维生素，纠正贫血，适当补充铁及钙剂，合理饮食，保证胎儿生长所需的足够营养。

（3）防治早产，合理应用宫缩抑制剂。一旦出现宫缩或阴道流水，应住院治疗。对可疑早产孕妇，可检测宫颈及阴道分泌物中的胎儿纤维连接蛋白，结合 B 超了解宫颈内口形状和宫颈管长度，及时采取治疗。

（4）防治母体严重妊娠期并发症，妊娠期注意血压及尿蛋白变化，及时发现和治疗妊娠期高血压疾病。重视孕妇瘙痒主诉，动态观察孕妇血甘胆酸及肝功能变化，早期诊断和治疗妊娠肝内胆汁淤积症。

（5）定期监测胎心、胎动变化，可自孕 33 周起，每周行 NST 检查。

（6）妊娠晚期通过腹部触诊和 B 超检查确定胎位，帮助选择分娩方式。

（三）分娩处理及产后观察

1.分娩处理

对于双胎的分娩方式，过去认为多数双胎能经阴道分娩，现在很多医院选择剖宫产终止妊娠。特别是臀头位、臀位、横位双胎。对于合并急性羊水过多，孕妇出现呼吸困难等严重不适，或胎儿宫内窘迫，或有严重并发症（如子痫前期或子痫）不能继续妊娠时，或已发生胎膜早破，可提前终止妊娠。三胎以上孕妇常规选择剖宫产。联体双胎也常规选择剖宫产。

复旦大学附属妇产科医院主张在双胎孕妇满 37 周后，择期剖宫产。剖宫产时注意腹壁切口的选择，以纵切口为宜。子宫下段横切口不可太低。娩出胎儿时注意辨清胎儿身体部位，避免"助娩"变难产，或造成胎儿产伤。对于双胎合并羊水过多或多胎，可视子宫收缩力情况预防性行 B－lynch 背带式缝合，预防产后出血。

经阴道分娩适用于以下情况：头位或头臀位双胎，妊娠足月，无头盆不称，宫颈条件成熟，产力好，临产后产程进展顺利，无胎儿宫内窘迫者。

分娩时注意产程处理，宫缩乏力时可在严密监护下给予低浓度缩宫素静脉滴注加强宫缩；第一产程全程严密观察胎心变化和产程进展；第二产程行会阴侧切，当第一胎儿娩出后，立即用血管钳夹紧胎盘侧脐带，防止第二胎儿失血。助手在腹部协助固定第二胎儿为纵产式，定时记录胎心和宫缩，及时阴道检查了解胎位，注意有无脐带脱垂或胎盘早剥。如无异常，可等待第二胎自然临产，若等待 15 分钟仍无宫缩，可行人工破膜，静脉滴注低浓度催产素，帮助胎儿在半小时内娩出。若发现脐带脱垂、胎盘早剥，应立即产钳助产或臀牵引，迅速娩出胎儿，必要时可改剖宫产。推荐导乐及家属陪伴分娩，给予产妇精神支持，注意补充产妇高热量、易吸收的食物或饮品，使产妇有足够的体力完成分娩。

2.产后观察

无论阴道分娩还是剖宫产，均需积极防治产后出血。注意观察生命体征、子宫收缩和阴道出血量，加强产后宫缩剂的应用。当出血量大于 800mL 以上，及时输血。

六、临床特殊情况的思考和建议

（一）双胎输血综合征的早期诊断与治疗进展

双胎输血综合征（TTTs）是单卵双胎中单绒毛膜双胎的严重并发症，TTTs 发生率为 10%～25%，国外报道为 5%～15%。不经宫内治疗，围生儿病死率高达 80%～100%。

TTTs 的病理生理基础是两个胎儿胎盘间血管存在吻合。血管的吻合可分为浅表及深层两种。浅表的吻合指胎盘胎儿面表层的较大血管的吻合,大多数是动脉,动脉的直接吻合,少数是静脉,静脉的直接吻合。而在胎盘深层的两个胎儿循环间的动脉-静脉吻合是导致 TTTs 的主要原因。TTTs 的供血儿由于不断地向受血儿输送血液,导致低血容量、贫血、少尿、羊水过少、胎儿宫内生长迟缓;受血儿则高血容量、胎儿尿量增多、羊水过多、胎儿心脏增大、非免疫性水肿。

TTTs 有急慢性之分。急性者少见,有血流动力学改变后的后果,但两个胎儿间体重差异小于 15%。慢性 TTTs 的两个胎儿间体重差异大于等于 15%,血红蛋白差异大于 5g/100mL。慢性 TTTs 可发生在妊娠的早、中、晚期,严重 TTTs 多发生在孕早期和孕中期。Salomon 和 Ville 报道孕 25 周左右 TTTs 的围生儿病死率为 90%,存活儿中 20%~40%留有神经系统后遗症。

超声医学的发展和仪器的进步使 TTTs 的早期诊断成为可能。"双胎峰"和 Quintero 评分系统是临床诊断 TTTs 的主要依据。

"双胎峰":用于判断双胎的绒毛膜性。超声图像上如果在双胎两个胎盘的连接处见胎膜成三角形,或称 A 形突向羊膜腔,称双胎征阳性,提示为双绒毛膜双胎;如果在双胎两个胎盘的连接处见胎膜呈直角形,或称 T 形突向羊膜腔,称双胎征阴性。提示为单绒毛膜双胎。孕 10~14 周超声诊断绒毛膜性的准确率可达 100%,但中期妊娠,特别是在孕 24~28 周,诊断的准确率降低,无双胎峰,也不能排除单绒毛膜双胎。

除双胎峰外,超声检查为单个胎盘、同性别胎儿、胎儿间羊膜间隔小于 2mm 有助于诊断单卵双胎。

Quintero 评分系统:1999 年由 Quintero 提出,根据超声图像的变化,将 TTTs 分为 5 期。第 1 期,表现为羊水过多或过少;第 2 期在 1 期的基础上,供血儿膀胱无充盈;第 3 期在前两期的基础上,出现超声多普勒血流波形改变,如脐动脉舒张末期血流波形缺失,静脉导管 a 波反向,脐静脉搏动波等;第 4 期在前 3 期的基础上出现胎儿水肿;第 5 期胎儿宫内死亡。Quintero 评分系统在诊断和监测 TTTs 以及作为宫内治疗的判断指针方面被广泛应用。但近年,有学者认为 Quintero 评分系统缺乏对 TTTs 治疗预后的信息,建议使用新的 Rossi 评分系统。

大多数 TTTs 可以在孕 16~26 周得到超声学诊断。近年,Nicolaides(2002)提出孕 11~14 周测量两个胎儿的颈项透明层厚度差,可以预测 TTTs。

对于 TTTs 的治疗过去有羊水减量、羊膜中隔打孔、选择性灭胎等。羊水减量法因其损伤性小,长久以来一直是 TTTs 的首选治疗方法。序贯羊水减量可以提高胎儿生存率达 50%左右,并降低生存儿的并发症至 20%左右。自 1985 年 Delia 等报道用胎儿镜以钕、钇铝石榴石(Nd-YAG)激光对 4 例胎盘血管吻合支照射证实可以阻塞胎盘间的血管血流。近二十多年,在胎儿镜下激光凝固胎盘吻合血管术不断成熟,成为治疗 TTTs 的经济有效的主要方法。孕 16 至 26 周开始治疗,可提高至少一个胎儿的生存率至 80%,生存儿的并发症降至 10%。Yamamoto 和 Ville(2007)总结该激光治疗效果,17 种发表刊物的 1300 例 TTTs 激光治疗病例围生儿平均生存率为 57%(50%~100%),生存儿 1~6 个月大时有 2%~7%出现脑部损害。该手术有创,胎儿流产发生率为 6.8%～23%,胎膜早破发生率为 5%～30%。该治疗由于需要特殊设备和技术,目前全世界能开展的医院不多。

(二)多胎妊娠如何进行产前筛查与诊断

自从开展唐氏综合征的产前母体血清学筛查以来,大大降低了唐氏儿的出生率。Shaw-Sheng-Wen(2008)报道自 1994 年台湾开展中孕期唐氏儿血清学两联(即 β-HCG,AFP)筛查后,唐氏儿的出生率由 0.63‰下降到 0.16‰。对于筛查的方法,目前国际上没有统一的联选标准,各国、各地区,甚至一个城市的不同医院使用的筛查方案也不尽相同。有早孕期两联血清学筛查(即 β-HCG、PAPP-A)合并超声测量胎儿颈项透明层(NT)、中孕期两联血清学筛查(βHCG,AFP)、三联血清学筛查(β-HCG、AFP、uE_3)、四联血清学筛查(β-HCG、AFP、uE_3、inhibinA)结合中孕期遗传学超声检查软指标(如颈项皮肤厚度、心室强光点、肠管强回声、肾盂增宽、四肢骨短小等)。美国妇产科协会(ACOG)建议将早孕期的联合筛查作为所有孕妇的常规筛查方法。而逐步序贯筛查,即早孕期采用两联血清学筛查合并胎儿颈项透明层(NT)测量,加上中孕期四联血清学筛查可获得 95%以上的检出率,而假阳性率可控制在 5%以内。

随着辅助生殖技术的开展,双胎、三胎等多胎发生率大大增加。对于多胎妊娠如何进行唐氏儿的筛查和诊断,提出了新问题和新挑战。Dahoun(2008)曾报道一例单绒毛膜双羊膜双胎的核型分析一胎为 47,XX,+21,另一胎为 47,XX,21/46,XX。Pelikan(2007)报道一例罕见的 18-三体和 21-三体双卵双胎病例。相比于单胎妊娠,采用早孕期、中孕期超声及母体血清学筛查的方法可行,但敏感性低,假阳性率高。对于双胎而言,在早孕期判断"绒毛膜性"和测量 NT 非常重要,是测定和修正"风险率"的重要基础。双卵双胎中每个胎儿的唐氏风险是独立的,双绒毛膜双胎的风险应求每个胎儿风险之和,单绒毛膜双胎的风险计算应以 NT 为基础,计算拟然比的几何均值。对于多胎妊娠,相比于中期妊娠的血清学筛查,早孕期的 NT 测量更为重要。

目前,羊水穿刺染色体检查是判断胎儿有无染色体疾病的金标准。对于高风险的双卵双胎和双绒毛膜双胎应分别穿刺,检查两个胎儿的核型;对于单绒毛膜双胎或单羊膜双胎,只需用检查一个胎儿的核型即可。

(三)双胎妊娠中一胎死亡对妊娠结局的影响

双胎妊娠中一个胎儿死亡后如何处理,是迅速结束妊娠,娩出存活胎儿? 还是继续妊娠? 随着双胎发生率的增多,临床医生不得不面对增多的双胎中一胎死亡的临床处理问题。

双胎中一胎死亡的发生率国内报道在 3.65%～6.83%之间。国外报道发生率在 0.5%～8.9%之间,其中双胎中一个胎儿流产或"消失"发生于中孕期之前,占自然受孕双胎的 20%～60%。造成双胎中一胎死亡的原因主要分为以下四方面:①脐带因素:脐带绕颈、脐带打结、脐带过度旋转扭曲;②胎盘因素:双胎输血综合征、帆状胎盘血管前置、绒毛膜羊膜炎;③胎儿因素:胎儿畸形;④原因不明。双胎妊娠中一胎死亡后对妊娠结局的影响因发生死胎时的孕周和双胎的类型不同而迥异。早孕期双胎之一因各种原因死亡后,死胎可自行吸收、吸收,对生存儿的生长发育不造成影响。孕 3～4 个月一胎死亡后,因其骨骼未完成骨化,可被存活胎儿挤压成纸样儿。妊娠中晚期,一胎死亡后,对生存儿的影响主要决定于两个胎儿的胎盘间有无吻合的血管。如果有胎盘间的血管交通,死胎可以通过释放凝血物质进入存活儿,使之出现肌肉强直、组织梗死等,同时可以导致母体发生凝血功能障碍,发生 DIC。双胎输血综合征或无心胎儿发生一胎死亡后,可通过胎盘间的血管交通和血流动力学改变,造成另一胎儿的相继死亡。即使进行宫内手术,阻断两个胎儿胎盘间的血管吻合,另一胎儿神经系统后遗症的发生率达 26%。

对双胎中一胎死亡的处理,要根据发生孕周、双胎种类、发生死胎的原因而定。对于孕 34周以后发生的双胎一胎死亡,不论何种原因所致,建议立即终止妊娠。

第九章　胎盘及其附属物异常

第一节　胎盘早剥

一、概述

妊娠 20 周以后或分娩期正常位置的胎盘在胎儿娩出前,部分或全部从子宫剥离称胎盘早剥。胎盘早剥是妊娠晚期严重并发症,起病急,发展快,若处理不及时可危及母儿生命。胎盘早剥的发生率:国内为 0.46%～2.1%。胎盘早剥确切病因和发病机制不清,可能与下列因素有关。

(一)孕妇血管病变

孕妇患重度子痫前期、慢性高血压、慢性肾脏疾患或全身血管病变时底蜕膜螺旋小动脉痉挛硬化远端毛细血管破裂出血在底蜕膜和胎盘间形成血肿,使胎盘与子宫壁分离。

(二)机械性因素

外伤尤其是腹部直接撞击或挤压;脐带过短分娩时牵拉造成胎盘早剥;羊膜腔穿插时刺破前壁胎盘附着处,血管破裂出血引起胎盘早剥。

(三)宫腔内压力骤减

双胎分娩时第一胎儿娩出过快;羊水过多时人工破膜后羊水流出过快。

(四)子宫静脉压突然升高

妊娠晚期或临产后,孕妇长时间仰卧位。

(五)其他高危因素

吸烟、可卡因滥用、孕妇代谢异常、孕妇有血栓形成倾向、子宫肌瘤及孕妇有重大的精神创伤等与胎盘早剥发生有关。

胎盘早剥主要的病理变化是底蜕膜出血,形成血肿,使胎盘从附着处分离。胎盘早剥的主要临床症状是腹痛和阴道流血。根据病情严重程度,胎盘早剥分为 3 度:Ⅰ度多见于分娩期,胎盘剥离面小,腹痛轻,出血少。Ⅱ度胎盘剥离面 1/3 左右,突然发生持续腹痛,出血不多。疼痛程度与胎盘早剥后积血多少成正比。Ⅲ度胎盘剥离面超过 1/2,症状重,有休克表现。按病理类型,胎盘早剥可为显性、隐性及混合性 3 种。胎盘早剥发生内出血时,可致子宫胎盘卒中。胎盘早剥的严重并发症为 DIC 和凝血功能障碍,产后出血,急性肾衰竭,及羊水栓塞等。

二、诊断

(一)病史

详细询问病史,孕妇是否患血管性病变,如重度子痫前期,慢性高血压、慢性肾脏疾患或全身血管病变,等;有无外伤特别是腹部外伤;是否为双胎妊娠,羊水过多及长时间仰卧;是否具备其他高危因素如吸烟、代谢异常等。孕期 B 超检查情况;孕妇有无腹痛及阴道流血。

(二)临床表现与查体

1.Ⅰ度胎盘早剥

多见于分娩期,胎盘剥离面小,常无腹痛或腹痛轻,贫血不明显,腹部检查子宫软,大小与妊娠周数相符,胎位清楚,胎心正常,产后检查见胎盘母体面凝血块及压迹。

2.Ⅱ度胎盘早剥

胎盘剥离面1/3左右,主要症状为突然发生的持续性腹痛、腰酸或腰背痛,疼痛的程度与胎盘早剥后积血的多少成正比。贫血程度与阴道流血量不相符。腹部检查见子宫大于妊娠周数,宫底升高,宫体压痛(胎盘附着处明显,后壁胎盘则不明显),宫缩有间歇,但子宫有张力,胎位可扪及,胎心正常。

3.Ⅲ度胎盘早剥

胎盘剥离面超过1/2,可有恶心、呕吐、面色苍白、四肢湿冷、脉搏细数、血压下降等休克表现,腹部检查见子宫硬如板状,宫缩间歇时不能放松,胎位扪不清,胎心消失。随病情进展,子宫底升高,压痛加剧。病情之凶险不仅在于导致凝血功能障碍,也在于出血量难以估计。

(三)辅助检查

1.B超检查

典型图像显示胎盘与子宫壁之间边缘不清楚的低回声区,胎盘异常增厚或胎盘边缘圆形裂开。同时可见胎儿宫内状况(胎心和胎动),并可排除前置胎盘。Ⅰ度胎盘早剥则见不到上述典型图像。

2.实验室检查

了解患者的贫血程度及凝血功能。Ⅱ度及Ⅲ度患者应检测肾功能及二氧化碳结合力,若并发DIC应做筛选试验(血小板计数、凝血酶原时间、纤维蛋白原定量)。结果可疑者应做纤溶确诊试验。(凝血酶时间和优球蛋白溶解试验和血浆鱼精蛋白副凝试验),以期及时发现,积极治疗。血浆纤维蛋白<250mg/L为异常,如果<150mg/L对凝血功能有诊断意义。情况紧急时,可行血小板计数,全血凝块观察及溶解试验来监测凝血功能,及早诊断凝血功能障碍。另外全血凝块观察及溶解试验中取2~5mL血液放入试管内,试管倾斜,若血液在6min内不凝固,或凝固不稳定于1h内又溶化,提示血凝异常。可粗略估计血纤维蛋白含量。血液在6min内凝固,纤维蛋白含量在1.5g/L以上;超过6min,且血凝块不稳定,纤维蛋白含量在1~1.5g/L,血液超过30min仍不凝固,纤维蛋白含量在1g/L以下。对于合并高血压及肾炎等患者,宜做肝、肾功能的检查。

(四)诊断要点

1.病史

孕妇为子痫前期患者、或合并慢性高血压、慢性肾炎等慢性血管性疾病近期是否有外伤史及宫腔内压骤减及长时间仰卧位等情况。

2.症状与体征

就诊时是否有腰、腹痛及阴道流血的症状,查体子宫张力较大,宫体硬、压痛,胎心有变化。

3.B超

典型声像图显示:胎盘与子宫壁之间出现边缘不清楚的液性低回声区,胎盘异常增厚或胎盘边缘"圆形"裂开。

根据以上特点不难做出诊断。Ⅰ度胎盘早剥的症状与体征不太明显时,确诊有赖于临床和B超除外前置胎盘等其他出血原因,Ⅱ度、Ⅲ度胎盘早剥临床表现大多典型,诊断并不困难,但需同时判断有无凝血功能障碍,肾功能障碍等并发症。

(五)鉴别诊断

胎盘早剥必须与其他引起妊娠晚期、分娩期阴道流血的产科并发症或妇科疾病鉴别,尤其是前置胎盘和子宫破裂。

1.前置胎盘

前置胎盘患者若在临产后发病,除阴道流血外,也可有疼痛而类似胎盘早期剥离。当后壁胎盘发生胎盘早剥且剥离面积不大时,可表现为无痛性阴道流血,腹部体征常不明显,易与前置胎盘混淆,做B超检查确定胎盘所在位置,其下缘与子宫颈内口的关系,即可做出诊断。

2.子宫破裂

当子宫先兆或不全破裂时孕妇烦躁不安、呼叫,诉下腹疼痛而拒按,出现胎儿窘迫征象,可有少量阴道流血,其临床表现与重型胎盘早剥较难鉴别。而子宫破裂大多发生在分娩过程中,多因阻塞性难产引起或有子宫手术史,少量阴道流血,可有血尿,检查可发现子宫病理缩复环、宫缩强烈。而胎盘早期剥离则多见于重度子痫前期孕妇,检查子宫呈板样硬。

三、治疗

胎盘早剥若处理不及时,严重危及母儿生命,故应及时诊断,积极治疗。

(一)一般治疗及药物治疗

1.纠正休克

出血多、病情重、休克者,立即开放静脉通道,快速补液输血,补充血容量,改善血循环,纠正休克。使红细胞比容提高到0.30以上,尿量>30mL/h。

2.及时终止妊娠

一旦确诊重型胎盘早剥应及时终止妊娠。可根据病情轻重、胎产次、胎儿宫内状况及产程进展,有无并发症而决定分娩。

(1)阴道分娩:以外出血为主,Ⅰ度患者,宫旁已扩张,估计短时间内能结束分娩者。人工破膜缓慢放羊水,腹带裹紧腹部,必要时静脉滴注缩宫素及缩短第二产程。密切观察孕妇生命体征、宫底高度、阴道流血量及胎儿宫内状况,一旦发现病情加重或胎儿窘迫,应立即剖宫产结束分娩。

(2)剖宫产术:Ⅱ度胎盘早剥,特别是初产妇,短时间不能结束分娩;Ⅰ度胎盘早剥出现胎儿窘迫;Ⅲ度胎盘早剥,产妇病情恶化,胎儿已死亡,不能立即分娩;破膜后产程无进展。剖宫产取出胎儿和胎盘后立即注射宫缩药并按摩子宫。若子宫胎盘卒中,应持续按摩子宫,以热盐水垫湿敷子宫,多数子宫收缩好转。若大量出血难以控制,经保守治疗无效,应当机立断行子宫切除术。产后应用抗生素预防感染。

3.并发症的处理

(1)凝血功能障碍:在迅速终止妊娠的基础上,纠正凝血机制障碍。

1)补充凝血因子:及时、足量输入新鲜血、血浆(或新鲜冷冻血浆)、纤维蛋白原、凝血酶原复合物、血小板等,以补充血容量和凝血因子。

2)肝素的应用:高凝阶段主张及早应用,禁止在有显著出血倾向或纤溶亢进阶段应用。

3)抗纤溶药物的应用:若妊娠已终止而转入纤溶亢进阶段,出血不止,可应用:氨基己酸(5-氨基己酸)4～6g,氨甲环酸 0.25～0.5g 或对羧基苄胺 0.1～0.2g,溶入 5％葡萄糖液 100mL 内静脉滴注。

(2)肾衰竭:尿量<30mL/h,提示血容量不足,及时补充血容量;若血容量已补足,尿量<17mL/h,可给予 20％甘露醇 500mL 快速静脉滴注,或呋塞米(速尿)20～40mg 静脉推注,可重复用药。若出现尿毒症,及时透析。

(3)产后出血:胎儿娩出后立即应用子宫收缩药物,如缩宫素 20U 肌内注射或子宫颈注射或静脉滴注,米索前列醇 400μg 舌下含化或肛门置入。若出现难以控制的大出血,应快速输液输血,同时应行子宫切除术。

(二)快速处理

患者出血多,应快速输血输液,纠正休克,立即剖宫产终止妊娠。

四、转院要求

(一)病情要求

胎盘早期剥离孕妇,需要剖宫产而无手术条件;患者出血多无条件救治;无抢救新生儿窒息条件;无救治产后出血、凝血功能障碍等严重并发症的能力,应尽快转院。预见病情较严重,应提前转院。若患者已经休克,应先输液、输血,积极纠正休克,护送转往上级医院。

(二)途中要求

保持静脉输液通畅,吸氧,观察患者生命体征变化及胎心变化。

五、诊疗体会

(一)诊断方面

仔细询问有无高血压、外伤等病史,流血时有无腹痛等症状,仔细查体,注意子宫体的张力、压痛、宫缩情况,及生命体征,及时行 B 超检查,以明确诊断。对于病史、症状、体征及 B 超较典型者,一般不难诊断。但对于出血少、症状轻、板状腹不明显、胎盘附着于子宫后壁者应给予高度重视,对于可疑患者应严密观察,早期识别和诊断。

(二)治疗方面

积极治疗妊娠期高血压疾病、慢性高血压病、肾脏疾病等;一经诊断胎盘早剥宜做 DIC 方面的各项检查,尽早终止妊娠,选择正确的分娩方式,是防治 DIC 的关键;积极防治产后出血、休克、肾衰竭及凝血功能障碍等;应用抗生素预防感染;及时转院。

六、健康指导

定期进行产前检查和孕期保健,积极治疗妊娠并发症及并发症;注意孕期营养;出现阴道流血、腹痛等立即就诊,妊娠晚期或分娩期宜做适当的活动,避免长时间仰卧,避免腹部外伤等。严重的胎盘早剥若抢

救不及时,可造成孕产妇及围生儿死亡,孕产妇多死于出血及肺、心、肾等重要脏器功能衰竭。因宫内严重缺氧,新生儿即使存活,对以后的神经发育、身体健康可能存在影响。

第二节　前置胎盘

一、概述

妊娠 28 周后胎盘附着于子宫下段,甚至胎盘下缘达到或覆盖宫颈内口,其位置低于胎儿先露部,称为前置胎盘。前置胎盘是妊娠晚期的严重并发症,也是妊娠晚期出血最常见的原因。其发病率国内报道为 0.24％～1.57％。可对母儿造成严重的影响,如产后出血、植入性胎盘、产褥感染等,早产及围生儿病死率明显增高,处理不当可危及母儿生命。

(一)前置胎盘的病因

目前尚不清楚,高龄产妇、经产妇、吸烟、或吸毒妇女为高危人群。其病因可能与以下因素有关:

1.子宫内膜病变或损伤,多次刮宫、分娩、子宫手术史等是前置胎盘的高危因素。

2.胎盘面积过大,如双胎妊娠胎盘较大。

3.胎盘异常,副胎盘位于子宫下段近宫颈内口,膜状胎盘大而薄。

4.受精卵滋养层发育迟缓。

(二)按胎盘下缘与宫颈内口的关系,将前置胎盘分为三种类型

1.完全性前置胎盘(中央性前置胎盘),胎盘组织完全覆盖子宫颈内口。

2.部分性前置胎盘,子宫颈内口部分被胎盘组织所覆盖。

3.边缘性前置胎盘,胎盘附着于子宫下段,边缘到达宫颈内口,未覆盖宫颈内口。

胎盘下缘与宫颈内口的关系,可因宫颈管消失,宫旁扩张而改变。前置胎盘类型可因诊断时期不同而改变。目前临床上均依据处理前最后一次检查来决定其分类。

二、诊断

(一)病史

患者既往有多次刮宫史、分娩史、产褥感染史、子宫手术史,吸烟或滥用麻醉药物史,高龄、经产孕妇、双胎等病史。

(二)临床表现

典型症状是妊娠晚期或临产时发生无诱因、无痛性阴道流血。初次出血量一般不多,剥离处血液凝固后出血自然停止。也有初次即发生致命性大出血而导致休克。出血常反复发生,出血量也越来越多。阴道流血发生迟早、反复发生的次数、出血量多少与前置胎盘的类型有关。完全性前置胎盘初次出血时间早,多在 28 周左右,称为"警戒性出血"。边缘性前置胎盘出血多发生在妊娠晚期或临产后,出血量较少。部分性前置胎盘的初次出血时间,出血量及反复出血次数介于两者之间。边缘性或部分性前置胎盘患者,若胎膜自破而先露能迅速下降压迫胎盘,阴道流血可就此停止。

(三)查体

孕妇全身情况与出血量有关,反复出血,呈贫血貌,急性大量出血,可发生休克。腹部检查,子宫大小与妊娠周数相符,软无压痛;胎位清楚,先露高浮且多伴胎位异常;临产后,宫缩阵

发性,间歇期子宫完全松弛。阴道检查要慎重,仅行阴道窥诊及阴道穹窿部扪诊。

(四)辅助检查

1.B超

可清楚显示子宫壁、胎盘、胎先露和宫颈的关系。B超诊断前置胎盘时必须注意妊娠周数。妊娠中期发现胎盘前置者,不宜诊断为前置胎盘,而应称为胎盘前置状态。应了解前置胎盘的类型,胎盘主体位置,伸展部位,遮盖宫口部的厚度,注意有无胎盘植入。行B超检查时孕妇膀胱应处于半膨胀状态。

2.产后检查

胎盘和胎膜,注意胎盘的形态,有无副胎盘;若前置部位的胎盘母体面有紫黑色陈旧血块附着,或胎膜破口距胎盘边缘距离<7cm,则为前置胎盘。

(五)诊断要点

1.病史

孕妇是否为高龄、经产妇有无吸烟、吸毒,是否有多次刮宫、分娩、子宫手术史等,是否为双胎妊娠。

2.临床症状

妊娠晚期或临产时发生无诱因、无痛性阴道流血,常反复出血,量多少不一。

3.体征

患者反复出血,可呈贫血貌;急性大出血,可出现休克的表现。结合B超等辅助检查,可以对前置胎盘做出诊断。

(六)鉴别诊断

主要应与轻型胎盘早剥、脐带帆状附着、前置血管破裂、胎盘边缘血窦破裂、宫颈病变、阴道静脉曲张破裂等产前出血相鉴别。

1.胎盘早剥

轻型胎盘早剥可表现为无痛性阴道流血,特别是胎盘附着于子宫后壁时,腹部体征常不明显,易与前置胎盘相混淆。行B超检查确定胎盘附着的位置,其下缘与子宫颈内口的关系,即可做出诊断。

2.脐带帆状附着、前置血管破裂

当脐带帆状附着,而血管前置时,一旦胎膜破裂,血管也随之破裂,血液随羊水流出,孕妇表现为无痛性阴道流血水,出血多时,可危害产妇和胎儿,易与前置胎盘混淆,行B超检查及结合孕期B超提示胎盘位置及下缘与子宫颈内口的关系可以明确诊断。另外可以通过阴道血血型,检查与母血型不一致涂片检查可见多个有核红细胞及碱变性试验,证实阴道流血是来自胎儿。

三、治疗

治疗原则为抑制宫缩、止血、纠正贫血和预防感染。根据流血量、有无休克、妊娠周数、产次、胎位、胎儿是否存活、是否临产及前置胎盘的类型等综合因素做出决定。

（一）一般治疗及药物治疗

1.期待疗法

在保证孕妇安全的前提下尽可能延长孕周，以提高围生儿存活率，适用于妊娠＜34周、胎儿体重＜2000g，胎儿存活、阴道流血量不多、一般情况良好的孕妇。

（1）一般处理：绝对卧床休息，左侧卧位。观察阴道流血及宫缩。吸氧，禁止做肛查及阴道检查。备血。

（2）纠正贫血：血红蛋白下降至8g以下，或红细胞比容低于30％，适当输血。

（3）抑制宫缩：常用药物：①硫酸镁，常用剂量为25％40mL加入5％葡萄糖液500mL中，以1～2g/h的速度静脉滴注，直到宫缩抑制。用药过程中监测呼吸、脉搏、尿量及膝反射，即呼吸不少于16/min；尿量不少于25mL/h或不少于600mL/24h；膝反射存在。②沙丁胺醇（硫酸舒喘灵），4.8mg口服，3次/天或4次/天。③利托君（羟苄羟麻黄碱）150mg加入5％葡萄糖液500mL，0.15～0.35mg/min的速度静脉滴注。待宫缩抑制后，至少持续12h，再改为口服12mg，4次/天。

（4）促胎肺成熟：胎龄＜34周，地塞米松5～10mg，2次/天，连用2～3d。情况紧急，羊膜腔内注入地塞米松10mg。

（5）监测胎儿宫内状况：B超随访胎盘位置的变化及胎儿生长发育情况，监测胎心、胎动。若胎儿生长受限，可用氨基酸250mL静脉滴注qd促进胎儿发育。

2.终止妊娠

指征为孕妇反复发生多量出血甚至休克者，无论胎儿成熟与否，为了母亲安全终止妊娠；胎龄已达36周以上；胎儿成熟度检查提示胎儿肺成熟者；胎龄未达36周而出现胎儿窘迫者。

（1）剖宫产：剖宫产是处理前置胎盘的主要手段。指征为完全性前置胎盘；部分性或边缘性前置胎盘出血量较多，头高浮，短时间不能结束分娩；胎儿窘迫。

（2）阴道分娩：边缘性前置胎盘、枕先露、阴道流血不多，估计在短时间内能结束分娩者可予以试产。行人工破膜，促使先露部下降，压迫胎盘而止血。若破膜后胎先露下降不理想，仍有出血或分娩进展不顺利，应立即行剖宫产。

（二）快速处理

当前置胎盘患者阴道大量流血时，应快速开通多条静脉通道，迅速输液输血，补充血容量，纠正休克。积极做手术前准备，立即剖宫产终止妊娠。

四、转院要求

病情危重，不能救治，应立即转院；预见病情严重，应提前转院。

（一）病情要求

患者大量阴道流血而当地无条件处理，先输血输液，补充血容量纠正休克，在消毒条件下用无菌纱布进行阴道填塞、腹部加压包扎，迅速护送转运到上级医院。

（二）途中要求

途中要注意患者生命体征的变化及阴道流血情况，注意静脉治疗是否顺利。对于前置胎盘患者，估计可能会发生大出血、胎盘植入等严重情况而无条件救治者，应提前转往上级医院。

五、诊疗体会

(一)诊断方面

注意阴道流血是否伴有腹痛、有无明显诱因、查体时子宫有无压痛及张力,以区别胎盘早期剥离,孕期动态观察胎盘位置及胎盘下缘与子宫内口的关系变化,以便明确前置胎盘的类型。B超诊断前置胎盘时必须注意妊娠周数,妊娠中期发现前置胎盘者,应称胎盘前置状态。

(二)治疗方面

(1)动态观察孕妇阴道流血情况及胎儿宫内状况,适时终止妊娠,36周以后主动终止妊娠的围生儿结局要明显好于等待到36周以上自然临产者。

(2)选择适当的分娩方式。

(3)安排有经验的医师手术,术前要亲临B超室了解主体胎盘及胎盘下缘的位置,选择适当的子宫切口。

(4)做好抢救产后出血等严重并发症的准备。

(5)及时转院。

六、健康指导

采取避孕措施及搞好计划生育,减少人工流产、刮宫、分娩次数,禁止吸烟及滥用麻醉药品,定期产前检查,出现阴道流血及时就诊。

第三节　胎膜病变

胎膜是由羊膜和绒毛膜组成。胎膜外层为绒毛膜,内层为羊膜,于妊娠14周末,羊膜与绒毛膜相连封闭胚外体腔,羊膜腔占据整个宫腔,对胎儿起着一定的保护作用。同时胎膜含甾体激素代谢所需的多种酶,与甾体激素的代谢有关。胎膜含多量花生四烯酸的磷脂,且含有能催化磷脂生成游离花生四烯酸的溶酶体,故胎膜在分娩发动上有一定作用。胎膜的病变与妊娠的结局有密切的关系。本节主要介绍胎膜早破和绒毛膜羊膜炎对妊娠的影响。

一、胎膜早破

胎膜早破(PROM)是指胎膜破裂发生在临产前。胎膜早破可导致产妇、胎儿和新生儿的风险明显升高。胎膜早破是产科的难题。一般认为胎膜早破发生率在10%,大部分发生在37周后,称足月胎膜早破,若发生在妊娠不满37周称足月前胎膜早破,发生率为2.0%。胎膜早破的妊娠结局与破膜时孕周有关。孕周越小,围生儿预后越差。常引起早产及母婴感染。

(一)病因

目前胎膜早破的病因尚不清楚,一般认为胎膜早破的病因与下述因素有关。

1.生殖道病原微生物上行性感染

胎膜早破患者经腹羊膜腔穿刺,羊水细菌培养28%~50%呈阳性,其微生物分离结果往往与宫颈内口分泌物培养结果相同,提示生殖道病原微生物上行性感染是引起胎膜早破的主要原因之一。B族溶血性链球菌、衣原体、淋病奈瑟菌、梅毒和解脲支原体感染不同程度与

PPROM 相关。但是妊娠期阴道内的致病菌并非都引起胎膜早破,其感染条件为菌量增加和局部防御能力低下。宫颈黏液中的溶菌酶、局部抗体等抗菌物质等局部防御屏障抗菌能力下降微生物附着于胎膜,趋化中性粒细胞,浸润于胎膜中的中性粒细胞脱颗粒,释放弹性蛋白酶,分解胶原蛋白成碎片,使局部胎膜抗张能力下降,而致胎膜早破。

2.羊膜腔压力增高

双胎妊娠、羊水过多、过重的活动等使羊膜腔内压力长时间或多时间的增高,加上胎膜局部缺陷,如弹性降低、胶原减少,增加的压力作用于薄弱的胎膜处,引起胎膜早破。

3.胎膜受力不均

胎位异常、头盆不称等可使胎儿先露部不能与骨盆入口衔接,盆腔空虚致使前羊水囊所受压力不均,引起胎膜早破。

4.部分营养素缺乏

母血维生素 C 浓度降低者,胎膜早破发病率较正常孕妇增高近 10 倍。体外研究证明,在培养基中增加维生素 C 浓度,能降低胶原酶及其活性,而胶原是维持羊膜韧性的主要物质。铜元素缺乏能抑制胶原纤维与弹性硬蛋白的成熟。胎膜早破者常发现母、脐血清中铜元素降低。故维生素 C、铜元素缺乏,使胎膜抗张能力下降,易引起胎膜早破。

5.宫颈病变

常因手术机械性扩张宫颈、产伤或先天性宫颈局部组织结构薄弱等,使宫颈内口括约功能破坏,宫颈内口松弛,前羊水囊易于楔入,使该处羊水囊受压不均,加之此处胎膜最接近阴道,缺乏宫颈黏液保护,常首先受到病原微生物感染,造成胎膜早破。

6.创伤

腹部受外力撞击或摔倒,阴道检查或性交时胎膜受外力作用,可发生破裂。

(二)临床表现

90%患者突感较多液体从阴道流出,并有阵发性或持续性阴道流液,时多时少,无腹痛等其他产兆。肛门检查时触不到胎囊,如上推胎儿先露部时,见液体从阴道流出,有时可见到流出液中有胎脂或被胎粪污染,呈黄绿色。如并发明显羊膜腔感染,则阴道流出液体有臭味,并伴发热、母儿心率增快、子宫压痛、白细胞计数增高、C 反应蛋白阳性等急性感染表现。隐匿性羊膜腔感染时,虽无明显发热,但常出现母儿心率增快。患者在流液后,常很快出现宫缩及宫口扩张。

(三)诊断

根据详细地询问病史并结合临床及专科检查可诊断胎膜早破。当根据临床表现诊断胎膜早破存在疑问时,可以结合一些辅助检查明确诊断。明确诊断胎膜早破后还应进一步检查排除羊膜腔感染。

1.胎膜早破的诊断

(1)阴道窥器检查:见液体自宫颈流出或后穹隆较多的积液中见到胎脂样物质是诊断胎膜早破的直接证据。

(2)阴道液 pH 测定:正常阴道液 pH 为 4.5～5.5,羊水 pH 为 7.0～7.5,如阴道液 pH＞6.5,提示胎膜早破可能性大。该方法诊断正确率可达 90%。若阴道液被血、尿、精液及细菌性阴道病所致的大量白带污染,可产生假阳性。

(3)阴道液涂片检查:取阴道后穹隆积液置于干净玻片上,待其干燥后镜检,显微镜下见到羊齿植物叶状结晶为羊水。其诊断正确率可达 95%。如阴道液涂片用 0.5%硫酸尼罗蓝染色,镜下可见橘黄色胎儿上皮细胞;若用苏丹Ⅲ染色,则见到黄色脂肪小粒可确定为羊水。

(4)羊膜镜检查:可以直视胎儿先露部,看不到前羊膜囊即可诊断胎膜早破。

(5)胎儿纤维连接蛋白(fFN):胎儿纤维连接蛋白是胎膜分泌的细胞外基质蛋白,胎膜破裂,其进入宫颈及阴道分泌物。在诊断存在疑问时,这是一个有用和能明确诊断的实验。

(6)B超检查:可根据显露部位前样水囊是否存在,如消失,应高度怀疑有胎膜早破,此外,羊水逐日减少,破膜超过 24 小时者,最大羊水池深度往往<3cm,可协助诊断胎膜早破。

2.羊膜腔感染的诊断

(1)临床表现:孕妇体温升高至 37.8℃ 或 38℃ 以上,脉率增快至 100 次/分或以上,胎心率增快至 160 次/分以上。子宫压痛,羊水有臭味,提示感染严重。

(2)经腹羊膜腔穿刺检查:在确诊足月前胎膜早破后,最好行羊膜穿刺,抽出羊水检查微生物感染情况,对选择治疗方法有意义。常用方法有:

1)羊水细菌培养:是诊断羊膜腔感染的金标准。但该方法费时,难以快速诊断。

2)羊水白细胞介素 6 测定(IL-6):如羊水中 IL-6≥7.9ng/mL,提示急性绒毛膜羊膜炎。该方法诊断敏感性较高,且对预测新生儿并发症如肺炎、败血症等有帮助。

3)羊水涂片革兰染色检查:如找到细菌,则可诊断绒毛膜羊膜炎,该法特异性较高,但敏感性较差。

4)羊水涂片计数白细胞:≥30 个白细胞/mL,提示绒毛膜羊膜炎,该法诊断特异性较高。如羊水涂片革兰染色未找到细菌,而涂片白细胞计数增高,应警惕支原体、衣原体感染。

5)羊水葡萄糖定量检测:如羊水葡萄糖<10mmol/L,提示绒毛膜羊膜炎。该方法常与上述其他指标同时检测,综合分析,评价绒毛膜羊膜炎的可能性。

(3)动态胎儿生物物理评分(BPP):因为经腹羊膜腔穿刺较难多次反复进行,特别是合并羊水过少者,而期待治疗过程中需要动态监测羊膜腔感染的情况。临床研究表明,BPP<7 分(主要为 NST 无反应型、胎儿呼吸运动消失)者,绒毛膜羊膜炎及新生儿感染性并发症的发病率明显增高,故有学者推荐动态监测 BPP,决定羊膜腔穿刺时机。

(四)对母儿的影响

1.对母体影响

(1)感染:破膜后,阴道病原微生物上行性感染更容易、更迅速。随着胎膜早破潜伏期(指破膜到产程开始的间隔时间)延长,羊水细菌培养阳性率增高,且原来无明显临床症状的隐匿性绒毛膜羊膜炎常变成显性。除造成孕妇产前、产时感染外,胎膜早破还是产褥感染的常见原因。

(2)胎盘早剥:足月前胎膜早破可引起胎盘早剥,确切机制尚不清楚,可能与羊水减少有关。据报道最大羊水池深度<1cm,胎盘早剥发生率 12.3%、而最大池深度<2cm,发生率仅3.5%。

2.对胎儿影响

(1)早产儿:30%～40%早产与胎膜早破有关。早产儿易发生新生儿呼吸窘迫综合征、胎儿及新生儿颅内出血、坏死性小肠炎等并发症,围生儿病死率增加。

(2)感染:胎膜早破并发绒毛膜羊膜炎时,常引起胎儿及新生儿感染,表现为肺炎、败血症、颅内感染。

(3)脐带脱垂或受压:胎先露未衔接者,破膜后脐带脱垂的危险性增加;因破膜继发性羊水减少,使脐带受压,亦可致胎儿窘迫。

(4)胎肺发育不良及胎儿受压综合征:妊娠 28 周前胎膜早破保守治疗的患者中,新生儿尸解发现,肺,体重比值减小、肺泡数目减少。活体 X 线摄片显示小而充气良好的肺、钟形胸、横隔上抬到第 7 肋间。胎肺发育不良常引起气胸持续肺高压,预后不良。破膜时孕龄越小、引发羊水过少越早,胎肺发育不良的发生率越高。如破膜潜伏期长于 4 周,羊水过少程度重,可出现明显胎儿宫内受压,表现为铲形手、弓形腿、扁平鼻等。

(五)治疗

总体而言,对胎膜早破的处理已经从保守处理转为积极处理,准确评估孕周对处理至关重要。

1.发生在 36 周后的胎膜早破

观察 12～24 小时,80%患者可自然临产。临产后观察体温、心率、宫缩、羊水流出量、性状及气味,必要时 B 超检查了解羊水量,胎儿电子监护进行宫缩应激试验,了解胎儿宫内情况。若羊水减少,且 CST 显示频繁变异减速,应考虑羊膜腔输液;如变异减速改善,产程进展顺利,则等待自然分娩。否则,行剖宫产术。若未临产,但发现有明显羊膜腔感染体征,应立即使用抗生素,并终止妊娠。如检查正常,破膜后 12 小时,给予抗生素预防感染,破膜 24 小时仍未临产且无头盆不称,应引产。目前研究发现,静脉滴注催产素引产似乎最合适。

2.足月前胎膜早破治疗

是胎膜早破的治疗难点,一方面要延长孕周减少新生儿因不成熟而产生的疾病与死亡;另一方面随着破膜后时间延长,上行性感染成为不可避免或原有的感染加重,发生严重感染并发症的危险性增加,同样可造成母儿预后不良。目前足月前胎膜早破的处理原则是:若胎肺不成熟,无明显临床感染征象,无胎儿窘迫,则期待治疗;若胎肺成熟或有明显临床感染征象,则应立即终止妊娠;对胎儿窘迫者,应针对宫内缺氧的原因,进行治疗。

(1)期待治疗:密切观察孕妇体温、心率、宫缩、白细胞计数、C 反应蛋白等变化,以便及早发现患者的明显感染体征,及时治疗。避免不必要的肛门及阴道检查。

1)应用抗生素:足月前胎膜早破应用抗生素,能降低胎儿及新生儿肺炎、败血症及颅内出血的发生率;亦能大幅度减少绒毛膜羊膜炎及产后子宫内膜炎的发生;尤其对羊水细菌培养阳性或阴道分泌物培养 B 族链球菌阳性者,效果最好。B 族链球菌感染用青霉素;支原体或衣原体感染,选择红霉素或罗红霉素。如感染的微生物不明确,可选用 FDA 分类为 B 类的广谱抗生素,常用 β—内酰胺类抗生素。可间断给药,如开始给氨苄西林或头孢菌素类静脉滴注,48小时后改为口服。若破膜后长时间不临产,且无明显临床感染征象,则停用抗生素,进入产程时继续用药。

2)宫缩抑制剂应用:对无继续妊娠禁忌证的患者,可考虑应用宫缩抑制剂预防早产。如无明显宫缩,可口服利托君;有宫缩者,静脉给药,待宫缩消失后,口服维持用药。

3)纠正羊水过少:若孕周小,羊水明显减少者,可进行羊膜腔输液补充羊水,以帮助胎肺发育;若产程中出现明显脐带受压表现(CST 显示频繁变异减速),羊膜腔输液可缓解脐带受压。

4)肾上腺糖皮质激素促胎肺成熟:妊娠 35 周前的胎膜早破,应给予倍他米松 12mg 静脉滴注,每日 1 次共 2 次;或地塞米松 10mg 静脉滴注,每日 1 次,共 2 次。

(2)终止妊娠:一旦胎肺成熟或发现明显临床感染征象,在抗感染同时,应立即终止妊娠。对胎位异常或宫颈不成熟,缩宫素引产不易成功者,应根据胎儿出生后存活的可能性,考虑剖宫产或更换引产方法。

3.小于 24 孕周的胎膜早破

这个孕周最适合的处理尚不清楚,必须个体化,患者及家人的要求应纳入考虑。若已临产,或合并胎盘早剥,或有临床证据显示母儿感染存在,这些都是积极处理的指征。有些父母要求积极处理是因为担心妊娠 25～26 周分娩的胎儿虽然有可能存活,但极可能发生严重的新生儿及远期并发症。

目前越来越多的人考虑期待处理。但有报告指出,小于 24 周新生儿的存活率低于 50%,甚至在最新最好的研究中,经过 12 个月的随访后,发育正常的新生儿低于 40%。因此,对于小于 24 周的 PPROM,对回答父母咨询必须完全和谨慎。应让父母明白在最好的监测下新生儿可能的预后:新生儿病死率及发病率都相当高。

考虑到预后并不明确,对于小于 24 周德早产胎膜早破,另一种处理方案已形成。即:在首次住院 72 小时后,患者在家中观察,限制其活动,测量体温,每周报告产前评估及微生物/血液学检测结果。这种处理有待随机试验评估,但考虑到经济及心理因素,这种处理很显然是合适的。

4.发生在 24～31 孕周的胎膜早破

在这个孕周,胎儿最大的风险仍是不成熟,这种风险比隐性宫内感染患者分娩产生的好处还重要。因此,期待处理是这个孕周最好的建议。

在这个孕周,特别对于胎肺不可能成熟的患者,使用羊膜腔穿刺检查诊断是否存在隐性羊膜腔感染存在争议。在某些情况下,特别是存在绒毛膜羊膜炎隐性体征,如低热、白细胞计数升高和 C 反应蛋白增加等,可以考虑羊膜腔穿刺。

一项评估 26～31 周 PPROM 患者 72 小时后在家中及医院治疗的对比随机研究指出,在家中处理是一项可采纳的安全方法,考虑到新生儿及母亲的结局,这种处理明显减少母亲住院费用。Hoffmann 等指出,这种形式更适合一周内无临床感染迹象,B 超提示有足量羊水的患者。我们期待类似的大样本随机研究结果,决定这个孕周 PPROM 的合适处理。

在 24～31 周 PPROM 的产前处理中,应与父母探讨如果保守处理不合适时可能的分娩方式。结果发现,正在出现一种值得注意的临床实践趋势。Amon 等以围产学会成员的名义发表的一项调查显示,特别是胎儿存活率不高的孕周,在 1986～1992 年分娩的妇女中,孕 24～28 周因胎儿指征剖宫产率增加了 2 倍。然而,SanchezRamos 等在 1986～1990 年研究指出,极低体重婴儿分娩的剖宫产率从 55% 降低至 40%(P<0.05),新生儿的病死率并没有改变,低

Apgar 评分的发生率、脐带血气值、脑室出血的发生率,或新生儿在重症监护室治疗的平均时间也没有改变。Weiner 特别研究 32 周前的臀先露病例,得出结论:剖宫产通过减少脑室出血的发生率而减少围产儿的病死率。Olofsson 等证实了这个观点。

客观地说,低出生体重婴儿经阴道分娩是合理的选择,若存在典型的产科指征,借助剖宫产可能拯救小于 32 周臀先露的婴儿。

5.发生于 31～33 孕周的胎膜早破

该孕周分娩的新生儿存活率超过 95％。因此,不成熟的风险和新生儿败血症的风险一样。尽管这个时期用羊膜腔穿刺检查似乎比较合理,但对其价值仍未充分评估。在 PPROM 妇女中行羊膜腔穿刺获取羊水的成功率介于 45％～97％,即使成功获取羊水,但由于诊断隐性宫内感染缺乏金标准,使我们难于解释革兰染色、羊水微生物培养、白细胞酯酶测定及气相色谱分析的结果。Fish 对 6 个关于应用培养或革兰染色涂片诊断羊水感染研究的综述指出,这些检查诊断宫内感染的敏感率为 55％～100％,特异性为 76％～100％。羊水感染的定义在评价诊断实验对亚临床宫内感染诊断的敏感性及特异性时特别重要,例如,如果微生物存在即诊断宫内感染,羊水革兰染色及培养诊断的敏感性为 100％;如果将新生儿因败血症死亡作终点,诊断宫内感染的敏感性将明显减低,这将漏诊很多重要疾病。Fish 用绒毛膜炎组织病理学证据定义感染,但 Ohlsson 及 Wang 怀疑这一点,他们接受临床绒毛膜羊膜炎及它的缺点;Dudley 等用新生儿败血症(怀疑或证实)定义感染;而 Vintzileos 等联合临床绒毛膜羊膜炎及新生儿败血症(怀疑或证实)定义感染。

Dudley 等指出,在这个孕周羊膜腔穿刺所获得的标本中,58％的病例胎肺不成熟。这一结果和显示胎肺成熟率为 50％～60％的其他研究相一致。考虑到早产胎膜早破新生儿呼吸窘迫问题,胎肺成熟测试(US 值)阳性预测值为 68％,阴性预测值为 79％。对特殊情况如隐性感染但胎肺未成熟及胎肺已成熟但羊水无感染状况缺乏足够评估,因而无法决定正确的处理选择。

如果无法成功获取足够多羊水,处理必须依据有固有缺陷的临床指标结果,并联合精确性差的 C 反应蛋白及血常规等血液参数评估感染是否存在。虽然 Yeast 等发现没有证据显示羊膜腔穿刺引起临产,但这种操作并不是完全无并发症的,在回答患者及家人咨询时,这种情况必须说明。特别是在这个孕周,羊膜腔穿刺在患者处理中的作用有待评估。在将列为常规处理选择前,最好先进行大样本前瞻性随机试验。

6.发生在 34～36 周的胎膜

早破虽然在这个孕周仍普遍采用期待疗法,但正如 Olofsson 等关于瑞典对 PPROM 的产科实践的综述中提出的,很多人更愿意引产。这个孕周引产失败的可能性比足月者大,但至今对其尚未做充分评估。

应该清楚明确,宫内感染、胎盘早剥或胎儿窘迫都是积极处理的指征。

(六)预防

1.妊娠期尽早治疗下生殖道感染

及时治疗滴虫阴道炎、淋病奈瑟菌感染、宫颈沙眼衣原体感染、细菌性阴道病等。

2.注意营养平衡

适量补充铜元素或维生素 C。

3.避免腹压突然增加

特别对先露部高浮、子宫膨胀过度者、应予以足够休息,避免腹压突然增加。

4.治疗宫颈内口松弛

可于妊娠 14~16 周行宫颈环扎术。

(七)临床特殊情况的思考和建议

胎膜早破应用抗生素的价值及选择:胎膜早破患者中应用抗生素可以提高新生儿的预后,同时还可以减少母亲感染、推迟分娩、减少新生儿感染和新生儿在出生 28 天内需要肺表面活性物质及氧气的数量。选用何种抗生素也非常重要,现在认为大环内酯类抗生素能够消除细菌治病因子产物,发挥抗蛋白酶活性,稳定活化的炎性细胞。β 内酰胺类抗生素仅削弱细菌细胞壁合成,减少内毒素的释放,但增加炎症细胞因子的释放,对新生儿有潜在的副作用。所以目前有观点认为在胎膜早破患者中应用红霉素治疗可以更加好的改善新生儿的预后和减少儿童缺陷。

二、绒毛膜羊膜炎

胎膜的炎症是一种宫内感染的表现,常伴有胎膜早破和分娩延长。当显微镜下发现单核细胞及多核细胞浸润绒毛时称为绒毛膜羊膜炎。如果单核细胞及多核细胞在羊水中发现时即为羊膜炎。脐带的炎症称为脐带炎,胎盘感染称为胎盘绒毛炎。绒毛膜羊膜炎是宫内感染的主要表现,是导致胎膜早破和(或)早产的主要原因,同时与胎儿的和新生儿的损伤和死亡密切有关。

(一)病因

研究证实阴道和(或)宫颈部位的细菌通过完整或破裂的胎膜上行性感染羊膜腔是导致绒毛膜羊膜炎的主要原因。20 多年前已经发现阴道直肠的 B 族链球菌与宫内感染密切相关。妊娠期直肠和肛门菌群异常可以导致阴道和宫颈部位菌群异常。妊娠期尿路感染可以引起异常的阴道病原体从而引起宫内感染,这种现象在未治疗的与 B 族链球菌相关无症状性菌尿病患者中得到证实。细菌性阴道病被认为与早产、胎膜早破、绒毛膜羊膜炎,以及长期的胎膜破裂、胎膜牙周炎、A 型或 O 型血、酗酒贫血、肥胖等有关。

宫颈功能不全导致宿主的防御功能下降,从而为上行性感染创造条件。

(二)对母儿的影响

1.对孕妇的影响

20 世纪 70 年代宫内感染是产妇死亡的主要原因。到 90 年代由于感染的严重并发症十分罕见,由宫内感染导致的孕产妇病死率明显下降。但由宫内感染导致的并发症仍较普遍,因为宫内感染可以导致晚期流产和胎儿宫内死亡。胎膜早破与宫内感染密切相关。目前宫内感染已公认是早产的主要原因。宫内感染还可导致难产并导致产褥感染。

2.对胎儿、婴儿的影响

宫内感染对胎儿和新生儿的影响远较对孕产妇的影响大。胎儿感染是宫内感染的最后阶段。胎儿炎症反应综合征(FIRS)是胎儿微生物入侵或其他损伤导致一系列炎症反应,继而发展为多器官衰竭、中毒性休克和死亡。另外胎儿感染或炎症的远期影响还包括脑瘫,肺支气管发育不良,围产儿死亡的并发症明显增加。

(三)临床表现

绒毛膜羊膜炎的临床症状和体征主要包括:①产时母亲发热,体温>37.8℃;②母亲明显的心跳过速(>120 次/分);③胎心过速(>160bpm);④羊水或阴道分泌物有脓性或有恶臭味;⑤宫体触痛;⑥母亲白细胞增多(全血白细胞计数>$15×10^9$~$18×10^9$/L)。

在以上标准中,产时母亲发热是最常见和最重要的指标。但是必须排除其他原因,包括脱水或同时有尿路和其他器官系统的感染。白细胞升高非常重要,但是作为单独指标诊断意义不大。

体检非常重要,可以发现术表现出症状和体征的绒毛膜羊膜炎孕妇,可能发现的体征包括:①发热;②心动过速(>120bpm);③低血压;④出冷汗;⑤皮肤湿冷;⑥宫体触痛;⑦阴道分泌物异常或恶臭。

另外还有胎心过速(>160~180bpm),应用超声检查生物物理评分低于正常。超声检查羊水的透声异常可能也有一定的诊断价值。

(四)诊断

根据临床症状及体征诊断并不困难。但常需采用下列辅助检查,估计羊水量及羊水过多的原因。在产时,绒毛膜羊膜炎的诊断通常以临床标准作为依据,尤其是足月妊娠时。

1.羊水或生殖泌尿系统液体的细菌培养

对寻找病原体可能是有诊断价值的方法。有学者提出获取宫颈液培养时可能会增加早期羊水感染的危险性,无论此时胎膜有否破裂。隐性绒毛膜羊膜炎被认为是早产的重要诱因。

2.羊水、母血、母尿或综合多项实验检查

无症状的早产或胎膜早破的产妇需要进行一些检查来排除有否隐性绒毛膜羊膜炎。临床医生往往进行一些实验室检查包括羊水,母血、母尿或综合多项实验检查来诊断是否有隐性或显性的羊膜炎或绒毛膜羊膜炎的存在。

3.羊水或生殖泌尿系统液体的实验室检查

包括以下几项:

(1)通过羊膜穿刺获得的羊水,可进行白细胞计数、革兰氏染色、PH 测定、葡萄糖定量,以及内毒素、乳铁蛋白、细胞因子(如白细胞介素 6)等的测定。

(2)羊水或血液中的细胞因子定量测定通常包括 IL－6、肿瘤坏死因子 α、IL－1 以及 IL8。尽管在文献中 IL－6 是最常被提及的,但目前尚无一致的意见能表明哪种细胞因子具有最高的敏感性或特异性,以及阳性或阴性的预测性。脐带血或羊水中 IL－6 水平的升高与婴儿有长期的神经系统损伤有关。这些都不是常规的实验室检查,在社区医院中也没有这些辅助检查。

(3)PCR 作为一种辅助检查得到了迅速发展。它被用来检测羊水中或其他体液中的微生物如 HIV 病毒、巨细胞病毒,单纯疱疹病毒、细小病毒、弓形体病毒以及细菌 DNA。PCR 检测法被用来诊断由细菌体病原体引起的羊水感染,但只有大学或学院机构才能提供此类检测方法。

(4)羊膜穿刺术可引起胎膜早破。正因为如此,有人提出检测宫颈阴道分泌物来诊断绒毛膜羊膜炎。可能提示有宫颈或绒毛膜感染存在的宫颈阴道分泌物含有胎儿纤连蛋白、胰岛素样生长因子粘连蛋白 I 以及唾液酶。羊膜炎与 IL-6 水平、胎儿纤连蛋白有密切关系。然而,孕中期胎儿纤连蛋白的测定与分娩时的急性胎盘炎无关。羊水的蛋白组织学检测能诊断宫内炎症和或宫内感染,并预测继发的新生儿败血症。但读者谨记这些检测并不是大多数医院能做的。

(5)产前过筛检查表明:B 族链球菌增生可增加发生绒毛膜羊膜炎的风险,而产时抗生素的应用能减少新生儿 B 族链球菌感染的发生率。在产时应用快速 B 族链球菌检测能较其他试验发现更多处于高危状态的新生儿。快速 B 族链球菌检测法的应用使一些采用化学药物预防产时感染的母亲同时也能节约花费于新生儿感染的费用大约差不多 12000 美元。近年来更多来自欧洲的报道也提到了 B 族链球菌检测和产时化学药物预防疗法的效果,但同时也提出 PCR 检测如何能更好改进 B 族链球菌检测的建议。

4.母血检测

(1)当产妇有发热时,白细胞计数或母血中 C 反应蛋白的水平用来预测绒毛膜羊膜炎的发生。但不同的报道支持或反对以 C 反应蛋白水平来诊断绒毛膜羊膜炎。但 C 反应蛋白水平较外周血白细胞计数能更好地预测绒毛膜羊膜炎,尤其是如果产妇应用了皮质醇激素类药物,她们外周血中的白细胞可能会增高。

(2)另一些学者提示母血中的 α_1 水解蛋白酶抑制复合物能较 C 反应蛋白或白细胞计数更好的预测羊水感染羊水中的粒细胞计数看来较 C 反应蛋白或白细胞计数能更好预测羊水感染。事实上,羊水中白细胞增多和较低的葡萄糖定量就高度提示绒毛膜羊膜炎的发生,在这种情况下也是最有价值的信息。分析母体血清中的 IL-6 或铁蛋白水平也是有助于诊断的,因为这些因子水平的增高也和母体或新生儿感染有关。在母体血清中的 IL-6 水平较 C 反应蛋白可能更有预测价值。母血中的 α_1 水解蛋白酶抑制复合物、细胞因子以及铁蛋白没有作为广泛应用的急性绒毛膜羊膜炎标志物。

(五)治疗

包括两部分的内容,第一部分是对于怀疑绒毛膜羊膜炎孕妇的干预和防止胎儿的感染;第二部分是包括对绒毛膜羊膜炎的病因、诊断方法,以及可疑孕妇分娩的胎儿及时和适合的治疗。

1.孕妇治疗

一旦绒毛膜羊膜炎诊断明确应该即刻终止妊娠。一旦出现胎儿窘迫应紧急终止妊娠。目前建议在没有获得病原体培养结果前可以给予广谱抗生素或依据经验给予抗生治疗,可以明显降低孕产妇和新生儿的病死率。

早产和胎膜早破的处理:早产或胎膜早破的孕妇即使没有绒毛膜羊膜炎的症状和体征,建议给予预防性应用抗生素治疗,对于小于 36 周早产或胎膜早破的孕妇,明确应预防性应用抗生素。足月分娩的孕妇有 GBS 感染风险的应预防性应用抗生素。一些产科医生发现在 32 周后应用糖皮质激素在促胎儿肺成熟的作用有限。而应用糖皮质激素是否会增加胎儿感染的风险性现在还没有明确的依据,应用不增加风险。

2.新生儿的治疗

儿科医生与产科医生之间信息的交流对于及时发现新生的感染非常有意义。及时和早期发现母亲的绒毛膜羊膜炎可有效降低新生儿的患病率和病死率。

(六)临床特殊情况的思考和建议

在早产胎膜早破患者中经常要应用到免疫调节剂(地塞米松和吲哚美辛),由于担心会增加绒毛膜羊膜炎的发生、导致炎症的扩散,许多临床医生犹豫不决。研究表明胎儿的损伤与炎症反应过程中产生的大量细胞因子有密切关系,降低炎症反应的药物在预防早产,新生儿损伤和远期围产儿发病中可能起到一定的作用。所以,对于存在绒毛膜羊膜炎的孕妇在应用足够的抗生素的前提下应用地塞米松等免疫调节剂是安全的,而且对于改善围产儿的结局有益。

第四节　脐带异常

脐带是胎儿与母体进行物质和气体交换的唯一通道。若脐带发生异常(包括脐带过短、缠绕、打结、扭转及脱垂等),可使胎儿血供受限或受阻,导致胎儿窘迫,甚至胎儿死亡。

一、脐带长度异常

脐带的长度个体间略有变化,足月时平均长度为 $55\sim60cm$,特殊的脐带长度异常病例,长度最小几乎为无脐带,最长为 $300cm$。正常长度为 $30\sim100cm$。脐带过长经常会出现脐带血管栓塞及脐带真结,同时脐带过长也容易出现脐带脱垂。短于 $30cm$ 为脐带过短。妊娠期间脐带过短并无临床征象。进入产程后,由于胎先露部下降,脐带被拉紧使胎儿血循环受阻出现胎儿窘迫或造成胎盘早剥和子宫内翻,也可引起产程延长。若临产后疑有脐带过短,应抬高床脚改变体位并吸氧,胎心无改善应尽快行剖宫产术。通过动物实验以及人类自然分娩的研究,似乎支持这样一个论点:脐带的长度及羊水的量和胎儿的运动呈正相关,并受其影响。Miller 等证实:当羊水过少造成胎儿活动受限或因胎儿肢体功能障碍导致活动减少时会使得脐带的长度略微缩短。脐带过长似乎是胎儿运动时牵拉脐带以及脐带缠绕的结果。Socmes 和 Bakke 报道臀位先露者脐带长度较头位者短大约 $5cm$。

二、脐带缠绕

脐带围绕胎儿颈部,四肢或躯干者称为脐带缠绕。约 90% 为脐带绕颈,Kan 及 Eastman 等研究发现脐带绕颈一周者居多,占分娩总数的 21%,而脐带绕颈三周发生率为 0.2%。其发生原因和脐带过长、胎儿过小、羊水过多及胎动过频等有关。脐带绕颈一周需脐带 $20cm$ 左右。对胎儿的影响与脐带缠绕松紧、缠绕周数及脐带长短有关。脐带缠绕可出现以下临床特点:①胎先露部下降受阻:由于脐带缠绕使脐带相对变短,影响胎先露部入盆,或可使产程延长或停滞;②胎儿宫内窘迫:当缠绕周数过多、过紧时或宫缩时,脐带受到牵拉,可使胎儿血循环受阻,导致胎儿宫内窘迫;③胎心监护:胎心监护出现频繁的变异减速;④彩色超声多普勒检查:可在胎儿颈部找到脐带血流信号;⑤B超检查:脐带缠绕处的皮肤有明显的压迹,脐带缠绕1周者为 U 形压迫,内含一小圆形衰减包块,并可见其中小短光条;脐带缠绕2周者,皮肤压迹为 W 形,其上含一带壳花生样衰减包块,内见小光条;脐带缠绕 3 周或 3 周以上,皮肤压迹为锯齿状,其上为一条衰减带状回声。当产程中出现上述情况,应高度警惕脐带缠绕,尤其当胎心监护出现异常,经吸氧、改变体位不能缓解时,应及时终止妊娠。临产前 B 超诊断脐带缠绕,应在分娩过程中加强监护,一旦出现胎儿宫内窘迫,及时处理。值得庆幸的是,脐带绕颈不是胎儿死亡的主要原因。Hankins 等研究发现脐带绕颈的胎儿与对照胎儿对比出现更多的轻度或严重的胎心变异减速,他们的脐带血 PH 也偏低,但是并没有发现新生儿病理性酸中毒。

三、脐带打结

脐带打结分为假结和真结两种。脐带假结是指脐静脉较脐动脉长,形成迂曲似结或由于脐血管较脐带长,血管卷曲似结。假结一般不影响胎儿血液循环,对胎儿危害不大。脐带真结是由于脐带缠绕胎体,随后胎儿又穿过脐带套环而成真结,Spellacy 等研究发现,真结的发生率为 1.1%。真结在单羊膜囊双胎中发生率更高。真结一旦影响胎儿血液循环,在妊娠过程中出现胎儿宫内生长受限,真结过紧可造成胎儿血循环受阻,严重者导致胎死宫内,多数在分娩后确诊。围生期伴发脐带真结的产妇其胎儿病死率为 6%。

四、脐带扭转

胎儿活动可使脐带顺其纵轴扭转呈螺旋状,生理性扭转可达 6~11 周。若脐带过度扭转呈绳索样,使胎儿血循环缓慢,导致胎儿宫内缺氧,严重者可致胎儿血循环中断造成胎死宫内。已有研究发现脐带高度螺旋化与早产发生率的增加有关。妇女滥用可卡因与脐带高度螺旋化有关。

五、脐带附着异常

脐带通常附着于胎盘胎儿面的中心或其邻近部位。脐带附着在胎盘边缘者,称为球拍状胎盘,发现存在于 7% 的足月胎盘中。胎盘分娩过程中牵拉可能断裂,其临床意义不大。

脐带附着在胎膜上,脐带血管如船帆的缆绳通过羊膜及绒毛膜之间进入胎盘者,称为脐带帆状附着。因为脐带血管在距离胎盘边缘一定距离的胎膜上分离,它们与胎盘接触部位仅靠羊膜的折叠包裹,如胎膜上的血管经宫颈内口位于胎先露前方时,称为前置血管。在分娩过程中,脐带边缘附着一般不影响母体和胎儿生命,多在产后胎盘检查时始被发现。前置血管对于胎儿存在明显的潜在危险性,若前置血管发生破裂,胎儿血液外流,出血量达 200~300mL,即可导致胎儿死亡。阴道检查可触及有搏动的血管。产前或产时任何阶段的出血都可能存在前置血管及胎儿血管破裂。若怀疑前置血管破裂,一个快速、敏感的方法是取流出的血液做涂片,找到有核红细胞或幼红细胞并有胎儿血红蛋白,即可确诊。因此,产前做 B 超检查时,应注意脐带和胎盘附着的关系。

六、脐带先露和脐带脱垂

胎膜未破时脐带位于胎先露部前方或一侧称为脐带先露,也称隐性脐带脱垂。胎膜破裂后,脐带脱出于宫颈口外,降至阴道甚至外阴,称为脐带脱垂。脐带脱垂是一种严重威胁胎儿生命的并发症,须积极预防。

七、单脐动脉

正常脐带有两条脐动脉,一条脐静脉。如只有一条脐动脉,称为单脐动脉。Bryan 和 Kohler 通过对 20000 个病例研究发现,143 例婴儿为单脐动脉,发生率为 0.72%,单脐动脉婴儿重要器官畸形率为 18％,生长受限发生率为 34％,早产儿发生率为 17％。他们随后又发现在 90 例单脐动脉婴儿中先前未认识的畸形有 10 例。Leung 和 Robson 发现在合并糖尿病、癫痫、子痫前期、产前出血、羊水过少、羊水过多的孕妇其新生儿中单脐动脉发生率相对较高。在自发性流产胎儿中更易发现单脐动脉。Pavlopoulos 等发现在这些胎儿中,肾发育不全、肢体短小畸形、空腔脏器闭锁畸形发生率增高,提示有血管因素参与其中。

　　临床特殊情况的思考和建议:脐动脉多普勒记录的意义和应用:通过多普勒超声监测胎儿脐动脉血流波形是目前唯一的通过随机研究评估的样本合理的试验。这些研究的结论均支持对高危妊娠应用多普勒超声监测胎儿脐动脉血流波形以降低围产儿发病率(定义为需要住院和引产)和病死率。然而,对低危妊娠进行研究发现,多普勒监测组有更多的围产儿死亡。这可能是临床医师不能分辨同样的数据在低危妊娠中的预测价值可能较低,这导致过早的干预分娩。所以多普勒不能被推荐用作低危人群的常规筛查方法。

第十章　难产

第一节　胎头位置异常性难产

胎位异常临床上主要分为三大类：①胎头位置异常（头位难产），如持续性枕横位、枕后位、胎头高直位，前不均倾位、面位、额位；②臀位；③横位。

胎位异常是造成难产的常见因素之一。分娩时枕前位约占 90%，而胎位异常约占 10%，其中胎头位置异常居多，占 6%～7%。胎产式异常的臀先露占 3%～4%，肩先露已极少见。此外还有复合先露。

胎头位置异常（头位难产）多在分娩过程中发现，是急诊剖宫产的主要指征。头位难产由凌萝达教授首先提出，约占总难产发生率的 65%。对母体可引起产程延长，继发性宫缩乏力，增加产后出血与感染概率；对胎儿产程延长可增加手术助产和剖宫产率风险，出现胎儿宫内窘迫，新生儿窒息，增加围产儿病死率。诊断头位难产的诊断标准为：胎先露为头、骨盆测量正常，胎儿大小估计能阴道分娩，阴道检查胎头位置异常，继发宫缩乏力。临床表现主要有：①胎膜早破，常为难产的早期信号；②产程延长，包括潜伏期延长、活跃期延长和第二产程延长；③宫颈水肿；④胎头下降延缓或阻滞；⑤宫缩乏力。

一、持续性枕横位、枕后位

正常胎位多为枕先露，占分娩总数的 95% 以上。在分娩过程中，胎头以枕后位或枕横位衔接。在下降过程中，胎头枕部因强有力宫缩绝大多数能向前转 135°或 90°，转成枕前位自然分娩。过去概念认为如果产程中活跃晚期（宫口开≥8cm）胎头枕骨仍位于母体骨盆侧方、后方，致使分娩发生困难者，称为持续性枕横位、枕后位。目前概念修改为：凡正式临产后，经过充分试产，积极处理，产程仍无进展，当分娩以任何方式结束时，不论胎头在骨盆的哪一个平面，只要枕骨仍位于母体骨盆后方，即称持续性枕后位，是导致头位难产的重要原因。国内外报道其发生率均为 5%。

（一）发生原因

发生与产力、产道及胎儿三者关系密切，常常是多因素共同作用。

1.骨盆异常

是发生持续性枕后位、枕横位的重要原因。常发生于男型骨盆或类人猿型骨盆。这两类骨盆的特点是骨盆入口平面前半部较狭窄，不适合胎头枕部衔接，后半部较宽，胎头容易以枕后位或枕横位衔接。这类骨盆常伴有中骨盆平面及骨盆出口平面狭窄，影响胎头在中骨盆平面向前旋转。为适应骨盆形态而成为持续性枕后位或持续性枕横位。由于扁平骨盆前后径短小，较小骨盆各径线均小，而骨盆入口横径最长，胎头常以枕横位入盆，由于骨盆偏小，胎头旋转困难，胎头便持续在枕横位。

2.胎头俯屈不良

持续性枕后位、枕横位胎头俯屈不良,以枕额径(11.3cm)通过产道,较枕下前囟径(9.5cm)增加1.8cm,影响胎头在骨盆内旋转。若以枕后位衔接,胎儿脊柱与母体脊柱接近,不利于胎头俯屈,胎头前囟成为胎头下降的最低部位,而最低点又常转向骨盆前方,当前囟转至前方或侧方时。胎头枕部转至后方或侧方,形成持续性枕后位或持续性枕横位。

3.子宫收缩乏力

影响胎头下降、俯屈及内旋转,容易造成持续性枕后位或枕横位。

4.头盆不称

头盆不称使内旋转受阻,而呈持续性枕后位或枕横位。

5.其他

前壁胎盘、膀胱充盈、子宫下段宫颈肌瘤均可影响胎头内旋转,形成持续性枕后位或枕横位。

(三)诊断

1.临床表现

临产后胎头衔接较晚及俯屈不良,由于枕后位的胎先露部不易紧贴子宫下段及宫颈内口,常导致协调性宫缩乏力及宫口扩张缓慢。若枕后位,因枕骨持续位于骨盆后方压迫直肠,产妇自觉肛门坠胀及排便感,致使宫口尚未开全时过早使用腹压,容易导致宫颈前唇水肿和产妇疲劳,影响产程进展。持续性枕后位,枕横位常致产程图曲线异常,宫颈扩张曲线常停滞于6～8cm,长时间无进展,或进入活跃期宫颈扩张缓慢,<1cm/h,胎头下降缓慢,以及第二产程延长。若在阴道口虽已见到胎发,历经多次宫缩时屏气却不见胎头继续顺利下降时,应想到可能是持续性枕后位。

2.腹部检查

在宫底部触及胎臀,胎背偏向母体后方或侧方,在对侧明显触及胎儿肢体,枕横位、枕后位,母体腹部2/3和1/2被胎儿肢体占据。若胎头已衔接,有时可在胎儿肢体侧耻骨联合上方扪到胎儿颏部。胎心在脐下一侧偏外方听得最响亮,枕后位时因胎背伸直,前胸贴近母体腹壁,胎心在胎儿肢体侧的胎胸部位也能听到。

3.肛门检查或阴道检查

当肛查宫口部分扩张或开全时,若为枕后位,感到盆腔后部空虚,查明胎头矢状缝位于骨盆斜径上。前囟在骨盆右前方,后囟(枕部)在骨盆左后方则为枕左后位,反之为枕右后位。查明胎头矢状缝位于骨盆横径上。后囟在骨盆左侧方。则为枕左横位,反之为枕右横位。当出现胎头水肿、颅骨重叠、囟门触不清时,需行阴道检查借助胎儿耳郭及耳屏位置、方向判定胎位。阴道检查是确诊枕后位的必要手段,准确率可达80%～90%。若耳郭朝向骨盆后方,诊断为枕后位;若耳郭朝向骨盆侧方,诊断为枕横位。

4.B超检查

根据胎头颜面及枕部位置,能准确探清胎头位置以明确诊断。

(四)分娩机制

胎头多以枕横位或枕后位衔接,在分娩过程中,若不能转成枕前位时,其分娩机制有:

1.枕左(右)后位胎头枕部到达中骨盆向后行 45°内旋转

使矢状缝与骨盆前后径一致。胎儿枕部朝向骶骨呈正枕后位。其分娩方式有:

(1)胎头俯屈较好:胎头继续下降,前囟先露抵达耻骨联合下时,以前囟为支点,胎头继续俯屈使顶部及枕部自会阴前缘娩出。继之胎头仰伸,相继由耻骨联合下娩出额、鼻、口、颏。此种分娩方式为枕后位经阴道助娩最常见的方式。

(2)胎头俯屈不良:当鼻根出现在耻骨联合下缘时,以鼻根为支点,胎头先俯屈,从会阴前缘娩出前囟、顶部及枕部,然后胎头仰伸,使鼻、口、颏部相继由耻骨联合下娩出。因胎头以较大的枕额周径旋转,胎儿娩出更加困难,多需手术助产。

2.枕横位

部分枕横位于下降过程中无内旋转动作,或枕后位的胎头枕部仅向前旋转 45°成为持续性枕横位。持续性枕横位虽能经阴道分娩,但多数需用手或行胎头吸引术将胎头转成枕前位娩出。

(五)对母儿的影响

1.对产妇的影响

胎位异常导致继发性宫缩乏力,使产程延长,常需手术助产,容易发生软产道损伤,增加产后出血及感染机会。若胎头长时间压迫软产道,可发生缺血坏死脱落,形成生殖道瘘。

2.对胎儿的影响

第二产程延长和手术助产机会增多,常出现胎儿窘迫和新生儿窒息,使围生儿病死率增高。

(六)处理

对于持续性枕后位、枕横位性难产、要达到早诊断、早处理,以免造成产妇衰竭、胎儿宫内窘迫、新生儿死亡、围产儿病率及围产儿病死率增加的不良结局,最好的办法依然是最常用和最传统的办法,密切观察产程进展,勤听胎心音,绘制产程图,可以及早发现胎头旋转异常,及时处理。以枕横位、枕后位入盆者,除外头盆不称者,均应试产。始终保持良好的产力可推动胎头旋转和下降。处理持续性枕后位、枕横位的分娩方式关键是要正确判断持续性枕后位、枕横位的原因,如骨盆狭窄、头盆不称,则应及早采用剖宫产术结束分娩,以确保母儿平安。

1.第一产程

(1)潜伏期:需保证产妇充分营养与休息。若有情绪紧张,睡眠不好可给予哌替啶或地西泮,让产妇朝向胎背的同(对)侧方向侧卧,以利胎头枕部转向前方。若宫缩欠佳,应尽早静脉滴注缩宫素。

(2)活跃期:宫口开大 3～4cm 产程停滞除外头盆不称可行人工破膜。若产力欠佳,静脉滴注缩宫素。若宫口开大>1cm/h,伴胎先露部下降,多能经阴道分娩。在试产过程中,出现胎儿窘迫征象,应行剖宫产术结束分娩。若经过上述处理效果不佳,每小时宫口开大<1cm 或无进展时,则应剖宫产结束分娩。宫口开全之前,嘱产妇不要过早屏气用力,以免引起宫颈前唇水肿,影响产程进展。如宫口开大≥8cm,胎头位于 S+2,可试行徒手矫正为枕前位,等待自然分娩。

2.第二产程

若第二产程进展缓慢,初产妇已超 1 小时,经产妇已超半小时,应行阴道检查。当胎头双顶径已达坐骨棘平面或更低时,可先行徒手将胎头枕部转向前方。使矢状缝与骨盆出口前后径一致,或自然分娩,或阴道助产(低位产钳术或胎头吸引术)。若转成枕前位有困难时,也可向后转成正枕后位,再以产钳助产。若以枕后位娩出时,需做较大的会阴后一侧切开,以免造成会阴裂伤。若胎头位置较高,疑有头盆不称,需行剖宫产术。

3.第三产程

因产程延长,容易发生产后宫缩乏力,胎盘娩出后应立即静脉注射或肌内注射子宫收缩剂,以防发生产后出血。有软产道裂伤者,应及时修补。新生儿应重点监护。凡行手术助产及有软产道裂伤者,产后应给予抗生素预防感染。

二、胎头高直位

胎头呈不屈不仰姿势,以枕额径衔接于骨盆入口,其矢状缝与骨盆入口前后径相一致,左右偏差小于 15°称为胎头高直位。发病率国内文献报道为 1.08%,国外资料报道为 0.06%~1.6%。胎头枕骨向前靠近耻骨联合者称胎头高直前位,又称枕耻位;胎头枕骨向后靠近骶岬者称胎头高直后位,又称枕骶位。胎头高直位对母儿危害较大,应妥善处理。

(一)病因

与下述因素可能有关:

1.头盆不称

是胎头高直位发生最常见的原因。常见于骨盆入口平面狭窄、扁平骨盆、均小骨盆及横径狭小骨盆,特别是当胎头过大、过小及长圆形胎头时易发生胎头高直位。

2.腹壁松弛及腹直肌分离

胎背易朝向母体前方,胎头高浮,当宫缩时易形成胎头高直位。

3.胎膜早破胎

膜突然破裂,羊水迅速流出,宫缩时胎头矢状缝易被固定在骨盆入口前后径上,形成胎头高直位。

(二)诊断

1.临床表现

由于临产后胎头不俯屈,进入骨盆入口的胎头径线增大,胎头迟迟不衔接,使胎头不下降或下降缓慢,宫口扩张也缓慢,致使产程延长,常感耻骨联合部位疼痛。当高直前位时,胎头入盆困难,活跃期早期宫口扩张缓慢或阻滞;一旦胎头入盆后,产程进展顺利;若胎头不能衔接,表现活跃期阻滞。即使宫口能开全,由于胎头高浮也易发生滞产、先兆子宫破裂或子宫破裂。

2.腹部检查

胎头高直前位时,胎背靠近腹前壁,不易触及胎儿肢体。胎心位置稍高在近腹中线听得最清楚。胎头高直后位时,胎儿肢体靠近腹前壁。有时在耻骨联合上方可清楚触及胎儿下颏。

3.阴道检查

因胎头位置高,肛查不易查清,此时应做阴道检查。发现胎头矢状缝与骨盆入口前后径一致,后囟在耻骨联合后,前囟在骶骨前,为胎头高直前位,反之为胎头高直后位。

4.B 超检查

可探清胎头双顶径与骨盆入口横径一致,胎头矢状缝与骨盆入口前后径一致。

(三)分娩机制

胎头高直前位胎头枕骨向前靠近耻骨联合,临产后胎头极度俯屈,以胎头枕骨在耻骨联合后方为支点,使胎头顶部、额部及颏部沿骶岬下滑入盆衔接、下降,双顶径达坐骨棘平面以下时,以枕前位经阴道分娩。若胎头高直前位胎头无法入盆,需行剖宫产术结束分娩。高直后位胎头枕骨向后靠近骶岬,临产后,胎背与母体腰低部贴近,妨碍胎头俯屈及下降,使胎头处于高浮状态迟迟不能入盆,即使入盆下降至盆底也难以向前旋转180°,故以枕前位娩出的可能性极小。

(四)处理

胎头高直前位时,若骨盆正常、胎儿不大、产力强,应给予充分试产机会,加强宫缩促使胎头俯屈,胎头转为枕前位可经阴道分娩或阴道助产。若试产失败再行剖宫产术结束分娩。胎头高直后位因很难经阴道分娩,一经确诊应行剖宫产术。

三、前不均倾位

枕横位的胎头(胎头矢状缝与骨盆入口横径一致)胎头侧屈,以前顶骨先入盆称前不均倾位,其发病率约为0.68%。在头位难产中居第4位。主要原因是头盆不称,骨盆倾斜度过大、入口狭窄等。

(一)诊断

1.临床表现

前不均倾位是一种胎头位置异常,因此具有头位难产的共性。在试产过程中可出现多种产时并发症,产程时间延长,产程图亦有异常。产程中常发生胎膜早破,胎头迟迟不衔接,由于后顶骨被阻于骶岬之上,难以顺利下降致产程延长或停滞,多在宫口扩张3~5cm时即停滞不前。当顶骨紧嵌于耻骨联合后方时,压迫尿道及宫颈前唇,导致尿潴留.血尿、宫颈前唇水肿及胎膜早破。胎头受压过久,可出现胎头水肿及胎儿窘迫。由于胎头下降受阻,常导致继发性宫缩乏力,有时可发生先兆子宫破裂。

2.腹部检查

由于胎头以前顶骨先入盆,因而胎头不易正常入盆。在临产早期,于耻骨联合上方可扪及胎头前顶部。随着宫缩加强,胎头继续侧屈,使胎头与胎肩折于骨盆入口处。因胎头折叠于胎肩之后使胎肩高高耸起,于耻骨联合上方只能触到一侧胎肩而触不到胎头,易误认为胎头已入盆。

3.阴道检查

由于临床表现缺乏特异性,诊断主要依靠阴道检查,当发现胎头矢状缝位于骨盆入口横径上且向后移向骶岬时要考虑前不均倾位。随着产程进展矢状缝不断后移,向后移靠近骶岬,同时前后囟一起后移。前顶骨内嵌于耻骨联合后方,产瘤大部分位于前顶骨,因后顶骨的大部分尚在骶岬之上,致使盆腔后半部空虚,此时即可诊断为前不均倾位,但往往太迟。

4.产后诊断

判断产瘤位置与矢状缝的关系非常重要。一般枕横位时,胎头产瘤多在矢状缝上,往往摸不清矢状缝,而前不均倾位时,矢状缝后移,产瘤位于前顶骨上。剖宫产后检查儿头产瘤位置,若左枕横位时,产瘤在右顶骨上;右枕横位时,产瘤在左顶骨上,即可最后确诊前不均倾位。

(二)对母婴的影响

这种异常胎位是枕横位时胎头侧屈、以前顶骨入盆而形成的,一旦发生难产,产程时间延长导致多种产时并发症发生,胎头侧屈加重使剖宫产手术取头位非常困难。一方面造成子宫撕裂,致晚期产后出血和产褥感染增加,另一方面新生儿窒息的发生率明显增高。因此需要提高对这种严重异常胎位的认识。

四、处理

目前前不均倾位大多数是在充分试产过程中产程进展停滞时或剖宫产术中诊断。前不均倾位自然分娩极少,究其原因,由于前顶骨先入盆、耻骨联合后平直无凹陷,前顶骨紧嵌于耻骨联合后方,致使后顶骨无法越过骶岬入盆,故需行剖宫产术。一旦确诊为前不均倾位,除极个别胎儿前不均倾位小、宫缩强、骨盆宽大可给予短时间试产外,均应尽快以剖宫产结束分娩。

预防方法:凡会引起前不均倾位的因素在临产前或临产早期尽量予以去除。腹壁松弛或悬垂腹者,可加用腹带纠正胎儿的倾斜姿势,避免前顶骨先入盆。产程早期应纠正骨盆倾斜度,如在第一产程取坐位或半坐卧位等方法。

五、面先露

面先露多于临产后发现,系因胎头极度仰伸,使胎儿枕部与胎背接触。面先露以颏骨为指示点,有颏左前、颏左横、颏左后、颏右前、颏右横、颏右后 6 种胎位,以颏左前及颏右后位较多见。经产妇多于初产妇。

(一)病因

1.骨盆狭窄

有可能阻碍胎头俯屈的因素均可能导致面先露。胎头衔接受阻,阻碍胎头俯屈,导致胎头极度仰伸。

2.头盆不称

临产后胎头衔接受阻,造成胎头极度仰伸。

3.腹壁松弛经

产妇悬垂腹时胎背向前反屈,胎儿颈椎及胸椎仰伸形成面先露。

4.脐带过短或脐带绕颈

使胎头俯屈困难。

5.胎儿畸形

无脑儿因无顶骨,可自然形成面先露。先天性甲状腺肿,胎头俯屈困难,也可导致面先露。

(二)诊断

1.临床表现

潜伏期延长、活跃期延长或阻滞,胎头迟迟不能入盆。

2.腹部检查

因胎头极度仰伸入盆受阻,胎体伸直,宫底位置较高。颏前位时,在孕妇腹前壁容易扪及胎儿肢体,胎心由胸部传出,故在胎儿肢体侧的下腹部听得清楚。颏后位时,于耻骨联合上方可触及胎儿枕骨隆突与胎背之间有明显凹沟,胎心较遥远而弱。

3.肛门检查及阴道检查

可触到高低不平、软硬不均的颜面部,若宫口开大时可触及胎儿口、鼻、颧骨及眼眶,并依据颏部所在位置确定其胎位。

4.B超检查

可以明确面先露并能探清胎位。

(三)分娩机制

面先露分娩机制包括:仰伸、下降、内旋转及外旋转。

颏前位时,胎头以仰伸姿势衔接、下降,胎儿面部达骨盆底时,胎头极度仰伸,颏部为最低点,故转向前方,胎头继续下降并极度仰伸,颏部因位置最低而转向前方,当颏部自耻骨弓下娩出后,极度仰伸的胎颈前面处于产道小弯(耻骨联合),胎头俯屈时,胎头后部能够适应产道大弯(骶骨凹),使口、鼻、眼、额、前囟及枕部自会阴前缘相继娩出,但产程明显延长。

颏后位时,胎儿面部达骨盆底后,多数能经内旋转135°后以颏前位娩出。少数因内旋转受阻,成为持续性颏后位,胎颈已极度伸展,不能适应产道大弯,故足月活胎不能经阴道自然娩出。

(四)对母儿的影响

1.对产妇的影响

颏前位时,因胎儿颜面部不能紧贴子宫下段及宫颈内口,常引起宫缩乏力,致使产程延长;颜面部骨质不能变形,容易发生会阴裂伤。颏后位时,导致梗阻性难产,若不及时处理,造成子宫破裂,危及产妇生命。

2.对胎儿及新生儿的影响

胎儿面部受压变形,颜面皮肤青紫、肿胀,尤以口唇为著,影响吸吮,严重时可发生会厌水肿影响吞咽。新生儿于生后保持仰伸姿势达数日之久。生后需加强护理。

(五)处理

颏前位时,若无头盆不称,产力良好,有可能自然分娩。若出现继发性宫缩乏力,第二产程延长,可用产钳助娩,但会阴后斜切开要足够大。若有头盆不称或出现胎儿窘迫征象,应行剖宫产术。持续性颏后位时,难以经阴道分娩,应行剖宫产术结束分娩。若胎儿畸形,无论颏前位或颏后位,均应在宫口开全后行穿颅术结束分娩。产时如何正确处理胎头位置异常:

1.剖宫产术

头位分娩有以下情况需要考虑剖宫产:

(1)重度头盆不称:头盆评分≤5分者。

(2)骨盆明显畸形者:左斜径与右斜径相差 2cm 以上。

(3)胎儿畸形:无法阴道娩出者。

(4)胎头位置异常:如胎头高直后位、前不均倾位、额位、颏后位经阴道检查确定者。

2.试产

(1)潜伏期延长的处理:潜伏期超过 9 小时可注射哌替啶给予休息,宫缩无明显改善者应用催产素以产生规则宫缩,或做人工破膜以加强宫缩。

（2）活跃期宫颈扩张延缓或阻滞：宫颈开 3cm 后扩张速度<1cm/h，应做阴道检查，了解骨盆及胎头情况。如为严重胎头位置异常及头盆不称应及时剖宫产结束分娩，若无头盆不称及不可从阴道分娩的头位异常，可使用催产素，若 2～4h 无进展，亦考虑剖宫产结束分娩。

3.产程停滞于第二产程

宫口开全后胎头下降情况分五类：①宫口开全后胎头下降迅速，可自然分娩；②开全后边宫缩边下降；③开全后 1～2 小时内下降；④开全后 1～2 小时仍不下降；⑤开全后>2 小时仍不下降。第④⑤点属于第二产程停滞，要根据情况及时处理。

主要是肯定先露是否真正入盆，以 BDP 与坐骨棘关系为指导，可腹部诊与阴道检查相结合，如胎头 BDP 未过中骨盆，强行阴式牵引可造成母儿严重损伤。双顶径在坐骨棘以上应考虑剖宫产。难以从阴道分娩的明显头盆不称，严重胎头位置异常：如胎头高直后位、前不均倾位、面先露的颏后位等应行剖宫产术。

第二节　复合先露

胎儿先露部（胎头或胎臀）伴有肢体（上肢或下肢）同时进入骨盆入口，称为复合先露。临床以一手或一前臂沿胎头脱出最常见，多发生于早产者，发病率为 0.8%～1.66%。

一、病因

胎先露部不能完全充填骨盆入口，或在胎先露部周围有空隙均可发生。以经产妇腹壁松弛者、临产后胎头高浮、骨盆狭窄、胎膜早破、早产、双胎妊娠及羊水过多等为常见原因。

二、临床经过及对母儿的影响

仅胎手露于胎头旁，或胎足露于胎臀旁者，多能顺利经阴道分娩。只有在破膜后，上臂完全脱出则能阻碍分娩。下肢和胎头同时入盆，直伸的下肢也能阻碍胎头下降，若不及时处理可致梗阻性难产，威胁母儿生命。胎儿可因脐带脱垂死亡，也可因产程延长、缺氧造成胎儿窘迫，甚至死亡等。

三、诊断

当产程进展缓慢时，行阴道检查发现胎先露部旁有肢体而明确诊断。常见胎头与手同时入盆。诊断时应注意和臀先露及肩先露相鉴别。

四、处理

确定复合先露的诊断后，应根据先露及脱垂肢体的部位、宫口大小，先露高低，肢体脱出的程度，有无头盆不称，胎膜、脐带及胎心情况，有无子宫破裂先兆等决定处理及分娩方式。

产程早期，胎膜未破，胎头尚未入盆或部分入盆，仅胎儿手指或手掌脱出于胎头双顶径水平，则可令产妇向脱出肢体的对侧侧卧，随产程进展，肢体常可自然回缩。

若胎膜已破，手及部分前臂脱出于儿头顶以下，无脐带脱垂，胎心好，可消毒后经阴道顺胎儿前臂推肘窝经脸面退回胸前，并等待宫缩时压宫底使胎头下降入盆。若上推困难、伴脐带脱垂或出现子宫破裂先兆时即行剖宫产。若整个前臂已脱出于儿头顶以下，并受压水肿，则已不可能退回宫内,即使经阴道娩出,该肢体亦很可能缺血坏死,应即行剖宫产术。头足复合先露时,若儿头尚高,产道不紧,亦可试行推送儿足复位。否则,仍以剖宫产为首选。但若缺乏剖宫产条件,又来不及上送,为避免严重嵌顿引起母子伤亡,应争取条件在全麻下行内倒转术。

臀手复合先露少见。胎手脱出于胎儿外阴前方者,产程中可能自然回缩。胎手脱出于胎儿肛门后方时,胎儿呈仰伸状态,不利于臀位阴道分娩,一旦发现,应立即行剖宫产术。缺少剖宫产条件,胎儿不大时,亦可试行推送肢体复位。

总之,无论哪种形式的复合先露,只要已形成严重梗死,或出现子宫先兆破裂、脐带脱垂、胎儿窘迫等并发症,都应立即以剖宫产结束分娩。

参考文献

［1］刘杨,等.妇产科疾病诊疗及辅助生殖技术［M］.哈尔滨:黑龙江科学技术出版社,2021.08.

［2］何艳舫,等.实用妇产科疾病诊断与救治方法［M］.郑州:河南大学出版社,2021.06.

［3］法静,李艳,杨莉.妇产科常见疾病诊断与治疗［M］.广州:世界图书出版广东有限公司,
　　2021.08.

［4］郝翠云,申妍,王金平,等.精编妇产科常见疾病诊治［M］.青岛:中国海洋大学出版社,
　　2021.08.

［5］李淑红.产科常见疾病诊断与治疗［M］.北京:科学技术文献出版社,2021.03.

［6］李庆丰,郑勤田.妇产科常见疾病临床诊疗路径［M］.北京:人民卫生出版社,2021.04.

［7］马丽,等.现代妇产科疾病诊治［M］.沈阳:沈阳出版社,2020.08.

［8］谭娟,等.妇产科疾病诊断基础与诊疗技巧［M］.北京:中国纺织出版社有限公司,2020.07.

［9］曹江珊,等.现代妇产科疾病诊疗进展［M］.长春:吉林科学技术出版社,2020.10.

［10］刘萍,等.现代妇产科疾病诊疗学［M］.郑州:河南大学出版社,2020.09.

［11］赵艳.实用产科疾病诊治［M］.北京:科学技术文献出版社,2020.07.

［12］周桂芳.产科疾病的诊断与治疗［M］.长春:吉林科学技术出版社,2019.03.

［13］韩伟,等.妇产科疾病诊疗实践［M］.长春:吉林科学技术出版社,2019.05.

［14］齐国伟.实用妇产科疾病诊疗问题与对策［M］.长春:吉林科学技术出版社,2019.05.

［15］冲喜会.当代妇产科疾病诊断与治疗方案［M］.昆明:云南科技出版社,2019.07.